2024年度版

スッキリとける登録販売者過去問題集

水八寿裕・遠藤さちこ 編著

はじめに

　登録販売者は、一般用医薬品が販売できる資格です。すこし前までは薬種商^{やくしゅしょう}という資格でしたが、医薬品販売方法の多様化という時代の流れを反映して2009年に薬事法が改正され、登録販売者という新たな資格制度がはじまりました。これにともない、薬種商は廃止され登録販売者に統合されました。

　登録販売者は、薬剤師のように薬局医薬品（主に医療用医薬品）の調剤や、要指導医薬品の販売はできませんが、現在流通している90％以上の一般用医薬品を販売することができます。生活者である一般の方が、医師の診察を受けるほどの症状ではなく、一般用医薬品を購入して治療しようとした場合、登録販売者の説明や助言によって医薬品を選択することになります。もし副作用などが起きた場合には、登録販売者が窓口となって生活者の安全を守らなければなりません。登録販売者の仕事は、人の健康を左右するとても重要な仕事です。

　登録販売者試験は、学歴や年齢、経験を問わないため、多くの人にチャレンジの門戸が開かれており、その活躍の場は、薬局やドラッグストア、コンビニエンスストアなど、年々広がりを見せています。2023年現在、登録販売者試験合格者数は累計で30万人を超えたと言われています。

　登録販売者の試験内容は、1章〜5章に分かれています。どれも登録販売者として仕事をする上で不可欠な内容です。また、この試験は「試験問題作成に関する手引き」にもとづいて実施されますが、これはおよそ数年に1回程度、改訂されており、直近では2023年4月に一部改訂されました。このように、医薬品の情報や規制は、随時更新されていきますので、受験に際しては、最新の情報に沿った学習をする必要があります。

昨今、日常生活において健康や医薬品の情報が飛び交い、その重要性がより高まっています。登録販売者になると、あなたに寄せられる期待がより大きくなることは間違いありません。あなたが地域やご家族の方々の健康に一役買う日がもうそこまで来ています。

　登録販売者の試験勉強は、仕事、子育て、学業などと並行して進められる方も多く、同じ企業や店舗の中でも受験者が少ないなど、孤独感や不安の中で受験準備をされる方も多いと思います。そのような方にとって頼りになる一冊になるよう、イラストをまじえながら本書を作成しました。

　まずは合格を目指して勉強！　なのは間違いないのですが、登録販売者の資格をとることは、ゴールではありません。適切な医薬品販売や生活者への助言ができ、「あなたに相談してよかった」と言われる登録販売者になるためのはじまりの第一歩なのです。無事に試験に合格され、地域の方から頼りにされる登録販売者として活躍されることを、心よりお祈り申し上げます。

2024年2月

水　八寿裕

遠藤さちこ

●本書は、厚生労働省「試験問題作成に関する手引き」（令和5年4月改訂）に対応しています。
●本書は、2024年2月時点の法令にもとづいて執筆しています。

登録販売者試験の合格法

STEP 1

過去問題を解く！

STEP 2

答え合わせをして、解説とポイントを確認する

まずは第1章から論点別に過去問題を解いていきましょう。本書には、合格するために必要かつ十分な600問の過去問題を全試験ブロックからまんべんなく収載しており、どこのブロックを受験される方でもこの1冊でしっかりと学習を進めていただけます。また、同じ論点でも異なる問われ方をする問題も収載していますので、これらの問題を繰り返し解いて覚えることが合格へと直結します。

問題を解き終わったら、答え合わせをしましょう。本書には赤シートが付属していますので、その場で解答が容易に確認できるようになっています。

> よく出るポイントや学習アドバイスを「ここがポイント」としてまとめました。

> 差し替えれば正しい文章になるという意味です。

> 入れ替えれば正しい文章になるという意味です。

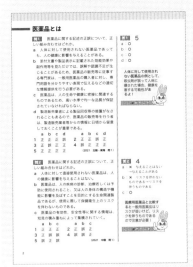

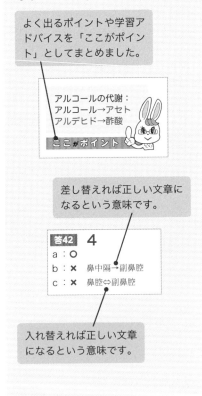

STEP 3

別冊で
重要ポイントを
確認する

STEP 4

間違えなくなるまで、
最低3回は過去問
演習を繰り返す

別冊は、「まとめノート」として、
試験によく出る論点だけをまとめ
ました。過去問題を解いたあとに
は、このまとめノートで出るとこ
ろだけを一気に確認しましょう。
重要部分は色文字にしてあります
ので、付属の赤シートで隠しなが
ら、覚えていきましょう。試験直
前には、別冊だけを持ち歩いて知
識の定着を図るようにしてくださ
い。

過去問題は最低3回解き、まとめ
ノートを活用しながら知識を定着
させ、正答率をあげていきましょ
う。ここまできたら合格はすぐそ
こです！

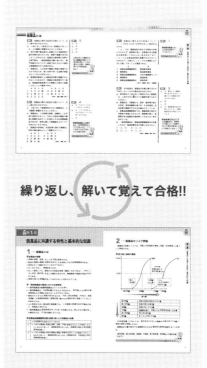

繰り返し、解いて覚えて合格!!

赤シートが
付属

登録販売者とは

■ 登録販売者ができること

登録販売者は**一般用医薬品が販売できる国家資格**です。

ただし、全ての一般用医薬品が販売できるわけではありません。

2009年に改正薬事法（現：医薬品医療機器等法）が施行され、一般用医薬品の分類および販売方法等が変わりました。その中で、特にリスクが高い第一類医薬品を除いた一般用医薬品の販売等に携わる専門家として、登録販売者という資格が新設されました。

医薬品の リスク分類	要指導 医薬品	一般用医薬品			医薬部外品・ 化粧品
		第一類 医薬品	第二類 医薬品	第三類 医薬品	
対応する 専門家	薬剤師		薬剤師または**登録販売者**		資格なし

■ 登録販売者になるには

登録販売者は、都道府県で実施される試験に合格することで、都道府県知事より資格が与えられます。試験は筆記試験のみで、技能試験はありません。

試験は、**各都道府県で年1回実施**されますが、たとえば東京都に住んでいる方でも、北海道、鹿児島県など、**他の都道府県の試験を複数受けることができます**（2020年度及び2021年度は例外的に越境原則禁止）。1ヶ所で合格すれば他の都道府県でも登録することが可能です。その場合、自身が働く店舗がある都道府県に資格取得者としての登録を行います（登録は1ヶ所のみ）。

登録後に引っ越しなどで他の都道府県の職場に移った場合は、再度試験を受けることなく、登録をし直すことで仕事をすることができます。

■ 登録販売者になるメリット

医薬品販売を行う店舗（コンビニ、スーパーなど）で医薬品販売を拡充できたり、販売時間を延ばすことができたりする可能性があることから、時給が上がる場合もあります。

また、就職や転職の際などでも、有利になることが考えられますし、今後、様々な業界から求人が出てくる可能性があります。さらに、開業や販売の許可をクリアすれば、薬剤師の資格がなくても、薬局・薬店の独立開業や個人販売なども可能になります。

登録販売者試験とは

■ 受験資格

学歴・実務経験問わず受験可能です。

受験する時点で医薬品販売を行う店舗に従事していなくても受験できます（2015年度より、従来の受験資格であった学歴や実務経験が撤廃となりました）。

■ 試験形式

筆記試験。選択式の択一問題で、記述式の問題はありません。

会場によって、マークシート方式や解答用紙に選択肢の数字を記入する方式などがあります。

■ 試験実施の回数と試験日

試験は都道府県ごとに年1回実施されます。

試験日はその都道府県ごとに異なりますが、例年、8月〜12月に行われます。同日でない限り、複数の都道府県での受験も可能です。申込みや試験日は都道府県によって異なるため、注意しましょう。

※2020年度からは新型コロナウイルス感染拡大の影響により、試験の実施が遅れたり、県をまたいでの受験自粛が呼びかけられたりしています。試験日の詳細は、各都道府県のホームページなどに案内が掲載されますので確認してください。

【ブロック分け】

登録販売者試験では、47都道府県が**10のブロック**に分かれていて、ブロックごとに試験を行います。ブロックでは同一の試験問題を使用し、同日に試験が行われます。したがって、同ブロック内の都道府県では重複して受験することができません（2023年度実績）。

- **北海道・東北**：北海道、青森県、岩手県、宮城県、秋田県、山形県、福島県
- **北関東・甲信越**：茨城県、栃木県、群馬県、山梨県、長野県、新潟県
- **南関東**：東京都、千葉県、埼玉県、神奈川県
- **北陸・東海**：富山県、石川県、岐阜県、静岡県、愛知県、三重県
- **関西広域連合**：滋賀県、京都府、大阪府、兵庫県、和歌山県、徳島県
- **中国**：島根県、鳥取県、岡山県、広島県、山口県
- **四国3県**：香川県、高知県、愛媛県
- **九州・沖縄**：福岡県、大分県、佐賀県、長崎県、熊本県、宮崎県、鹿児島県、沖縄県
- **福井県**（関西広域連合と同日だが、問題が多少異なる）
- **奈良県**（単独）

■ 試験項目と問題数、試験時間

試験項目は「試験問題の作成に関する手引き（令和5年4月）」の章立てと同様です。試験項目と問題数は以下のとおりです。

試　験　項　目	問題数
第1章：医薬品に共通する特性と基本的な知識	**20問**
第2章：人体の働きと医薬品	**20問**
第3章：主な医薬品とその作用	**40問**
第4章：薬事関係法規・制度	**20問**
第5章：医薬品の適正使用・安全対策	**20問**
合　　　計	120問

試験時間は、午前120分、午後120分ですが、都道府県によって出題される章の組み合わせが異なります。自身が受験する地域の出題順を知っておくと試験当日に焦らずに取り組めるでしょう。

	午前120分	午後120分
例1：2023年度 北海道・東北エリア	第1章→第3章 （合計60問）	第2章→第4章→第5章 （合計60問）
例2：2023年度 北関東・甲信越エリア	第4章→第1章→第2章 （合計60問）	第3章→第5章 （合計60問）

2021年度などは新型コロナウイルス感染拡大の影響により、午後にすべての試験を行う会場や、直前に時間が変更になる会場もありました。各都道府県の状況に応じて変更される場合もありますので、受験する地域のホームページ等で事前に確認しておきましょう。

■ 合格基準

　全120問を1問1点で計算し、以下の基準を満たすことが求められます。

①全出題数120問中、正解が**70%以上**（84点以上）であること

②第1章から第5章までの試験項目ごとに正解が**40%以上**（20点満点の項目で8点以上、40点満点の項目で16点以上）であること

※都道府県により②の基準が35%以上のところもあります。

同じ90点でも…

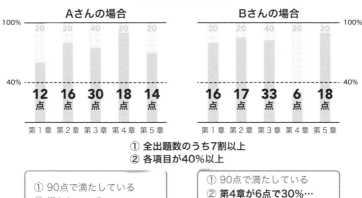

① 全出題数のうち7割以上
② 各項目が40%以上

Aさんの場合
① 90点で満たしている
② 満たしている

合　格

Bさんの場合
① 90点で満たしている
② **第4章が6点で30%…**
満たしていない！

不合格

好きな章だけを勉強するのではなく、**全ての章をまんべんなく勉強する必要があります。**登録販売者の業務には全ての章の内容が必要、ということですね。

■ 合格率

　エリアごとに問題を作成しているため、問題の傾向や難易度が異なる可能性がありますが、近年は極端な差はなくなってきました。合格率は**全国平均で概ね40%～50%**で推移しています。

■ 出題範囲

　試験問題は、厚生労働省から発表されている「試験問題の作成に関する手引き（令和5年4月）」から出題されます。

　この手引きは、厚生労働省のホームページにも掲載されています。

https://www.mhlw.go.jp/index.html

　第1章から第5章までの、それぞれの出題内容は次のとおりです。

第1章：医薬品に共通する特性と基本的な知識

　医薬品とは？　副作用とは？　など、登録販売者として医薬品を取り扱う上で基本となる知識や、過去に起きた薬害（医薬品の副作用が関連した訴訟など）について学びます。副作用の相談対応や、必要に応じた医療機関の受診勧奨（医師の受診を勧めること）など、適切な販売や助言を行うことができるかどうかが問われます。

> **手引きの項目**
> ● 医薬品概論　● 医薬品の効き目や安全性に影響を与える要因
> ● 適切な医薬品選択と受診勧奨　● 薬害の歴史

第2章：人体の働きと医薬品

　医薬品を販売するにあたり、人の身体の構造と働きを知り、その身体に対して薬がどう効くのかについて学びます。また、安全に医薬品を販売するために、副作用とその症状についても学びます。副作用が発生した場合、症状を聞いて、副作用名を結びつけられるようになることで、購入者への情報提供や相談対応に活用できるかどうかが問われます。

> **手引きの項目**
> ● 人体の構造と働き　● 薬が働く仕組み　● 症状からみた主な副作用

第3章：主な医薬品とその作用

　具体的な医薬品の効能効果や特徴、起こり得る副作用について学びます。また、医薬品の飲み方や飲み合わせ、年齢、基礎疾患など、効き目や安全性に影響を与える要因についても学びます。一般用医薬品で用いられる主な有効成分に関する知識を、購入者への情報提供や相談対応に活用できるかどうかが問われます。

この章では、情報提供、相談対応における実践的な知識や、理解を問うために、事例問題が出題されることがあります。

手引きの項目
- 精神神経　● 呼吸器官　● 胃腸　● 心臓などの器官や血液
- 排泄に関わる部位　● 婦人薬　● 内服アレルギー用薬　● 鼻
- 眼科用薬　● 皮膚　● 歯や口中　● 禁煙補助剤　● 滋養強壮保健薬
- 漢方処方製剤・生薬製剤　● 公衆衛生用薬　● 一般用検査薬

第4章：薬事関係法規・制度
　一般用医薬品の販売・授与に関連する法令・制度の仕組みを理解し、法規を遵守して医薬品を販売・授与することができるかどうかが問われます。
　各条文等を出題根拠とした穴埋め問題も出題されます。

手引きの項目
- 医薬品、医療機器等の品質、有効性及び安全性の確保等に関する法律（本書では「医薬品医療機器等法」と省略して表記）の目的等
- 医薬品の分類・取扱い等　● 医薬品の販売業の許可
- 医薬品販売に関する法令順守

第5章：医薬品の適正使用・安全対策
　医薬品の説明書である添付文書や製品表示、また副作用報告制度、副作用被害救済制度について学びます。購入者への適切な情報提供や相談対応に活用できること、また医薬品を適正に使用したにもかかわらず、その副作用が生じた場合の対処、重篤な健康被害を生じた購入者等に対し副作用被害救済の制度や申請窓口等を説明できるかどうかが問われます。

手引きの項目
- 医薬品の適正使用情報　● 医薬品の安全対策
- 医薬品の副作用等による健康被害の救済
- 一般用医薬品に関する主な安全対策
- 医薬品の適正使用のための啓発活動

目次

第1章　医薬品に共通する特性と基本的な知識

第2章　人体の働きと医薬品

第3章　主な医薬品とその作用

第4章 薬事関係法規・制度

第5章 医薬品の適正使用・安全対策

別冊 まとめノート

学習サポート動画のご案内

■ 学習サポート動画でモヤモヤをスッキリに!

　登録販売者試験の難関である、第3章の「漢方」はじめ、試験対策として重要なポイントを動画でも学習できます。

　特に「漢方」の分野は覚えることが多く、漢方名も覚えにくいものが多いのが特徴。そんな「漢方」を少しでも得意になっていただけるように、動画で分かりやすく解説します!

動画はこちらから▶

※動画の配信は5月中旬からを予定しています。
※特典の提供期間は、本書の改訂版刊行月末日までです。

第1章 医薬品に共通する特性と基本的な知識

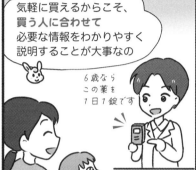

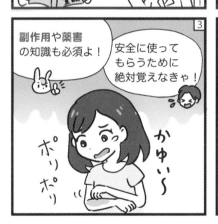

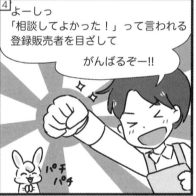

出題のポイント

第1章からは、20問出題されます。

他の章と比べて公式手引きの範囲は狭く、毎年同じような問題が出題されることが多いため、確実に点数を稼ぐことができる章でもあります。一般的な知識で回答できる問題もありますので、落ち着いて取り組むことも重要です。薬害の歴史については3〜5問が必ず出題されます。

医薬品とは

問1 医薬品に関する記述の正誤について、正しい組み合わせはどれか。

a 人体に対して使用されない医薬品であっても、人の健康に影響を与えることがある。

b 添付文書や製品表示に記載された効能効果や副作用等を見ただけでは、誤解や認識不足が生じることがあるため、医薬品の販売等に従事する専門家は、一般用医薬品の購入者に対し、専門用語を分かりやすい表現で伝えるなどの適切な情報提供を行う必要がある。

c 医薬品は、人の生命や健康に密接に関連するものであるため、高い水準で均一な品質が保証されていなければならない。

d 製造販売業者による製品回収等の措置がなされることもあるので、医薬品の販売等を行う者は、製造販売業者等からの情報に日頃から留意しておくことが重要である。

	a	b	c	d			a	b	c	d
1	正	正	正	誤		2	正	正	誤	正
3	正	誤	正	正		4	誤	正	正	正
5	正	正	正	正						

(2021 北陸・東海 問1)

答1 **5**

a：○
b：○
c：○
d：○

人体に対して使用されない医薬品の例として、殺虫剤が誤って人体に曝された場合、健康を害する可能性があるよ！

ここが ポイント

問2 医薬品に関する以下の記述のうち、誤っているものを一つ選び、その番号を解答欄に記入しなさい。

1 医薬品は、市販後にも、医学・薬学等の新たな知見、使用成績等に基づき、その有効性、安全性等の確認が行われる仕組みになっている。

2 医薬品は、リスク区分の見直し、承認基準の見直し等がなされ、使用上の注意等が変更される場合がある。

3 医薬品医療機器等法では、健康被害の発生の可能性の有無にかかわらず、異物の混入、変質等がある医薬品を販売等してはならない旨を定めている。

4 一般用医薬品として販売される製品は、製造物責任法の対象外である。 (2022 九州・沖縄 問2)

答2 **4**

1：○
2：○
3：○
4：✕ 対象外である→対象である

「市販後」とは、販売を開始した後を意味します。医薬品はすべてが解明されているわけではないから、販売後にも調査などが行われるよ。

ここが ポイント

問3 医薬品に関する次の記述について、（ ）の中に入れるべき字句の正しい組合せはどれか。

　（ a ）では、健康被害の発生の可能性の有無にかかわらず、異物等の混入、変質等がある医薬品を販売等してはならない旨を定めており、（ b ）による製品回収等の措置がなされることもあるので、日頃から（ b ）からの情報には十分に注意しておくことが重要である。

	a	b
1	医薬品医療機器等法	製造販売業者
2	薬剤師法	製造販売業者
3	医薬品医療機器等法	日本中毒情報センター
4	薬剤師法	都道府県
5	医薬品医療機器等法	都道府県

(2017 北関東 問22 一部改題)

答3 1

製造販売業者とは：いわゆる製薬メーカーのこと！

ここがポイント

問4 医薬品の本質に関する次の記述のうち、正しいものの組合せはどれか。

a 医薬品が人体に及ぼす作用は複雑、かつ、多岐に渡るが、そのすべてが解明されている。

b 人体に対して使用されない医薬品の殺虫剤であれば、誤って人体がそれに曝されても、健康を害することはない。

c 一般用医薬品として販売される製品は、製造物責任法（平成6年法律第85号）の対象でもある。

d 医薬品は、市販後にも、医学・薬学等の新たな知見、使用成績等に基づき、その有効性、安全性等の確認が行われる仕組みになっている。

1 （a、b）　2 （a、c）　3 （a、d）
4 （b、c）　5 （c、d）

(2023 南関東 問1)

答4 5

a：✘ そのすべてが解明されている→そのすべては解明されていない

b：✘ 誤って人体がそれに曝されても、健康を害することはない→誤って人体がそれに曝されれば、健康を害するおそれがある

c：○

d：○

製造物責任法はPL法とも表記され、製造物の欠陥によって被害が生じた場合の責任について定めているよ！

ここがポイント

問5 医薬品の本質に関する以下の記述の正誤について、正しい組み合わせはどれか。

a　医薬品は、人の疾病の治療若しくは予防に使用されるものであり、疾病の診断のためには使用されない。

b　医薬品は、人の身体の構造や機能に影響を及ぼすことを目的とする生命関連製品である。

c　医薬品は、市販後にも、医学・薬学等の新たな知見、使用成績等に基づき、その有効性、安全性等の確認が行われる仕組みになっている。

d　医薬品は、人の生命や健康に密接に関連するものであるため、高い水準で均一な品質が保証されていなければならない。

	a	b	c	d
1	正	正	正	正
2	誤	正	正	正
3	正	誤	正	正
4	正	正	誤	正
5	正	正	正	誤

（2023　北海道・東北　問1）

答5 **2**

a：✘　疾病の診断のためにも使用される。

b：〇

c：〇

d：〇

医薬品は、人の疾病の診断、治療若しくは予防に使用されること、又は人の身体の構造に影響を及ぼすことを目的とする生命関連製品なんだね。

ここがポイント

4

リスク評価

問6 医薬品のリスク評価に関する以下の記述の正誤について、正しい組み合わせはどれか。

a 医薬品の効果とリスクは、用量と作用強度の関係（用量－反応関係）に基づいて評価される。

b 薬物用量が治療量上限を超えると、やがて効果よりも有害反応が強く発現する「中毒量」となり、「最小致死量」を経て、「致死量」に至る。

c 少量の投与であれば、長期投与された場合でも毒性が発現することはない。

d 動物実験により求められる50%致死量（LD_{50}）は、薬物の毒性の指標として用いられる。

	a	b	c	d		a	b	c	d
1	正	正	正	正	2	誤	正	正	正
3	正	誤	正	正	4	正	正	誤	正
5	正	正	正	誤					

(2022 北海道・東北 問2)

答6 **4**

a：○

b：○

c：✕ 少量の投与でも長期投与されれば毒性が発現することがある。

d：○

LD₅₀は50%致死量のことで、薬物の毒性の指標になるよ！

ここがポイント

問7 医薬品のリスク評価に関する次の記述の正誤について、正しい組合せはどれか。

a 少量の医薬品の投与では、長期投与された場合であっても、慢性的な毒性が発現することはない。

b 治療量上限を超えると、効果よりも有害反応が強く発現する「中毒量」となるが、「致死量」に至ることはない。

c ヒトを対象とした臨床試験の実施の基準として、国際的にGood Laboratory Practice（GLP）が制定されている。

	a	b	c
1	正	誤	正
2	正	誤	誤
3	誤	正	正
4	誤	誤	誤

(2022 北関東・甲信越 問22)

答7 **4**

a：✕ 発現することはない→発現することがある

b：✕ 至ることはない→至ることもある

c：✕ Good Laboratory Practice（GLP）→Good Clinical Practice（GCP）

GLP、GCP、GPSP、GVPの4つは区別して覚えよう！

ここがポイント

問8 医薬品のリスク評価に関する記述の正誤について、正しい組合せを一つ選べ。

a　医薬品は、治療量上限を超えると、効果よりも有害反応が強く発現する「中毒量」となり、「最小致死量」を経て、「致死量」に至る。

b　医薬品は、少量の投与でも長期投与されれば慢性的な毒性が発現する場合がある。

c　ヒトを対象とした臨床試験の実施の基準には、国際的にGood Clinical Practice（GCP）が制定されている。

d　医薬品の製造販売後の調査及び試験の実施の基準として、Good Vigilance Practice（GVP）が制定されている。

	a	b	c	d
1	正	正	正	誤
2	正	正	誤	正
3	正	正	誤	誤
4	誤	誤	正	誤
5	誤	正	誤	正

(2023　関西連合　問2)

答8 1

a：○
b：○
c：○
d：✕　製造販売後の調査及び試験の実施の基準→製造販売後安全管理の基準

製造販売後の調査及び試験の実施の基準はGPSPだよ。

ここがポイント

問9 医薬品のリスク評価に関する記述のうち、正しいものの組み合わせはどれか。

a　投与量と効果の関係は、薬物用量の増加に伴い、効果の発現が検出されない「無作用量」から、最小有効量を経て「治療量」に至る。

b　製造販売後安全管理の基準としてGood Post-marketing Study Practice（GPSP）が制定されている。

c　Good Clinical Practice（GCP）に準拠した手順で安全な治療量を設定することが新規医薬品の開発に関連する臨床試験（治験）の目標の一つである。

d　治療量を超えた量を単回投与した場合、毒性が発現するおそれはない。

1　（a、b）　　2　（a、c）
3　（b、d）　　4　（c、d）

(2023　北陸・東海　問2)

答9 2

a：○
b：✕　Good Post-marketing Study Practice（GPSP）→Good Vigilance Practice（GVP）
c：○
d：✕　毒性が発現するおそれはない→毒性が発現することもある

製造販売後安全管理の基準はGVPだよ。

ここがポイント

問10 医薬品のリスク評価に関する以下の記述について、（　　）の中に入れるべき字句の正しい組み合わせを下から一つ選び、その番号を解答欄に記入しなさい。

薬物用量を少量から増加させていった際、投与量と効果又は毒性の関係の遷移を順に並べると以下のとおりとなる。

無作用量 →（　ア　）→（　イ　）→（　ウ　）→（　エ　）→致死量

	ア	イ	ウ	エ
1	最小有効量	治療量	中毒量	最小致死量
2	治療量	過作用量	中毒量	最小致死量
3	最小有効量	治療量	最小致死量	中毒量
4	治療量	最小有効量	最小致死量	中毒量
5	最小有効量	治療量	過作用量	中毒量

(2020　九州　問2)

答10 1

ここがポイント

無作用量、最小有効量、治療量、中毒量、最小致死量、致死量の流れは覚えよう！

問11 医薬品の基準に関する以下の組み合わせについて、正しいものを一つ選び、その番号を解答欄に記入しなさい。

	略語		基準
1	GLP	—	医薬品の安全性に関する臨床試験の基準
2	GCP	—	医薬品の安全性に関する非臨床試験の基準
3	GMP	—	医薬品の製造販売後の調査及び試験の実施の基準
4	GPSP	—	医薬品の製造管理及び品質管理の基準
5	GVP	—	医薬品の製造販売後安全管理の基準

(2020　九州　問4)

答11 5

1：✖　医薬品の安全性に関する非臨床試験の基準

2：✖　医薬品の臨床試験の実施の基準

3：✖　医薬品の製造管理及び品質管理の基準

4：✖　医薬品の製造販売後の調査及び試験の実施の基準

5：◯

ここがポイント

GMPは出題範囲外だけど、たまに関連する知識として出題されるので惑わされないようにしよう。

健康食品

健康食品に関する以下の記述の正誤について、正しい組み合わせを下から一つ選び、その番号を解答欄に記入しなさい。

ア　「栄養機能食品」は、身体の健全な成長や発達、健康維持に必要な栄養成分（ビタミン、ミネラルなど）の補給を目的としたもので、国が定めた規格基準に適合したものであれば、その栄養成分の健康機能を表示できる。

イ　「機能性表示食品」は、事業者の責任で科学的根拠をもとに疾病に罹患していない者の健康維持及び増進に役立つ機能を商品のパッケージに表示するものとして国に届出された商品である。

ウ　いわゆる健康食品は、その多くが摂取しやすいように錠剤やカプセル等の医薬品に類似した形状で販売されており、誤った使用方法や個々の体質により健康被害を生じた例も報告されている。

エ　「特定保健用食品」は、身体の生理機能などに影響を与える保健機能成分を含むもので、個別に（一部は規格基準に従って）特定の保健機能を示す有効性や安全性などに関する国の審査を受け、許可されたものである。

	ア	イ	ウ	エ		ア	イ	ウ	エ
1	正	正	正	正	**2**	正	正	正	誤
3	正	誤	誤	正	**4**	誤	正	誤	誤
5	誤	誤	正	正					

(2022　九州・沖縄　問4)

答12　**1**

ア：○
イ：○
ウ：○
エ：○

罹患とは：
病気にかかること。

ここがポイント

「疾病に罹患していない者の健康の維持及び増進」とあったら機能性表示食品と覚えよう。

ここがポイント

問13 健康食品に関する記述の正誤について、正しい組合せを一つ選べ。

a 「特定保健用食品」は、身体の生理機能などに影響を与える保健機能成分を含むものであり、特定の保健機能を示す有効性や安全性などに関して、国への届出が必要である。

b 「栄養機能食品」は、国が定めた規格基準に適合したものであれば、身体の健全な成長や発達、健康維持に必要な栄養成分（ビタミン、ミネラルなど）の健康機能を表示することができる。

c 「機能性表示食品」は、事業者の責任で科学的根拠をもとに疾病に罹患した者の健康維持及び増進に役立つ機能を商品のパッケージに表示するものとして国に届出された商品である。

d 一般用医薬品の販売時には、健康食品の摂取の有無について確認することは重要で、購入者等の健康に関する意識を尊重しつつも、必要があれば健康食品の摂取についての指導も行うべきである。

	a	b	c	d
1	正	誤	正	正
2	正	正	正	誤
3	正	正	誤	誤
4	誤	正	誤	正
5	誤	誤	正	正

(2023　関西連合　問3)

答13 4

a：✕　国への届出が必要である→国の審査を受け許可されることが必要である

b：○

c：✕　疾病に罹患した者→疾病に罹患していない者

d：○

届出は書類を出すだけだけど、許可や承認は審査を含むので難易度が上がるとイメージしよう！

ここがポイント

問14 健康食品に関する以下の記述の正誤について、正しい組み合わせはどれか。

a いわゆる健康食品は、その多くが摂取しやすいように錠剤やカプセル等の医薬品に類似した形状で販売されている。

b 栄養機能食品は、身体の健全な成長や発達、健康維持に必要な栄養成分（ビタミン、ミネラルなど）の補給を目的としたものである。

c 古くから特定の食品摂取と健康増進の関連は関心が持たれており、「薬（医）食同源」という言葉もある。

d 機能性表示食品は、疾病に罹患していない者の疾病リスクの低減を図る旨を表示することができる。

	a	b	c	d
1	正	正	正	正
2	誤	正	正	正
3	正	誤	正	正
4	正	正	誤	正
5	正	正	正	誤

（2023　北海道・東北　問4）

答14 **5**

a：○
b：○
c：○
d：✕　疾病リスクの低減を図る旨→健康維持及び増進に役立つ機能

栄養機能食品は、身体の健全な成長や発達、健康維持に必要な栄養成分（ビタミンやミネラルなど）の補給を目的としたもので、国が定めた規格基準に適合したものであればその栄養成分の健康機能を表示できるよ。

ここがポイント

問15 健康食品に関する記述のうち、正しいものの組み合わせはどれか。

a 機能性表示食品は、事業者の責任で科学的根拠をもとに、疾患に罹患した者の健康の回復に役立つ効能・効果を商品のパッケージに表示するものとして国に届出された商品である。

b 栄養機能食品は、国が定めた規格基準に適合したものであれば、身体の健全な成長や発達、健康維持に必要な栄養成分（ビタミン、ミネラルなど）の健康機能を表示することができる。

c 特定保健用食品は、身体の生理機能などに影響を与える保健機能成分を含むものであり、特定の保健機能を示す有効性や安全性などに関して、国への届出が必要である。

d いわゆる健康食品は、その多くが摂取しやすいように錠剤やカプセル等の医薬品に類似した形状で販売されており、こうした健康食品においても、誤った使用方法や個々の体質により健康被害を生じた例が報告されている。

1 （a、c） 2 （b、c）
3 （b、d） 4 （a、d） (2022 北陸・東海 問2)

答15 3

a：✗ 罹患した者→罹患していない者

b：○

c：✗ 国への届出が必要である→国の審査を受け、許可されたものである

d：○

保健機能食品は「特定保健用食品」「栄養機能食品」「機能性表示食品」の3種類があるので、それぞれの定義を覚えよう！

ここがポイント

問16 いわゆる健康食品に関する記述の正誤について、正しい組み合わせはどれか。

a 古くから特定の食品摂取と健康増進との関連は関心を持たれてきた。

b 「特定保健用食品」は、個別に特定の保健機能を示す有効性や安全性などに関する国の審査を受け、許可されたものである。

c 健康食品においても、誤った使用方法や個々の体質により健康被害を生じることがある。

d 健康食品は、カプセル、錠剤等の医薬品と類似した形状では販売されていない。

	a	b	c	d		a	b	c	d
1	正	誤	誤	誤	2	誤	誤	正	正
3	誤	正	誤	正	4	誤	正	正	誤
5	正	正	正	誤					

(2022 四国 問3)

答16 5

a：○

b：○

c：○

d：✗ では販売されていない→で販売されている

健康食品は医薬品と類似した形状で販売されることもあり、また、健康食品による健康被害が生じた例も報告されているよ。

ここがポイント

セルフメディケーション

問17 セルフメディケーションに関する以下の記述のうち、正しいものの組み合わせを下から一つ選び、その番号を解答欄に記入しなさい。

ア セルフメディケーションの主役は、一般の生活者である。

イ 専門家による適切なアドバイスの下、身近にある一般用医薬品を利用することはセルフメディケーションの一つである。

ウ 登録販売者は、セルフメディケーションを適切に支援していくことが期待されているため、情報提供の際は必ず医薬品の販売に結びつける必要がある。

エ セルフメディケーションを支援するにあたり、一般用医薬品を一定期間若しくは一定回数使用しても症状の改善がみられない又は悪化したときには、登録販売者は、別の一般用医薬品を勧める必要がある。

1（ア、イ） **2**（ア、エ） **3**（イ、ウ）
4（ウ、エ） （2022 九州・沖縄 問15）

問18 セルフメディケーションに関する次の記述について、（　）の中に入れるべき字句の正しい組合せはどれか。
世界保健機関（WHO）によれば、セルフメディケーションとは、「自分自身の（ a ）に責任を持ち、（ b ）な身体の不調は自分で（ c ）すること」とされている。

	a	b	c
1	健康	軽度	手当て
2	健康	重度	予防
3	健康	軽度	予防
4	生活	重度	手当て
5	生活	軽度	予防

（2022 北関東・甲信越 問23）

答17 1
ア：〇
イ：〇
ウ：✗ 医薬品を販売しないという結果になってもよい。
エ：✗ 別の一般用医薬品を勧める必要がある→医療機関の受診を勧める

答18 1

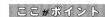

手引きの注釈も問題に出ることがあるので注意が必要だね。
ここが**ポイント**

問19 セルフメディケーションに関する記述のうち、誤っているものはどれか。

1 急速に少子高齢化が進む中、持続可能な医療制度の構築に向け、医療費の増加やその国民の負担増大を解決し、健康寿命を延ばすことが日本の大きな課題であり、セルフメディケーションの推進は、その課題を解決する重要な活動のひとつである。

2 セルフメディケーションを的確に推進するうえで、一般用医薬品の販売等を行う登録販売者は、薬剤師や医師、看護師など地域医療を支える医療スタッフあるいは行政などとも連携をとって、地域住民の健康維持・増進、生活の質（QOL）の改善・向上などに携わることが望まれる。

3 少子高齢化の進む社会では、地域包括ケアシステムなどに代表されるように、自分、家族、近隣住民、専門家、行政など全ての人たちで協力して個々の住民の健康を維持・増進していくことが求められ、登録販売者は、その中でも重要な情報提供者である。

4 平成29年1月からは、適切な健康管理の下で医療用医薬品からの代替を進める観点から、全てのスイッチOTC医薬品の購入の対価について、一定の金額をその年分の総所得金額等から控除するセルフメディケーション税制が導入されている。

(2022　北陸・東海　問4)

答19 4

1：〇
2：〇
3：〇
4：✕　令和4年1月の制度の見直しによりスイッチOTC医薬品以外も対象となっている。

登録販売者は重要な情報提供者として位置づけられているよ！

ここがポイント

問20 セルフメディケーションに関する記述のうち、誤っているものはどれか。

1 セルフメディケーションの推進は、医療費の増加やその国民負担の増大を解決し、健康寿命を伸ばすうえで、重要な活動のひとつである。

2 一般用医薬品の販売等を行う登録販売者は、地域医療を支える医療スタッフあるいは行政などとも連携をとって、地域住民の健康維持・増進、生活の質（QOL）の改善・向上などに携わることが望まれる。

3 平成29年1月に、条件を満たした場合にスイッチOTC医薬品の購入の対価について、一定の金額をその年分の総所得金額等から控除するセルフメディケーション税制が導入された。

4 令和4年1月にセルフメディケーション税制が見直され、一部の一般用医薬品と特定保健用食品が対象となった。 (2023 北陸・東海 問5)

答20 4

1：〇

2：〇

3：〇

4：✕ もともとスイッチOTC医薬品が対象であったが、見直しによって一部の一般用医薬品が対象に加わった。

ここがポイント

令和4年の制度の見直しの際に、スイッチOTC医薬品以外の一部の一般用医薬品もセルフメディケーション税制の対象になったよ。

副作用

問21 医薬品の副作用に関する次の記述の正誤について、正しい組合せはどれか。

a 副作用は、眠気や口渇等の比較的よく見られるものから、日常生活に支障を来す程度の健康被害を生じる重大なものまで様々である。

b 医薬品を十分注意して適正に使用した場合であっても、副作用が生じることがある。

c 一般用医薬品の場合は、通常、重大な副作用を回避することよりも、使用を中断することによる不利益を回避することが優先される。

d 副作用は、容易に異変を自覚できるものばかりでなく、明確な自覚症状として現れないこともある。

	a	b	c	d		a	b	c	d
1	正	正	誤	正	2	誤	正	誤	誤
3	正	誤	誤	誤	4	正	誤	正	正
5	誤	正	正	誤					

(2023 南関東 問6)

答21 1

a：○

b：○

c：✕ 重大な副作用を回避することが優先され、その兆候が現れた時は使用を中止する。

d：○

> 副作用が起きたら、基本的に使用を中止し、必要に応じて医師、薬剤師などに相談がなされるべきである。

ここがポイント

問22 医薬品の副作用に関する記述について、（ ）に入れるべき字句の正しい組合せを一つ選べ。

世界保健機関（WHO）の定義によれば、医薬品の副作用とは、「疾病の予防、診断、（ a ）のため、又は身体の機能を正常化するために、人に（ b ）で発現する医薬品の有害かつ（ c ）反応」とされている。

	a	b	c
1	治療	通常用いられる量	意図しない
2	治療	通常よりも過剰な量	重篤な
3	治療	通常用いられる量	重篤な
4	健康	通常用いられる量	意図しない
5	健康	通常よりも過剰な量	重篤な

(2020 関西連合 問5)

答22 1

> 頻出なので、定義をこのまま覚えよう！「予防、診断、治療」も穴埋めで問われることがあるよ。

ここがポイント

問23 医薬品の副作用に関する記述の正誤について、正しい組み合わせはどれか。

a 副作用は起きないことが望ましいため、副作用が起きる仕組みや起こしやすい要因の認識、また、それらに影響を与える体質や体調等をあらかじめ把握し、適切な医薬品の選択、適正な使用が図られることが重要である。

b 医薬品が人体に及ぼす作用は、すべて解明されていないが、十分注意して適正に使用すれば副作用が生じることはない。

c 一般用医薬品の販売等に従事する専門家においては、購入者等から副作用の発生の経過を十分に聴いて、その後の適切な医薬品の選択に資する情報提供を行う等の対応をする必要がある。

d 一般用医薬品を継続して使用する場合には、特段の異常が感じられなくても医療機関を受診するよう、医薬品の販売等に従事する専門家から促していくことが重要である。

	a	b	c	d
1	誤	正	正	誤
2	正	誤	正	正
3	誤	正	誤	正
4	正	誤	正	誤
5	正	正	誤	正

(2023 北陸・東海 問6)

答23 2

a：○

b：✕ 十分注意して適正に使用しても副作用が生じることがある。

c：○

d：○

医薬品の作用はすべて解明されていないから、十分に注意して適正に使用しても副作用が起こることがあるよ。

ここがポイント

アレルギー

問24 アレルギー（過敏反応）に関する以下の記述の正誤について、正しい組み合わせはどれか。

a 通常の免疫反応の場合、炎症やそれに伴って発生する痛み、発熱等は、人体にとって有害なものを体内から排除するための必要な過程である。

b アレルギーには体質的要素はあるが、遺伝的な要素はない。

c アレルゲンとなり得る添加物として、黄色4号（タートラジン）、カゼイン、亜硫酸塩（亜硫酸ナトリウム、ピロ硫酸カリウム等）がある。

d 普段は医薬品にアレルギーを起こしたことがない人でも、病気等に対する抵抗力が低下している状態などの場合には、医薬品がアレルゲンになることがある。

	a	b	c	d
1	正	正	正	誤
2	誤	正	誤	正
3	正	誤	正	正
4	誤	誤	正	誤
5	正	誤	誤	正

(2023 北海道・東北 問5)

答24 3

a：○

b：✗ 体質的な要素も遺伝的な要素もある。

c：○

d：○

アレルギーを起こしやすい体質の人や、近い親族にアレルギー体質の人がいる場合には、注意が必要だよ。

ここがポイント

17

問25 アレルギーに関する記述の正誤について、正しい組合せを一つ選べ。

a 通常の免疫反応と比べ、アレルギーにおいては過剰に組織に刺激を与える場合も多く、引き起こされた炎症自体が過度に苦痛を与えることになる。

b アレルギーは、一般的にあらゆる物質によって起こり得るものであり、医薬品の薬理作用等とは関係なく起こり得る。

c アレルギー症状は、結膜炎症状や鼻炎症状、蕁麻疹や湿疹等の皮膚症状及び血管性浮腫のようなやや広い範囲にわたる腫れ等が生じることが多い。

d 医薬品の添加物は、アレルギーを引き起こす原因物質とはならない。

	a	b	c	d			a	b	c	d
1	正	正	正	誤		**2**	正	正	誤	正
3	正	正	誤	誤		**4**	誤	誤	正	誤
5	誤	正	誤	正						

(2022 関西連合 問5)

答25 **1**

a：○

b：○

c：○

d：✕ 原因物質とはならない→原因物質になりえる

> アレルゲンとなりえる添加物として、黄色4号（タートラジン）、カゼイン、亜硫酸塩（亜硫酸ナトリウム、ピロ硫酸カリウム等）等が知られているよ。

ここがポイント

問26 薬理作用やアレルギーに関する記述のうち、正しいものの組み合わせはどれか。

a 医薬品の有効成分である薬物が生体の生理機能に影響を与えることを薬理作用という。

b アレルギーは、医薬品の薬理作用等とは関係なく起こり得るものである。

c 医薬品にアレルギーを起こしたことがない人は、医薬品がアレルギーを引き起こす原因物質（アレルゲン）になることはない。

d 医薬品の中には、鶏卵や牛乳等を原材料として作られているものもあるが、製造工程で除去されるため、それらに対するアレルギーがある人でも使用を避ける必要はない。

1 （a，b） **2** （a，c） **3** （a，d）
4 （b，c） **5** （b，d）

(2022 中国 問4)

答26 **1**

a：○

b：○

c：✕ なることはない→なることもある

d：✕ 製造工程で除去されることは難しいため、それらに対するアレルギーがある人は使用を避ける。

問27 アレルギー（過敏反応）に関する記述の正誤について、正しい組み合わせはどれか。

a　アレルギー症状は、蕁麻疹や湿疹、かぶれ等の皮膚症状、血管性浮腫のようなやや広い範囲にわたる腫れ等が生じることが多い。

b　医薬品によるアレルギーは、内服薬によって引き起こされるものであり、外用薬によって引き起こされることはない。

c　アレルギーは、医薬品の薬理作用と関係して起こるため、薬理作用がない添加物がアレルギーを引き起こす原因物質（アレルゲン）となることはない。

d　普段は医薬品にアレルギーを起こしたことがない人でも、病気等に対する抵抗力が低下している状態などの場合には、医薬品がアレルゲンになることがあり、思わぬアレルギーを生じることがある。

	a	b	c	d			a	b	c	d
1	誤	誤	正	正		**2**	正	誤	誤	正
3	正	正	誤	誤		**4**	正	正	正	誤
5	誤	正	正	正						

(2021　北陸・東海　問4)

答27 2

a：○

b：✖　外用薬でも引き起こされることがある。

c：✖　薬理作用がない添加物も、アレルギーを引き起こす原因物質（アレルゲン）になり得る。

d：○

添加物や外用薬でもアレルギーは起こることがあるよ！

ここが ポイント

第1章　医薬品に共通する特性と基本的な知識

不適正な使用と副作用

問28 医薬品の使用等に関する次の記述の正誤について、正しい組合せはどれか。

a 小児への使用を避けるべき医薬品を「子供だから大人用のものを半分にして飲ませればよい」として服用させるなど、安易に医薬品を使用する場合には、副作用につながる危険性が高い。

b 一般用医薬品を長期連用すると、症状を抑えていることで重篤な疾患の発見が遅れたり、肝臓や腎臓などの器官を傷めたりする可能性がある。

c 一般用医薬品には、習慣性・依存性がある成分を含んでいるものはない。

d 一般用医薬品は、その使用を判断する主体が一般の生活者であることから、その適正な使用を図っていく上で、販売時における専門家の関与が特に重要である。

	a	b	c	d		a	b	c	d
1	正	正	正	誤	2	正	正	誤	正
3	正	誤	正	誤	4	誤	正	誤	正
5	誤	誤	正	正					

(2023 南関東 問7)

答28 **2**

a：○

b：○

c：✕ 含んでいるものはない→含んでいるものもある

d：○

> 医薬品はリスクを伴うものであるから、その適正な使用を図っていく上で、販売時における専門家（登録販売者等）の関与が特に重要なんだね！

ここがポイント

問29 医薬品の使用に関する次の記述の正誤について、正しい組合せはどれか。

a 一般用医薬品を長期連用すると、症状を抑えていることで重篤な疾患の発見が遅れたり、肝臓や腎臓などの器官を傷めたりする可能性がある。

b 一般用医薬品を長期連用しても、精神的な依存はおこらない。

c 医薬品の販売等に従事する専門家においては、必要以上の大量購入や頻回購入を試みる不審な購入者等には慎重に対処する必要がある。

d 一度、薬物依存が形成されると、そこから離脱することは容易ではない。

	a	b	c	d		a	b	c	d
1	正	誤	正	誤	2	正	正	誤	正
3	正	誤	正	正	4	誤	正	正	正
5	誤	正	誤	誤					

(2022 北関東・甲信越 問26)

答29 **3**

a：○

b：✕ 精神的な依存はおこらない→精神的な依存がおこることもある

c：○

d：○

> 一般用医薬品でも長期連用などにより薬物依存が起こり、一度依存が起こると、そこから離脱することは簡単ではない。

ここがポイント

問30 医薬品の適正使用に関する次の記述の正誤について、正しい組合せはどれか。

a 選択された一般用医薬品が適切ではなく、症状が改善しないまま使用し続けている場合には、副作用を招く危険性が増すことがある。

b 医薬品を本来の目的以外の意図で、定められた用量を意図的に超えて服用してもよい。

c 青少年は、薬物乱用の危険性に関する認識や理解が十分であり、薬物を興味本位で乱用することはない。

	a	b	c			a	b	c
1	正	正	誤		2	正	誤	正
3	誤	正	誤		4	誤	誤	誤
5	正	誤	誤					

(2022 南関東 問7)

答30 **5**

a：○

b：✕ 服用してもよい→服用してはならない

c：✕ 十分であり→必ずしも十分でなく
乱用することはない→乱用することがある

一般用医薬品でも乱用したり、他の医薬品や酒などと併用したりすると、中毒や臓器障害が起こることがある。

ここがポイント

問31 一般用医薬品の不適正な使用と副作用に関する記述の正誤について、正しい組合せを一つ選べ。

a 購入者等の誤解や認識不足が一般用医薬品の不適正な使用につながることがある。

b 疾病の根本的な治療や生活習慣の改善等がなされずに、一般用医薬品を使用して症状を一時的に緩和するだけの対処を漫然と続けていると、副作用を招く危険性が増す。

c 一般用医薬品は医療用医薬品に比べ作用が弱いため、乱用の繰り返しによる慢性的な臓器障害は生じない。

d 医薬品の販売等に従事する専門家は、一般用医薬品の適正な使用を図るため、購入者等の理解力や医薬品を使用する状況等に即して購入者等に説明をすべきである。

	a	b	c	d			a	b	c	d
1	正	正	正	誤		2	正	正	誤	正
3	正	誤	正	正		4	誤	正	正	正
5	正	正	正	正						

(2022 関西連合 問7)

答31 **2**

a：○

b：○

c：✕ 生じない→生じることがある

d：○

使用量が指示どおりであっても、長期使用や連用により、重篤な疾患の発見が遅れたり、内臓を傷める可能性があるよ。

ここがポイント

医薬品の不適正な使用と副作用に関する記述のうち、**誤っているもの**はどれか。

1 医薬品の販売等に従事する専門家においては、必要以上の大量購入や頻回購入などを試みる不審な者には慎重に対処する必要があり、積極的に事情を尋ねる、状況によっては販売を差し控えるなどの対応が図られることが望ましい。

2 便秘薬や総合感冒薬などは、その時の不快な症状を抑えるための医薬品であり、長期連用すれば、その症状を抑えていることで重篤な疾患の発見が遅れることがある。

3 医薬品は、その目的とする効果に対して副作用が生じる危険性が最小限となるよう、使用する量や使い方が定められている。

4 一般用医薬品の使用を、症状の原因となっている疾病の根本的な治療や生活習慣の改善等がされないまま、漫然と続けていても、副作用を招くことはない。

(2023 北陸・東海 問7)

相互作用（食品、アルコール）

問33 医薬品の代謝や相互作用に関する次の記述について、正しいものの組合せはどれか。

a 酒類（アルコール）をよく摂取する人は、肝臓の代謝機能が高まっていることが多く、その結果、アセトアミノフェンの薬効が増強することがある。

b 生薬には、食品として流通可能なものもあり、そうした食品を合わせて摂取すると、生薬成分が配合された医薬品の効き目や副作用を増強させることがある。

c 医薬品の代謝によって産生する物質（代謝産物）には、薬効があるものはない。

d 総合感冒薬とコーヒーを一緒に服用すると、カフェインの過剰摂取となる場合がある。

1 （a、b）　　2 （a、c）
3 （b、d）　　4 （c、d）　　(2018 四国 問9)

答32 4

1：○
2：○
3：○
4：✕ 根本的な治療や生活習慣の改善等がされないまま漫然と続けている場合は、副作用を招くことがあるばかりでなく、適切な治療の機会を失うことにもつながりやすい。

答33 3

a：✕ 増強→減弱
b：○
c：✕ 薬効があるものはない→薬効があるものもある
d：○

アセトアミノフェンは、代謝される前に薬効が現れる成分。一方、肝臓での代謝によって産生する物質に薬効があるとして設計されている医薬品もある。

ここがポイント

問34 医薬品と食品の相互作用に関する記述の正誤について、正しい組合せはどれか。

a 酒類（アルコール）をよく摂取する者では、肝臓の代謝機能が高まっていることが多く、アセトアミノフェンを服用した場合、通常よりも代謝されやすくなり、十分な薬効が得られなくなることがある。

b 生薬成分については、医薬品的な効能効果が標榜又は暗示されていなければ、食品（ハーブ等）として流通可能なものもある。

c 外用薬であれば、食品によって医薬品の作用や代謝に影響を受けることはない。

	a	b	c			a	b	c
1	正	正	正		2	誤	正	誤
3	誤	誤	誤		4	正	正	誤
5	誤	誤	正					

(2018 中国 問8)

答34 4
a：○
b：○
c：✕　受けることはない
　　→受けることもある

問35 医薬品及び食品に関する以下の記述について、（　）の中に入れるべき字句の正しい組み合わせを下から一つ選び、その番号を解答欄に記入しなさい。

酒類（アルコール）は、医薬品の吸収や代謝に影響を与えることがある。アルコールは、主として肝臓で代謝されるため、酒類（アルコール）をよく摂取する者では、肝臓の代謝機能が（ ア ）なっていることが多い。その結果、肝臓で代謝されるアセトアミノフェンなどでは、通常よりも代謝され（ イ ）なっているため体内から医薬品が（ ウ ）消失する傾向がある。

	ア	イ	ウ
1	低く	やすく	遅く
2	低く	にくく	速く
3	高く	やすく	速く
4	高く	にくく	速く
5	高く	にくく	遅く

(2022 九州 問8)

答35 3
ア：高く
イ：やすく
ウ：速く

> アルコールをよく摂取する人では、「肝臓の機能が高まっている」ため「アセトアミノフェンの効果が得られなくなる」は頻出！
> **ここがポイント**

問36 他の医薬品との相互作用に関する記述の正誤について、正しい組合せを一つ選べ。

a 医薬品の相互作用は、医薬品が吸収、分布、代謝又は排泄される過程で起こり、医薬品の薬理作用をもたらす部位において起こることはない。

b 一般用医薬品のかぜ薬（総合感冒薬）やアレルギー用薬では、成分や作用が重複することが多く、通常、これらの薬効群に属する医薬品の併用は避けることとされている。

c 一般用医薬品の購入者等が医療機関で治療を受けている場合には、一般用医薬品を併用しても問題ないかどうか、治療を行っている医師若しくは歯科医師、又は処方された医薬品を調剤する薬剤師に確認する必要がある。

d 複数の医薬品を併用した場合、医薬品の作用が減弱することはあるが、増強することはない。

	a	b	c	d		a	b	c	d
1	誤	正	正	誤	2	正	誤	正	誤
3	正	正	誤	正	4	正	誤	誤	誤
5	誤	誤	誤	誤

(2023 関西連合 問8)

答36 1

a：✗ 医薬品の薬理作用をもたらす部位において起こることはない→医薬品の薬理作用をもたらす部位において起こるものもある

b：◯

c：◯

d：✗ 減弱することも増強することもある。

複数の疾病を有する人は、特に医薬品同士の相互作用に注意が必要になるよ！

ここがポイント

問37 食品と医薬品の相互作用に関する記述の正誤について、正しい組合せを一つ選べ。

a カフェインを含む総合感冒薬と、コーヒーを一緒に服用しても、カフェインの過剰摂取になることはない。

b 酒類（アルコール）は、医薬品の吸収や代謝に影響を与えることがある。

c 生薬成分が配合された医薬品とハーブ等の食品を合わせて摂取すると、その医薬品の効き目や副作用を増強させることがある。

d 外用薬であっても、食品によって医薬品の作用や代謝が影響を受ける可能性がある。

	a	b	c	d		a	b	c	d
1	正	誤	正	誤	2	正	誤	誤	正
3	誤	正	正	正	4	誤	正	誤	正
5	誤	誤	正	正

(2023 関西連合 問9)

答37 3

a：✗ カフェインの過剰摂取になることはない→カフェインの過剰摂取になることもある

b：◯

c：◯

d：◯

外用薬でも食品でも、相互作用は起こることがあるんだね！

ここがポイント

問38　医薬品の相互作用に関する次の記述のうち、正しいものの組合せはどれか。

a　相互作用による副作用のリスクを減らす観点から、緩和を図りたい症状が明確である場合には、なるべくその症状に合った成分のみが配合された医薬品を選択させることが望ましい。

b　相互作用には、医薬品が吸収、分布、代謝又は排泄される過程で起こるものと、医薬品が薬理作用をもたらす部位において起こるものがある。

c　かぜ薬とアレルギー用薬では、成分や作用が重複することがないため、通常、これらの薬効群に属する医薬品は併用することができる。

d　ヨウ素系殺菌消毒成分が配合された含嗽薬使用の前後30分にタンニン酸を含む飲食物（緑茶、紅茶、コーヒー等）を摂取すると、タンニン酸と反応して殺菌作用が増強されるため、使用前後はそれらの摂取を控えることとされている。

1（a、b）　**2**（a、c）　**3**（b、c）
4（b、d）　**5**（c、d）

(2022　北関東・甲信越　問27)

答38　**1**

a：〇
b：〇
c：✕　かぜ薬とアレルギー用薬は成分や作用が重複することが多いため、通常、併用は避ける。
d：✕　ヨウ素にそのような相互作用はない。

ここがポイント
タンニン酸と反応して吸収が悪くなるのは鉄だね（第3章）。

小児

問39 「医療用医薬品の添付文書等の記載要領の留意事項」において用いられる年齢区分に関する次の記述について、（　）の中に入れるべき字句の正しい組合せはどれか。

乳児、幼児、小児という場合には、おおよその目安として、乳児は生後4週以上、（ a ）歳未満、幼児は（ a ）歳以上、（ b ）歳未満、小児は（ b ）歳以上、（ c ）歳未満の年齢区分が用いられる。

	a	b	c
1	1	7	15
2	1	5	15
3	1	7	12
4	3	5	12
5	3	5	15

(2022　北関東・甲信越　問38　一部改題)

問40　小児等への医薬品の使用に関する記述のうち、<u>誤っているもの</u>はどれか。

1　小児は、大人と比べて身体の大きさに対して腸が長く、服用した医薬品の吸収率が相対的に高い。

2　小児は、血液脳関門が未発達であるため、吸収されて循環血液中に移行した医薬品の成分が脳に達しにくく、中枢神経系に影響を与える医薬品で副作用を起こしにくい。

3　5歳未満の幼児に使用される錠剤やカプセル剤などの医薬品では、服用時に喉につかえやすいので注意するよう添付文書に記載されている。

4　小児の誤飲・誤用事故を未然に防止するには、家庭内において、小児が容易に手に取れる場所や、小児の目につく場所に医薬品を置かないようにすることが重要である。

(2023　北陸・東海　問10)

答39　**1**

年齢区分は頻出！

ここがポイント

答40　**2**

1：○

2：✖　脳に達しにくく→脳に達しやすく、副作用を起こしにくい→副作用を起こしやすい

3：○

4：○

「腸が長い」というのは、腸は成分を吸収する臓器なので、より多くの成分を吸収しやすくなるとイメージしよう。

ここがポイント

問41　小児等の医薬品使用に関する以下の記述の正誤について、正しい組み合わせはどれか。

a　小児は、肝臓や腎臓の機能が未発達であるため、医薬品の成分の代謝・排泄が大人よりも速（せつ）い。

b　小児は、血液脳関門が未発達であるため、吸収されて循環血液中に移行した医薬品の成分が脳に達しやすく、中枢神経系に影響を与える医薬品で副作用を起こしやすい。

c　小児向けの用法用量が定められていない医薬品の場合、医薬品の販売に従事する専門家は、保護者等に対して、成人用の医薬品の量を減らして小児へ与えるよう説明することが重要である。

d　乳幼児は、医薬品が喉につかえると、大事に至らなくても咳き込んで吐き出し苦しむことになり、その体験から医薬品の服用に対する拒否意識を生じることがある。

	a	b	c	d
1	正	正	正	誤
2	誤	誤	正	正
3	誤	正	誤	正
4	正	誤	誤	正
5	誤	正	正	誤

（2023　北海道・東北　問10）

答41　**3**

a：✕　速い→遅い

b：○

c：✕　成人用の医薬品の量を減らして小児に与えるような安易な使用は避け、必ず年齢に応じた用法用量が定められているものを使用するように説明する。

d：○

血液脳関門とは：
脳の血管から脳の組織へ物質が移行しにくくすることで脳の組織を守る機能のこと。

ここがポイント

問42 小児等への医薬品の使用に関する記述の正誤について、正しい組合せを一つ選べ。

a 小児の血液脳関門は未発達であるため、吸収されて循環血液中に移行した医薬品の成分が脳に達しやすい。

b 小児では、大人と比べて身体の大きさに対して腸が長いため、服用した医薬品の吸収率が相対的に高い。

c 乳児向けの用法用量が設定されている医薬品であっても、乳児は医薬品の影響を受けやすく、また、状態が急変しやすいため、基本的には医師の診療を受けることが優先され、一般用医薬品による対処は最小限にとどめるのが望ましい。

d 医薬品の販売に従事する専門家は、年齢に応じた用法用量が定められていない医薬品の場合には、成人用の医薬品の量を減らして小児へ与えるように保護者等に説明すべきである。

	a	b	c	d
1	正	正	誤	正
2	誤	誤	正	誤
3	正	正	正	誤
4	正	誤	正	誤
5	誤	正	誤	正

(2023　関西連合　問10)

答42 **3**

a：○
b：○
c：○
d：✕　成人用の医薬品の量を減らして小児に与えるような安易な使用は避け、必ず年齢に応じた用法用量が定められているものを使用するように説明する。

成人と小児は単純に体重が異なるということではなく、内臓の発達などにも違いがあるので安易に量を減らすことはよくないよ！

ここがポイント

問43 小児と医薬品に関する以下の記述のうち、正しいものはどれか。

1 小児は、血液脳関門が未発達であるため、中枢神経系に影響を与える医薬品で副作用を生じやすく、加えて、肝臓及び腎臓の機能も未発達であるため、副作用がより強く出ることがある。

2 乳児向けの用法用量が設定されている医薬品であれば、乳児は医薬品の使用により状態が急変することはない。

3 「医療用医薬品の添付文書等の記載要領の留意事項」において、小児という場合には、おおよその目安として、7歳未満の年齢区分が用いられている。

4 医薬品の販売に従事する専門家は、保護者等に対して、小児向けの用法用量の設定の無い一般用医薬品では、量を減らして小児へ与えるよう説明をするべきである。

(2019 北海道 問8 一部改題)

答43 **1**

1：○

2：✕ 急変することがないとは言えない。

3：✕ 7歳未満→7歳以上、15歳未満

4：✕ 容易に決められた量を減らすような説明をしてはならない。

ここがポイント

1歳以上、7歳未満は幼児。

第1章 医薬品に共通する特性と基本的な知識

29

高齢者

高齢者への医薬品の使用に関する記述の正誤について、正しい組合せを一つ選べ。

a 高齢者の基礎体力や生理機能の衰えの度合いは個人差が大きく、年齢のみから若年時と比べて一概にどの程度副作用を生じるリスクが増大しているかを判断することは難しい。

b 高齢者は、細かい文字が見えづらく、添付文書や製品表示の記載を読み取るのが難しい場合等があり、情報提供や相談対応において特段の配慮が必要となる。

c 高齢者は、特に、肝臓や腎臓の機能が低下していると医薬品の作用が強く現れやすく、若年時と比べて副作用を生じるリスクが高くなる。

d 一般用医薬品は作用が比較的穏やかであり、高齢者が複数の医薬品を長期間使用しても副作用を生じるリスクは低い。

	a	b	c	d
1	正	正	誤	正
2	誤	誤	正	誤
3	正	正	正	誤
4	正	誤	正	誤
5	誤	正	誤	正

(2020 関西連合 問11)

答44 **3**

a：〇
b：〇
c：〇
d：✕ 低い→高い
肝機能の低下などもあり、リスクは高くなる。

内臓や筋肉だけでなく、文字が見えづらい、開封しづらいなども高齢者で注意したい点だよ。

ここがポイント

問45 高齢者と医薬品に関する次の記述の正誤について、正しい組合せはどれか。

a 「医療用医薬品の添付文書等の記載要領の留意事項」（平成29年 6 月 8 日付け薬生安発0608第 1 号厚生労働省医薬・生活衛生局安全対策課長通知別添）において、おおよその目安として70歳以上を「高齢者」としている。

b 高齢者は、若年時と比べて医薬品の副作用を生じるリスクが高くなるが、基礎体力や生理機能の衰えの度合いは個人差が大きく、年齢のみから一概にどの程度リスクが増大しているかを判断することは難しい。

c 一般用医薬品の販売等に際しては、実際にその医薬品を使用する高齢者の個々の状況に即して、適切に情報提供や相談対応がなされることが重要である。

	a	b	c
1	正	正	正
2	正	正	誤
3	誤	誤	正
4	誤	正	正
5	誤	誤	誤

(2022 南関東 問11)

答45 4

a：✗ 70歳以上→65歳以上

b：○

c：○

高齢者は65歳以上というのは覚えておこう！

ここがポイント

問46 高齢者の医薬品の使用に関する以下の記述の正誤について、正しい組み合わせはどれか。

a 一般に高齢者は生理機能が衰えつつあり、特に、腎臓の機能が低下していると医薬品の作用が現れにくくなる。

b 添付文書上、おおよその目安として60歳以上を「高齢者」としている。

c 高齢者は、医薬品の取り違えや飲み忘れを起こしやすい等の傾向があるため、家族や周囲の人（介護関係者等）の理解や協力が重要となる。

d 高齢者は、喉の筋肉が衰えて飲食物を飲み込む力が弱まっている（嚥下障害）場合があり、内服薬を使用する際に喉に詰まらせやすい。

	a	b	c	d		a	b	c	d
1	正	正	正	誤	2	誤	正	誤	誤
3	正	誤	誤	正	4	誤	誤	正	正
5	正	誤	誤	誤					

問47 高齢者の医薬品使用に関する記述の正誤について、正しい組み合わせはどれか。

a 医薬品の副作用で口渇を生じることがあり、誤嚥（食べ物等が誤って気管に入り込むこと）を誘発しやすくなるので注意が必要である。

b 基礎体力や生理機能の衰えの度合いは個人差が小さいため、副作用のリスクの程度を年齢のみから判断できる。

c 医薬品の飲み忘れを起こしやすい傾向があり、家族の理解や協力を含めた配慮が重要となることがある。

	a	b	c
1	正	正	正
2	誤	正	誤
3	正	誤	正
4	正	正	誤
5	誤	誤	正

（2022 中国 問11）

答46 4

a ： ✕ 医薬品の作用が現れにくくなる→医薬品の作用が強く現れやすくなる

b ： ✕ 60歳以上→65歳以上

c ： ◯

d ： ◯

腎臓や肝臓は、医薬品などを体外に出すための臓器なので、その機能が弱まると医薬品の作用が強く現れやすくなるよ。

ここが ポイント

答47 3

a ： ◯

b ： ✕ 高齢者の基礎体力や生理機能の衰えの度合いは個人差が大きく、副作用のリスクの程度を年齢のみから判断することは難しい。

c ： ◯

目が見えづらくなる、手が動きづらくなる、飲み込みづらくなるなども、薬を服用することに影響するよね。

ここが ポイント

問48 高齢者に関する記述について、誤っているものを一つ選べ。

1 持病（基礎疾患）を抱えていることが多く、一般用医薬品の使用によって基礎疾患の治療の妨げとなる場合がある。

2 一般に生理機能が衰えつつあるので、若年時と比べて副作用が生じるリスクは低くなる。

3 医薬品の飲み忘れを起こしやすい傾向があり、家族の理解や協力も含めた、医薬品の安全使用の観点からの配慮が重要となることがある。

4 医薬品の副作用で口渇を生じることがあり、誤嚥を誘発しやすくなるので注意が必要である。

（2019 関西連合 問11）

妊婦、授乳婦

問49 妊婦又は妊娠していると思われる女性及び母乳を与える女性（授乳婦）への医薬品の使用に関する次の記述のうち、正しいものの組合せはどれか。

a 流産や早産を誘発するおそれがある一般用医薬品はない。

b 妊婦が妊娠に伴う不眠症状がある場合、ジフェンヒドラミン塩酸塩を主薬とする催眠鎮静薬（睡眠改善薬）を使用することが推奨される。

c 一般用医薬品は、多くの場合、妊婦が使用した場合における安全性に関する評価が困難であるため、妊婦の使用については「相談すること」としているものが多い。

d 医薬品の種類によっては、授乳婦が使用した医薬品の成分の一部が乳汁中に移行することが知られており、母乳を介して乳児が医薬品の成分を摂取することになる場合がある。

1 （a、b）　2 （a、d）　3 （b、c）
4 （b、d）　5 （c、d） （2018 南関東 問12）

答48 2

1 ： 〇
2 ： ✕ 低くなる→高くなる
3 ： 〇
4 ： 〇

誤嚥とは：
食べ物等が誤って気管に入り込むこと。

ここがポイント

答49 5

a ： ✕ ない→ある
例：便秘薬
b ： ✕ 妊婦には、睡眠改善薬の使用は避ける。
c ： 〇
d ： 〇

妊娠中に生じる睡眠障害は、ホルモンのバランスや体型の変化等が原因であり、睡眠改善薬の適用対象ではない。

ここがポイント

第1章 医薬品に共通する特性と基本的な知識

33

妊婦及び授乳婦の医薬品の使用に関する次の記述の正誤について、正しい組合せはどれか。

a 妊婦が便秘薬を服用すると、配合成分やその用量によっては流産や早産を誘発するおそれがある。

b 妊婦が医薬品を使用した場合、血液-胎盤関門によって、どの程度医薬品の成分が胎児へ移行するかは、全て解明されている。

c 授乳婦が使用した医薬品の成分の一部が乳汁中に移行することが知られており、通常の使用の範囲で生じる具体的な悪影響は、全て解明されている。

d 妊娠前後の一定期間に、ビタミンA含有製剤を通常の用量を超えて摂取すると、胎児に先天異常を起こす危険性が高まるとされている。

	a	b	c	d
1	正	正	正	正
2	正	正	誤	誤
3	正	誤	誤	正
4	誤	正	正	誤
5	誤	誤	正	正

(2022 北関東・甲信越 問30)

答50 **3**

a：〇

b：✕ 全て解明されている→全て解明されていない

c：✕ 全て解明されている→全て解明されていない

d：〇

血液－胎盤関門とは：胎児は、誕生するまでの間は、母体との間に存在する胎盤を通じて栄養分を受け取っており、その胎盤にある胎児の血液と母体の血液とが混ざらないようにする仕組みのこと。

ここがポイント

問51 妊婦又は妊娠していると思われる女性及び母乳を与える女性（授乳婦）への医薬品の使用等に関する記述のうち、正しいものの組み合わせはどれか。

a 吸収された医薬品の一部が乳汁中に移行することが知られていても、通常の使用の範囲では具体的な悪影響が判明していない医薬品もある。

b 一般用医薬品において、多くの場合、妊婦が使用した場合における胎児への安全性に関する評価は容易である。

c 便秘薬のように、配合成分やその用量によっては流産や早産を誘発するおそれがあるものがある。

d ビタミンAを含有する製剤においては、妊娠前後の一定期間に通常の用量を超えて摂取した場合であっても、胎児に先天異常を起こす危険性が高まることはない。

1 （a、c） 2 （b、c）
3 （b、d） 4 （a、d）

答51 1

a：○

b：✕ 評価は容易である
→評価は難しい

c：○

d：✕ 胎児に先天異常を起こす危険性が高まるとされている。

一般用医薬品においても多くの場合、妊婦が使用した場合の安全性評価をすることが困難であるため、妊婦の使用については「相談すること」としているものが多いよ。

ここが ポイント

問52 妊婦及び授乳婦の医薬品の使用に関する以下の記述の正誤について、正しい組み合わせを下から一つ選び、その番号を解答欄に記入しなさい。

ア 一般用医薬品において、妊婦の使用について「相談すること」としているものが多い理由として、妊婦が使用した場合における安全性に関する評価が困難なことが挙げられる。

イ 妊娠の有無やその可能性については、購入者等にとって他人に知られたくない場合もあることから、登録販売者は、妊婦又は妊娠していると思われる女性に対して情報提供や相談対応を行う必要はない。

ウ 医薬品の種類によっては、授乳婦が使用した医薬品の成分の一部が乳汁中に移行することが知られており、母乳を介して乳児が医薬品の成分を摂取することになる場合がある。

エ ビタミンA含有製剤は、妊娠前後の一定期間に通常の用量を超えて摂取すると胎児に先天異常を起こす危険性が高まるとされている。

	ア	イ	ウ	エ
1	正	正	正	誤
2	正	正	誤	誤
3	正	誤	正	正
4	誤	正	誤	正
5	誤	誤	正	誤

(2022　九州・沖縄　問10)

答52 **3**

ア：○

イ：✗　行う必要はない→行う場合には十分配慮する

ウ：○

エ：○

> ビタミンAのほか、便秘薬のように、配合成分やその用量によっては流産や早産を誘発するおそれがあるものがあるよ。

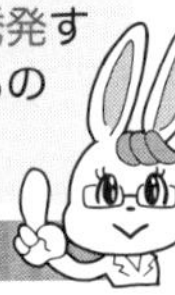

ここがポイント

問53 次の記述は、妊婦若しくは妊娠していると思われる女性又は母乳を与える女性（授乳婦）に関するものである。正しいものの組合せはどれか。

a 母体が医薬品を使用した場合に、血液−胎盤関門によって、医薬品の成分の胎児への移行がどの程度防御されるかは、全て解明されている。

b ビタミンA含有製剤を、妊娠前後の一定期間に通常の用量を超えて摂取すると胎児に先天異常を起こす危険性が高まるとされている。

c 便秘薬の中には、配合成分やその用量によっては流産や早産を誘発するおそれがあるものがある。

d 授乳婦が使用した医薬品の成分は、乳汁中に移行することはない。

1 （a、b） 2 （a、d）
3 （b、c） 4 （c、d） (2019 北海道 問10)

答53 **3**

a：✗ 全て解明されている→未解明のことも多い

b：〇

c：〇

d：✗ 移行することはない→移行するものもある

未解明のことも多いので、市販後も情報を収集する必要があるんだね！

ここが ポイント

医療機関受診者

問54 医療機関で治療を受けている人等が一般用医薬品を使用する場合に、医薬品の販売等に従事する専門家として留意すべきことに関する次の記述のうち、誤っているものはどれか。

1 生活習慣病等の慢性疾患を持つ人において、疾患の種類や程度によっては、一般用医薬品を使用することでその症状が悪化したり、治療が妨げられることもある。

2 過去に医療機関で治療を受けていた（今は治療を受けていない）という場合には、どのような疾患について、いつ頃かかっていたのか（いつ頃治癒したのか）を踏まえ、購入者等が一般用医薬品の使用の可否を適切に判断することができるよう情報提供がなされることが重要である。

3 医療機関・薬局で交付された薬剤を使用している人については、登録販売者において一般用医薬品との併用の可否を判断することは困難なことが多く、その薬剤を処方した医師若しくは歯科医師又は調剤を行った薬剤師に相談するよう説明する必要がある。

4 医療機関での治療を特に受けていない場合であれば、一般用医薬品の使用について注意する必要はない。

5 一般用医薬品の購入者等に対して、医療機関で治療を受ける際には、使用している一般用医薬品の情報を医療機関の医師や薬局の薬剤師等に伝えるよう説明することも重要である。

（2022　南関東　問12）

答54 4

1：○
2：○
3：○
4：✕　注意する必要はない→注意が必要なものがある（特定の症状がある人が使用するとその症状が悪化することがある等）
5：○

お薬手帳を活用することで医薬品の使用を記録し、医療従事者に知らせることができるよ！

ここがポイント

今は治療を受けていない場合でも、情報提供には注意が必要なんだね！

ここがポイント

問55 医療機関で治療を受けている人等の医薬品使用に関する以下の記述の正誤について、正しい組み合わせはどれか。

a 登録販売者には、医療機関・薬局で交付された薬剤を使用している人について、一般用医薬品との併用の可否を判断することが義務付けられている。

b 一般用医薬品を使用しても、生活習慣病等の慢性疾患が悪化することはない。

c 疾患の程度や購入しようとする一般用医薬品の種類等に応じて、問題を生じるおそれがあれば使用を避けることができるよう情報提供がなされることが重要である。

d 医療機関で治療を受ける際には、使用している一般用医薬品の情報を医療機関の医師や薬局の薬剤師等に伝えるよう購入者等に説明することが重要である。

	a	b	c	d
1	正	正	正	誤
2	誤	誤	正	正
3	誤	正	誤	正
4	正	誤	誤	正
5	誤	正	正	誤

(2023 北海道・東北 問12)

答55 2

a：✗ 判断することが義務付けられている→判断することは難しいため、医師や薬剤師に相談するよう説明する必要がある

b：✗ 悪化することはない→悪化することもある

c：〇

d：〇

医療機関で治療を受けている人には、必要に応じて情報提供がなされることが重要なので、お薬手帳を活用することをすすめるよ。

ここがポイント

第1章 医薬品に共通する特性と基本的な知識

39

プラセボ

問56 プラセボ効果に関する以下の記述の正誤について、正しい組み合わせを下から一つ選び、その番号を解答欄に記入しなさい。

ア 医薬品を使用したとき、結果的又は偶発的に薬理作用によらない作用を生じることをプラセボ効果という。

イ プラセボ効果は、医薬品を使用したこと自体による楽観的な結果への期待（暗示効果）や、条件付けによる生体反応、時間経過による自然発生的な変化（自然緩解など）等が関与して生じると考えられている。

ウ 医薬品を使用したときにもたらされる反応や変化には、薬理作用によるもののほか、プラセボ効果によるものも含まれている。

エ プラセボ効果は、主観的な変化だけでなく、客観的に測定可能な変化として現れることもあるが、不確実であり、それを目的として医薬品が使用されるべきではない。

	ア	イ	ウ	エ
1	正	正	正	正
2	正	正	正	誤
3	正	誤	誤	正
4	誤	正	誤	誤
5	誤	誤	正	誤

(2022 九州・沖縄 問11)

答56 1

ア：○
イ：○
ウ：○
エ：○

プラセボ効果は客観的な変化として現れることもあるけど、それを目的として医薬品が使用されるべきではない！

ここがポイント

問57 偽薬効果に関する次の記述について、（　　）に入れるべき字句の正しい組合せはどれか。

医薬品を使用したとき、結果的又は偶発的に（ a ）によらない作用を生じることを（ b ）効果（偽薬効果）という。（ b ）効果は、医薬品を使用したこと自体による楽観的な結果への期待（暗示効果）や、条件付けによる生体反応、時間経過による（ c ）な変化等が関与して生じると考えられている。

	a	b	c
1	薬理作用	プラセボ	意図的
2	生理作用	ファーストーパス	自然発生的
3	生理作用	プラセボ	意図的
4	薬理作用	ファーストーパス	意図的
5	薬理作用	プラセボ	自然発生的

(2018　四国　問13)

問58 プラセボ効果（偽薬効果）に関する記述のうち、誤っているものはどれか。
1　プラセボ効果は、常に客観的に測定可能な変化として現れる。
2　医薬品を使用したときにもたらされる反応や変化には、薬理作用によるもののほか、プラセボ効果によるものも含まれている。
3　プラセボ効果によってもたらされる反応や変化には、望ましいものと不都合なものとがある。
4　プラセボ効果は、不確実であり、それを目的として医薬品が使用されるべきではない。

(2023　北陸・東海　問16)

答57　5

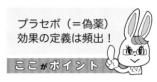

プラセボ（＝偽薬）効果の定義は頻出！
ここがポイント

答58　1

1：✗　客観的に測定可能な変化として現れることもあるが、そうでない場合もある（例えば、だるさや吐き気など）。

2：○

3：○

4：○

第1章　医薬品に共通する特性と基本的な知識

問59 プラセボ効果に関する記述の正誤について、正しい組合せを一つ選べ。

a 医薬品を使用したとき、結果的又は偶発的に薬理作用による作用を生じることをプラセボ効果という。

b プラセボ効果によってもたらされる反応や変化には、望ましいもの（効果）と不都合なもの（副作用）がある。

c プラセボ効果は、主観的な変化と客観的に測定可能な変化が、確実に現れる。

d プラセボ効果は、時間経過による自然発生的な変化（自然緩解など）が関与して生じる場合があると考えられる。

	a	b	c	d		a	b	c	d
1	正	誤	正	正	2	正	正	正	誤
3	正	正	誤	誤	4	誤	正	誤	正
5	誤	誤	正	正					

(2022 関西連合 問13)

品質

問60 医薬品の品質に関する以下の記述の正誤について、正しい組み合わせはどれか。

a 医薬品を保管・陳列する場所については、清潔性が保たれるとともに、温度や湿度に留意する必要がある。

b 医薬品に表示されている使用期限は、開封・未開封を問わず、製品の品質が保持される期限である。

c 品質が承認された基準に適合しない医薬品や、その全部又は一部が変質・変敗した物質から成っている医薬品は販売が禁止されている。

d 医薬品は、適切な保管・陳列がなされていれば、経時変化による品質の劣化を生じることはない。

	a	b	c	d		a	b	c	d
1	正	正	誤	正	2	正	誤	正	誤
3	誤	正	正	誤	4	正	誤	誤	正
5	誤	正	正	正					

(2023 北海道・東北 問3)

答59 4

a：✗ 薬理作用による→薬理作用によらない

b：○

c：✗ 確実に現れる→不確実に現れる

d：○

プラセボ効果は不確実であるので、それを目的として医薬品が使用されるべきではない。

ここがポイント

答60 2

a：○

b：✗ 開封・未開封を問わず→未開封状態で保管された場合に

c：○

d：✗ 適切な保管・陳列がされていたとしても、経時変化による品質の劣化は避けられない。

医薬品は、高温や多湿、光（紫外線）等によって品質の劣化を起こしやすいので、店舗内での適切な保管・陳列をすることが重要！

ここがポイント

問61 医薬品の品質に関する次の記述の正誤について、正しい組合せはどれか。

a 医薬品が保管・陳列される場所については、清潔性が保たれるとともに、その品質が十分保持される環境となるよう（高温、多湿、直射日光等の下に置かれることのないよう）留意する必要がある。

b 医薬品は、適切な保管・陳列がなされれば、経時変化による品質の劣化は起こらない。

c 一般用医薬品は、購入後、すぐに使用されるとは限らず、家庭における常備薬として購入されることも多いことから、外箱等に記載されている使用期限から十分な余裕をもって販売等がなされることも重要である。

d 外箱等に記載されている「使用期限」は、開封状態で保管された場合でも品質が保持される期限である。

	a	b	c	d
1	誤	正	正	正
2	正	誤	正	誤
3	正	正	正	誤
4	正	誤	誤	正
5	誤	誤	誤	正

(2023 南関東 問14)

答61 **2**

a：○

b：✗ 適切な保管・陳列がされても経時変化による品質の劣化が起こるため、一般的に使用期限が設けられている。

c：○

d：✗ 開封状態で→未開封状態で

適切な保管・陳列がされても経時変化による品質の劣化が起こるため、使用期限が設けられていると理解しよう。

ここがポイント

問62 医薬品の品質に関する記述のうち、正しいものの組み合わせはどれか。

a 医薬品が保管・陳列される場所については、清潔性が保たれるとともに、高温、多湿、直射日光等の下に置かれることのないよう、留意する必要がある。

b 医薬品の有効成分は、高温や多湿、光等によって品質の劣化を起こしやすいものが多いが、医薬品の添加物成分は、これらによって品質の劣化を起こすことはない。

c 医薬品は、適切な保管・陳列がなされたとしても、経時変化による品質の劣化は避けられない。

d 医薬品に表示されている「使用期限」は、開封状態で保管された場合に品質が保持される期限である。

1 （a，b） 2 （a，c） 3 （a，d）
4 （b，c） 5 （c，d） (2022 中国 問15)

問63 医薬品の品質に関する以下の記述の正誤について、正しい組み合わせはどれか。

a 医薬品の外箱等に記載されている使用期限は、未開封状態で適切に保管された場合に品質が保持される期限である。

b 一般用医薬品は、家庭における常備薬として購入されることも多いことから、外箱等に記載されている使用期限から十分な余裕をもって販売がなされることが重要である。

c 配合されている成分には、高温や多湿、光によって品質の劣化を起こしやすいものが多い。

d 医薬品は、適切な保管・陳列がなされると、経時変化による品質の劣化は起こらない。

	a	b	c	d		a	b	c	d
1	誤	正	誤	正	2	誤	正	正	誤
3	正	正	正	誤	4	正	誤	正	正
5	正	誤	誤	正					

(2022 北海道・東北 問12)

答62 2

a：○

b：✖ 医薬品の添加物も高温や多湿、光等で品質の劣化を起こすことがある。

c：○

d：✖ 開封状態で→未開封状態で

医薬品が保管・陳列される場所については、清潔性も重要である。

ここが ポイント

答63 3

a：○

b：○

c：○

d：✖ 適切な保管・陳列がなされても、劣化は起こる。

適切な保管・陳列がなされても劣化は起こるので、使用期限が定められていると覚えよう！

ここが ポイント

一般用医薬品の定義と役割

問64 一般用医薬品で対処可能な症状等の範囲に関する記述の正誤について、正しい組合せを一つ選べ。

a 生活の質（QOL）の改善・向上効果は期待できない。

b 重篤な疾病に伴う症状の改善には適切とはいえない。

c 生活習慣病等の疾病に伴う症状発現を予防する。（科学的・合理的に効果が期待できるものに限る。）

d 健康を維持・増進するが、健康状態の自己検査はできない。

	a	b	c	d			a	b	c	d
1	誤	正	正	誤		2	正	誤	正	正
3	正	正	正	正		4	正	誤	正	誤
5	誤	正	誤	正						

(2020 関西連合 問15)

問65 一般用医薬品に関する以下の記述について、（　）の中に入れるべき正しい字句の組み合わせを下から一つ選び、その番号を解答欄に記入しなさい。

　一般用医薬品は、医薬品医療機器等法において「（ ア ）のうち、その効能及び効果において人体に対する作用が（ イ ）ものであって、薬剤師その他の医薬関係者から提供された情報に基づく（ ウ ）の選択により使用されることが目的とされているもの（要指導医薬品を除く。）」と定義されている。

	ア	イ	ウ
1	物質	著しい	販売者
2	物質	著しくない	需要者
3	医薬品	著しくない	需要者
4	医薬品	著しくない	販売者
5	医薬品	著しい	販売者

(2022 九州 問13)

答64 1

a：✖
b：〇
c：〇
d：✖

一般用医薬品の役割（6つ）：
①軽度な疾病に伴う症状の改善
②生活習慣病等の疾病に伴う症状発現の予防（科学的・合理的に効果が期待できるものに限る。）
③生活の質（QOL）の改善・向上
④健康状態の自己検査
⑤健康の維持・増進
⑥その他保健衛生

ここがポイント

答65 3

一般用医薬品の定義に関する問題。

ア：医薬品
イ：著しくない
ウ：需要者

定義をこのまま覚えよう！

ここがポイント

問66 一般用医薬品の役割に関する次の記述の正誤について、正しい組合せはどれか。

a 健康状態の自己検査
b 重度な疾病に伴う症状の改善
c 生活の質（QOL）の改善・向上
d 認知機能の低下予防

	a	b	c	d
1	正	正	正	正
2	正	正	誤	正
3	正	誤	正	誤
4	誤	正	正	正
5	誤	誤	正	正

(2022 北関東・甲信越 問32)

問67 一般用医薬品の役割に関する記述のうち、正しいものはいくつあるか。

a 生活の質（QOL）の改善・向上
b 軽度な疾病に伴う症状の改善
c 健康状態の自己検査
d 生活習慣病等の疾病に伴う症状発現の予防（科学的・合理的に効果が期待できるものに限る。）

1 1つ　　2 2つ　　3 3つ
4 4つ　　5 正しいものはない

(2023 北陸・東海 問14)

答66 3

a：〇

b：✕ 重度な疾病に伴う症状の改善は、一般用医薬品の役割に含まれない。

c：〇

d：✕ 認知機能の低下予防は、一般用医薬品の役割に含まれない。

答67 4

a：〇

b：〇

c：〇

d：〇

一般用医薬品の役割6つは覚えよう！

ここがポイント

一般用医薬品で対処可能な症状等の範囲

問68 一般用医薬品の選択及びセルフメディケーションに関する次の記述の正誤について、正しい組合せはどれか。

a 一般用医薬品にも、使用すればドーピングに該当する成分を含んだものがあるため、スポーツ競技者から相談があった場合は、専門知識を有する薬剤師などへの確認が必要である。

b 一般用医薬品の販売等に従事する専門家においては、購入者等に対して常に科学的な根拠に基づいた正確な情報提供を行い、セルフメディケーションを適切に支援していくことが期待されている。

c 一般用医薬品で対処可能な範囲は、医薬品を使用する人によって変わってくるものであるため、乳幼児や妊婦等では、通常の成人の場合に比べ、対処可能な範囲が限られてくる。

	a	b	c
1	正	正	正
2	正	正	誤
3	誤	誤	正
4	誤	正	正
5	誤	正	誤

(2022 南関東 問16)

答68 1

a：○
b：○
c：○

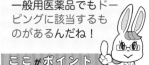

一般用医薬品でもドーピングに該当するものがあるんだね！

ここがポイント

適切な医薬品選択と受診勧奨に関する以下の記述の正誤について、正しい組み合わせはどれか。

a　一般用医薬品は、医薬品のうち、その効能及び効果において人体に対する作用が著しくないものであって、医薬関係者の選択により使用されることが目的とされているものである。

b　情報提供は必ずしも医薬品の販売に結びつけるのでなく、医療機関の受診を勧めたり、医薬品の使用によらない対処を勧めることが適切な場合がある。

c　一般用医薬品で対処可能な症状等の範囲は、医薬品を使用する人によって変わるものではない。

d　一般用医薬品にも、使用すればドーピングに該当する成分を含んだものがある。

	a	b	c	d
1	正	正	正	誤
2	誤	誤	正	正
3	誤	正	誤	正
4	正	誤	誤	正
5	誤	正	正	誤

（2023　北海道・東北　問14）

答69　3

a：✗　医薬関係者の選択
→薬剤師その他の医薬関係者から提供された情報に基づく需要者の選択

b：〇

c：✗　変わるものではない→変わる

d：〇

一般用医薬品を選択するのは一般の生活者（需要者）なので、セルフメディケーションの主役も一般の生活者なんだね！

ここが ポイント

問70　適切な医薬品選択と受診勧奨に関する以下の記述のうち、誤っているものはどれか。

1　一般用医薬品の販売等に従事する専門家は、購入者等に対して常に科学的な根拠に基づいた正確な情報提供を行い、セルフメディケーションを適切に支援していくことが期待されている。

2　軽度の症状について一般用医薬品を使用して対処した場合であっても、一定期間若しくは一定回数使用しても症状の改善がみられない又は悪化したときには、医療機関を受診して医師の診療を受ける必要がある。

3　乳幼児や妊婦では、通常の成人の場合に比べ、一般用医薬品で対処可能な範囲は限られる。

4　一般用医薬品には、使用してもドーピングに該当する成分を含んだものはない。

（2022　北海道・東北　問13）

答70　**4**

1：○
2：○
3：○
4：✕　一般用医薬品でもドーピングに該当するものがある。

登録販売者もセルフメディケーションの支援者として期待されているよ！

ここがポイント

問71　以下のうち、一般用医薬品承認審査合理化等検討会中間報告書「セルフメディケーションにおける一般用医薬品のあり方について」（平成14年11月）において、一般用医薬品の役割とされているものとして、誤っているものを一つ選びなさい。

1　生活の質（QOL）の改善・向上
2　生活習慣病の疾病に伴う症状発現の予防（科学的・合理的に効果が期待できるものに限る。）
3　健康状態の自己検査
4　重篤な疾病に伴う症状の改善
5　健康の維持・増進

（2019　九州　問14）

答71　**4**

1：○
2：○
3：○
4：✕　重篤な→軽度な
5：○

問題文に惑わされないようにしよう。

ここがポイント

問72 一般用医薬品の選択及びセルフメディケーションに関する以下の記述の正誤について、正しい組合せはどれか。

a 近年、専門家による適切なアドバイスの下、身近にある一般用医薬品を利用する「セルフメディケーション」の考え方がみられるようになってきている。

b 症状が重いとき（例えば、高熱や激しい腹痛がある場合、患部が広範囲である場合等）に、一般用医薬品を使用することは、一般用医薬品の役割にかんがみて、適切な対処とはいえない。

c 一般用医薬品を一定期間若しくは一定回数使用しても、症状の改善がみられない又は悪化したときには、医療機関を受診して医師の診療を受ける必要がある。

d セルフメディケーションの主役は、一般の生活者であるため、専門家からの情報提供は、単に専門用語をわかりやすい平易な表現で説明するだけでよい。

	a	b	c	d		a	b	c	d
1	正	正	誤	正	2	誤	正	正	誤
3	誤	誤	正	正	4	正	誤	誤	正
5	正	正	正	誤					

(2019 北海道 問13 一部改題)

答72 5

a：○
b：○
c：○
d：✕ 平易な表現で説明するだけでは足りない場合がある。

説明した内容が購入者等にどう理解され、行動に反映されているか、などの実情を把握しながら行うことが重要！

ここがポイント

50

販売時のコミュニケーション

問73　一般用医薬品販売時のコミュニケーションに関する次の記述の正誤について、正しい組合せはどれか。

a　登録販売者は、一般の生活者のセルフメディケーションに対して、第二類医薬品及び第三類医薬品の販売や情報提供を担う観点から、生活者を支援していくという姿勢で臨むことが基本となる。

b　医薬品の販売に従事する専門家は、購入者側に情報提供を受けようとする意識が乏しい場合は、コミュニケーションを図る必要はない。

c　一般用医薬品は家庭における常備薬として購入されることも多いことから、医薬品の販売に従事する専門家は、その医薬品によって対処しようとする症状等が現にあるか把握するよう努めることが望ましい。

	a	b	c
1	誤	正	誤
2	正	誤	正
3	正	正	誤
4	誤	正	正
5	誤	誤	正

（2023　北関東・甲信越　問36）

答73　**2**

a：〇

b：✕　コミュニケーションを図る必要はない→コミュニケーションを図ることが難しい場合でもコミュニケーションを図る技術を身に着けるべきである

c：〇

適切な情報提供には、登録販売者のコミュニケーション技術が欠かせないんだね！

ここが ポイント

問74 一般用医薬品の販売時におけるコミュニケーション及び情報提供に関する次の記述の正誤について、正しい組合せはどれか。

a 医薬品の販売等に従事する専門家は、生活者のセルフメディケーションに対して支援していくという姿勢で臨むことが基本である。

b 医薬品の販売に従事する専門家は、購入者等が、自分自身や家族の健康に対する責任感を持ち、適切な医薬品を選択して、適正に使用するよう、働きかけていくことが重要である。

c 一般用医薬品の場合、必ずしも情報提供を受けた当人が医薬品を使用するとは限らないことを踏まえ、販売時のコミュニケーションを考える必要がある。

d 医薬品の情報提供は、使用する人に誤認が生じないよう正確な専門用語を用い、相手によって表現を変えることのないよう注意して行う。

	a	b	c	d		a	b	c	d
1	誤	正	正	正	**2**	正	正	正	誤
3	誤	誤	正	誤	4	誤	正	誤	誤
5	正	誤	誤	正

(2021 南関東 問16 一部改題)

答74 2

a：○
b：○
c：○
d：✕ 平易な表現で説明し、相手の理解によって説明方法をかえる。

「正確な専門用語」は一見して正解にみえるけど、相手が理解できる平易な（簡単な）表現の方が正解だよ。

ここがポイント

問75 一般用医薬品の販売時のコミュニケーションに関する記述の正誤について、正しい組合せを一つ選べ。

a 医薬品の販売に従事する専門家からの情報提供は、専門用語を分かりやすい平易な表現で説明するだけでなく、説明した内容が購入者にどう理解されているか、などの実情を把握しながら行うことで、その実効性が高まる。

b 一般用医薬品については、必ずしも情報提供を受けた当人が医薬品を使用するとは限らないことを踏まえ、販売時のコミュニケーションを考える必要がある。

c 一般用医薬品は、すぐに使用する必要に迫られて購入されるとは限らず、家庭における常備薬として購入されることも多いため、販売等に従事する専門家においては、その点も把握に努めることが望ましい。

d 購入者が医薬品を使用する状況が変化する可能性は低いため、販売時のコミュニケーションの機会が継続的に確保されるような配慮は必要ない。

	a	b	c	d
1	正	正	誤	正
2	誤	誤	正	誤
3	正	正	正	誤
4	正	誤	正	誤
5	誤	正	誤	正

(2022 関西連合 問16)

答75 **3**

a：○

b：○

c：○

d：✕ 状況は随時変化する可能性があるため、販売時のコミュニケーションの機会が継続的に確保されるように配慮することも重要である。

ここがポイント

購入者等の状況は随時変化する可能性があるため、販売数量を一時期に使用する必要量にするなどの配慮も必要。

問76 一般用医薬品の販売時におけるコミュニケーションにおいて、医薬品の販売等に従事する専門家として留意すべき事項に関する次の記述の正誤について、正しい組合せはどれか。

a 購入者等が、自分自身や家族の健康に対する責任感を持ち、適切な医薬品を選択して、適正に使用するよう、働きかけていくことが重要である。

b 「何のためにその医薬品を購入しようとしているか（購入者等のニーズ、購入の動機）」は、医薬品の販売等に従事する専門家が購入者等から確認しておきたい基本的なポイントの一つである。

c 購入者側に情報提供を受けようとする意識が乏しい場合であっても、購入者側から医薬品の使用状況に係る情報をできる限り引き出し、可能な情報提供を行っていくためのコミュニケーション技術を身につけるべきである。

d 購入者等が、一般用医薬品を使用する状況は随時変化する可能性があるため、販売数量は一時期に使用する必要量とする等、販売時のコミュニケーションの機会が継続的に確保されるよう配慮することが重要である。

	a	b	c	d
1	正	正	正	正
2	誤	正	正	正
3	正	誤	正	正
4	正	正	誤	正
5	正	正	正	誤

(2023　南関東　問16)

答76 1

a：○
b：○
c：○
d：○

登録販売者にとってコミュニケーションは大切なことなんだね！

ここがポイント

問77 一般用医薬品の販売時のコミュニケーションに関する記述の正誤について、正しい組合せを一つ選べ。

a 一般用医薬品では、情報提供を受けた当人のみが医薬品を使用するとして、販売時のコミュニケーションを考える。

b 一般用医薬品の購入者は、使用者の体質や症状等を考慮して製品を事前に調べて選択しているのでなく、宣伝広告や販売価格等に基づき漠然と製品を選択していることがあることにも留意しなければならない。

c 登録販売者は、生活者のセルフメディケーションに対して、第二類医薬品及び第三類医薬品の販売、情報提供等を担う観点から、支援する姿勢が基本となる。

d 登録販売者からの情報提供は、説明内容が購入者等にどう理解されたかなどの実情を把握しながら行う必要はなく、専門用語を分かりやすい平易な表現で説明するだけでよい。

	a	b	c	d
1	正	正	誤	誤
2	誤	正	正	誤
3	誤	誤	正	正
4	誤	誤	誤	正
5	正	誤	誤	誤

(2023　関西連合　問16)

答77 **2**

a：✗ 情報提供を受けた人ではない人（例えば家族など）が使用する場合もあるので、情報提供時に確認する。

b：○

c：○

d：✗ 説明内容が購入者等にどう理解されたかなどの実情を把握しながら行う必要がある。

問題文や選択肢をしっかり読んで、「のみ」「だけ」などの言葉を逃さないようにしよう。

ここがポイント

55

販売時のコミュニケーションに関する以下の記述のうち、正しいものの組み合わせを下から一つ選び、その番号を解答欄に記入しなさい。

ア 購入者等が自分自身や家族の健康に対する責任感を持ち、適切な医薬品を選択して、適正に使用するよう働きかけることが重要である。

イ 購入者等があらかじめ購入する医薬品を決めている場合には、その医薬品の一般的・網羅的な説明をすることでよい。

ウ 専門家からの情報提供は、専門用語を分かりやすい平易な表現で説明すると誤解を招くおそれがあるため、専門用語のまま説明するほうがよい。

エ 購入者等が医薬品を使用する状況は随時変化する可能性があるため、販売数量は一時期に使用する必要量とする等、販売時のコミュニケーションの機会が継続的に確保されるように配慮することが重要である。

1 （ア、イ）　　2 （ア、エ）
3 （イ、ウ）　　4 （ウ、エ）

(2022　九州・沖縄　問17)

答78 **2**

ア：〇

イ：✕ 宣伝広告等などで決めていることもあるので、適正に選択や使用をするよう働きかけることが重要である。

ウ：✕ 専門用語をそのまま使用せず平易な表現で説明する。

エ：〇

購入者が一般の人なので、情報提供がどうあるべきかを想像してみよう！

ここが**ポイント**

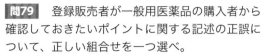

確認したい事項

問79 登録販売者が一般用医薬品の購入者から確認しておきたいポイントに関する記述の正誤について、正しい組合せを一つ選べ。

a　その医薬品を使用する人として、高齢者や小児、妊婦等が想定されるか。

b　その医薬品を使用する人の血液型は何型か。

c　その医薬品を使用する人が医療機関で治療を受けていないか。

d　その医薬品を使用する人が過去にアレルギーの経験があるか。

	a	b	c	d		a	b	c	d
1	正	正	正	誤	2	正	正	誤	正
3	正	誤	正	正	4	誤	正	正	正
5	正	正	正	正					

(2019　関西連合　問17)

答79　**3**

a：〇

b：✕　血液型によって適正使用の判断は変わらないため。

c：〇

d：〇

> その情報によって、適正使用の判断が変わるかどうか、という点で考えてみよう。

ここがポイント

問80　一般用医薬品の販売に従事する専門家が購入者から確認しておきたい基本的なポイントに関する次の記述の正誤について、正しい組合せはどれか。

a　購入する医薬品を使用する人として、小児や高齢者、妊婦等が想定されるか。

b　購入する医薬品を使用する人が相互作用や飲み合わせで問題を生じるおそれのある他の医薬品や食品を摂取していないか。

c　購入する医薬品を使用する人が過去にアレルギーや医薬品による副作用等の経験があるか。

d　購入する医薬品を使用するのは情報提供を受けている当人か、又はその家族等が想定されるか。

	a	b	c	d
1	正	正	正	正
2	正	正	誤	正
3	正	誤	正	誤
4	誤	正	正	正
5	誤	誤	正	正

(2022　北関東・甲信越　問33)

答80　**1**

a：〇

b：〇

c：〇

d：〇

> 問題文以外に、以下のポイントも覚えておこう。
> ●医療機関で治療を受けているか
> ●すぐに使用するか
> ●症状はいつからで、原因や患部等は特定されているか

ここがポイント

問81 成人女性が、ドラッグストア（店舗販売業）に来店した。かぜ様症状のため一般用医薬品を購入しようとしている。登録販売者が購入者から確認すべき事項に関する以下の記述の正誤について、正しい組み合わせはどれか。

a　副作用の経験の有無
b　他の医薬品の使用の有無
c　発症時期
d　アレルギーの経験の有無

	a	b	c	d
1	正	正	正	誤
2	正	誤	正	正
3	正	正	正	正
4	正	正	誤	正
5	誤	正	正	正

(2021　北海道　問18)

答81 3

a：○
b：○
c：○
d：○

出題の方法に惑わされないようにしよう。

ここがポイント

問82 医薬品の販売等に従事する専門家が、一般用医薬品の購入者から確認しておきたい基本的なポイント（事項）としての正誤について、正しい組合せを一つ選べ。

a　何のためにその医薬品を購入しようとしているか（購入者等のニーズ、購入の動機）。
b　その医薬品を使用する人が医療機関で治療を受けていないか。
c　その医薬品を使用する人がアレルギーや医薬品による副作用等の経験があるか。
d　その医薬品がすぐに使用される状況にあるか（その医薬品によって対処しようとする症状等が現にあるか）。

	a	b	c	d
1	正	正	正	誤
2	正	正	誤	正
3	正	誤	正	正
4	誤	正	正	正
5	正	正	正	正

(2023　関西連合　問17)

答82 5

a：○
b：○
c：○
d：○

その他、医薬品を使用するのは情報提供を受けている人か家族等か、小児や高齢者や妊婦等か、相互作用が生じる医薬品や食品の摂取がないか、症状がいつからか、原因等の特定はされているかなどを確認するよ。

ここがポイント

薬害

問83　次の記述は、薬害や副作用に関するものである。正しいものの組合せはどれか。

a　薬害は、医薬品が十分注意して使用されれば、起こり得ないものである。

b　医薬品は、人体にとって本来異物であり、治療上の効能・効果とともに何らかの有害な作用（副作用）等が生じることは避けがたいものである。

c　副作用は、それまでの使用経験を通じて知られているもののみならず、科学的に解明されていない未知のものが生じる場合がある。

d　一般用医薬品として販売されていた製品により薬害事件が発生したことはない。

1　（a、b）　　2　（a、d）
3　（b、c）　　4　（c、d）　(2018　北海道　問17)

答83　**3**

a：✖　十分注意して使用されたとしても起こり得るものである。

b：〇

c：〇

d：✖　発生したことはない→発生したことがある

サリドマイド製剤、キノホルム製剤は、一般用医薬品として販売されていた。

ここがポイント

問84　薬害に関する以下の記述の正誤について、正しい組み合わせはどれか。

a　一般用医薬品の販売に従事する者は、薬害事件の歴史を十分に理解し、健康被害の拡大防止に関して、その責務の一端を担っていることを肝に銘じておく必要がある。

b　サリドマイド訴訟、スモン訴訟を契機として、医薬品の副作用による健康被害の迅速な救済を図るため、生物由来製品による感染等被害救済制度が創設された。

c　薬害は、医薬品を十分注意して使用すれば起こり得ないものである。

d　キノホルム製剤については、一般用医薬品として販売されていた製品がある。

	a	b	c	d
1	正	誤	誤	正
2	正	正	正	誤
3	正	正	誤	正
4	誤	誤	正	正
5	誤	誤	正	誤

(2021　北海道　問19)

答84　**1**

a：〇

b：✖　生物由来製品による感染等被害救済制度→医薬品副作用被害救済制度

c：✖　十分注意して使用したとしても起こり得るものである。

d：〇

医薬品について全ては解明されていないため、十分注意しても副作用や薬害が起こることがある。

ここがポイント

問85 薬害及び薬害の訴訟に関する記述について、正しいものの組合せを一つ選べ。

a 薬害は、医薬品を十分注意して使用していれば、起こることはない。

b C型肝炎訴訟を契機として、医師、薬剤師、法律家、薬害被害者などの委員により構成される医薬品等行政評価・監視委員会が設置された。

c 今まで国内で薬害の原因となったものは医療用医薬品のみである。

d 一般用医薬品の販売等に従事する者は、薬害事件の歴史を十分に理解し、医薬品の副作用等による健康被害の拡大防止に関し、その責務の一端を担っていることに留意しておく必要がある。

1 （a、b） 2 （a、c）
3 （b、d） 4 （c、d） **(2022 関西連合 問17)**

答85 **3**

a：✕ 薬害は医薬品が十分注意して使用されたとしても起こり得る。

b：◯

c：✕ 薬害の原因となった、サリドマイド製剤、キノホルム製剤は、一般用医薬品として販売されていた。

d：◯

問86 サリドマイド製剤及びサリドマイド訴訟に関する以下の記述の正誤について、正しい組み合わせはどれか。

a サリドマイド訴訟は、日本では、国及び製薬企業を被告として提訴され、その後に和解が成立した損害賠償訴訟である。

b サリドマイドの光学異性体のうち、R体には有害作用がないことから、R体のサリドマイドを分離して製剤化すると催奇形性を避けることができる。

c サリドマイド製剤は、一般用医薬品として販売されていたことはない。

d 催眠鎮静成分であるサリドマイドには、血管新生を妨げる作用もある。

	a	b	c	d		a	b	c	d
1	正	正	誤	正	2	正	誤	正	誤
3	誤	正	正	誤	4	正	誤	誤	正
5	誤	正	正	正					

(2023 北海道・東北 問17)

答86 **4**

a：○

b：✕ R体のサリドマイドを分離して製剤化すると催奇形性を避けることができる→R体のサリドマイドを分離して製剤化しても体内でS体と相互変換するため、催奇形性は避けられない。

c：✕ サリドマイド製剤は、一般用医薬品として販売されていた。

d：○

薬害については、どういう医薬品が原因で、何が起きて、その後どうなったか（制度の設立など）を覚えよう！

ここがポイント

問87 次の記述は、サリドマイドに関するものである。正しいものの組合せはどれか。

a サリドマイド製剤を妊娠している女性が摂取しても、サリドマイドが血液－胎盤関門を通過して胎児に移行することはない。

b 胎児は、サリドマイドによって血管新生が妨げられると細胞分裂が正常に行われず、器官が十分に成長しない。

c 血管新生を妨げる作用は、サリドマイドの光学異性体のうち、一方の異性体（S体）のみが有する作用であり、もう一方の異性体（R体）にはないとされている。

d 鎮静作用は、S体のみが有するとされている。

1 （a、b）	2 （a、d）
3 （b、c）	4 （c、d）

(2019 北海道 問17)

答87 **3**

a：✕ サリドマイドは血液－胎盤関門を通過して胎児に移行する。

b：○

c：○

d：✕ S体→R体

サリドマイドは血液－胎盤関門を通過するので、胎児に催奇形成がでたと覚えよう！

ここがポイント

第1章 医薬品に共通する特性と基本的な知識

問88 サリドマイド及びサリドマイド訴訟に関する次の記述の正誤について、正しい組合せはどれか。

a　サリドマイド訴訟は、サリドマイド製剤を妊娠している女性が使用したことにより、出生児に四肢欠損、耳の障害等の先天異常（サリドマイド胎芽症）が発生したことに対する損害賠償訴訟である。

b　サリドマイドは、催眠鎮静成分として承認され、鎮静作用を目的として胃腸薬にも配合されていた。

c　サリドマイドの副作用のうち血管新生を妨げる作用は、サリドマイドの光学異性体のうち、一方の異性体（S体）のみが有する作用であるため、もう一方の異性体（R体）を分離して製剤化すれば避けることができる。

d　サリドマイドによる薬害事件は、日本のみならず世界的にも問題となったため、WHO加盟国を中心に市販後の副作用情報の収集の重要性が改めて認識され、各国における副作用情報の収集体制の整備が図られることとなった。

	a	b	c	d
1	正	正	誤	正
2	誤	正	誤	正
3	誤	正	正	誤
4	正	誤	正	誤
5	誤	誤	正	正

(2023　南関東　問17)

答88 1

a：○
b：○
c：✘　異性体（R体）を分離して製剤化すれば避けることができる→異性体（R体）を分離して製剤化しても体内でS体と相互変換するため、催奇形性は避けられない。

d：○

光学異性体のS体とR体とは、科学的な分子配列は同じだけど鏡に映ったような関係にあり、互いに重ね合わせることができないものを指すよ。

ここがポイント

62

問89 サリドマイドに関する次の記述について、（　）に入れるべき字句の正しい組合せを下欄から選びなさい。

サリドマイドは、妊娠している女性が摂取した場合、（ a ）を通過して胎児に移行する。

サリドマイド訴訟は、（ b ）等として販売されたサリドマイド製剤を妊娠している女性が使用したことにより、出生児に四肢欠損、耳の障害等の先天異常（サリドマイド胎芽症）が発生したことに対する損害賠償訴訟である。

サリドマイドによる薬害事件は、日本のみならず世界的にも問題となったため、WHO加盟国を中心に（ c ）の副作用情報の収集の重要性が改めて認識され、各国における副作用情報の収集体制の整備が図られることとなった。

	a	b	c
1	血液−脳関門	抗血小板薬	市販前
2	血液−胎盤関門	抗血小板薬	市販後
3	血液−胎盤関門	催眠鎮静剤	市販後
4	血液−胎盤関門	催眠鎮静剤	市販前
5	血液−脳関門	催眠鎮静剤	市販後

（2019　四国　問18　一部改題）

答89 3

医薬品はその全てが解明されていないため、市販後（発売後）の副作用収集等が重要になる。

ここがポイント
薬害は、サリドマイド訴訟、スモン訴訟、HIV訴訟、CJD訴訟、C型肝炎訴訟の5つから出題されるよ！

スモン訴訟及びC型肝炎訴訟に関する記述について、（　　）の中に入れるべき字句の正しい組み合わせはどれか。

スモン訴訟は、整腸剤として販売されていた（ a ）を使用したことにより、（ b ）に罹患したことに対する損害賠償訴訟である。

また、C型肝炎訴訟は、出産や手術での大量出血などの際に特定の（ c ）や血液凝固第Ⅸ因子製剤の投与を受けたことにより、C型肝炎ウイルスに感染したことに対する損害賠償訴訟である。

	a	b	c
1	キノホルム製剤	亜急性脊髄視神経症	フィブリノゲン製剤
2	キノホルム製剤	混合性結合組織病	フィブリノゲン製剤
3	フィブリノゲン製剤	混合性結合組織病	インターフェロン製剤
4	フィブリノゲン製剤	亜急性脊髄視神経症	インターフェロン製剤
5	キノホルム製剤	亜急性脊髄視神経症	インターフェロン製剤

（2023　北陸・東海　問18）

答90 1

a：キノホルム製剤
b：亜急性脊髄視神経症
c：フィブリノゲン製剤

スモンの症状は、初期は腹部の膨満感から激しい腹痛を伴う下痢を生じ、次第に下半身のしびれや脱力、歩行困難が現れ、ときに視覚障害から失明に至ることがあるという怖い症状だよ。

ここがポイント

問91　以下のスモン訴訟に関する記述について、（　）の中に入れるべき字句の正しい組合せはどれか。

　スモン訴訟は、（　a　）として販売されていた（　b　）を使用したことにより、亜急性脊髄視神経症に罹患したことに対する損害賠償訴訟である。

　サリドマイド訴訟、スモン訴訟を契機として、1979年、医薬品の副作用による健康被害の迅速な救済を図るため、（　c　）が創設された。

	a	b	c
1	整腸剤	小柴胡湯	医薬品副作用被害救済制度
2	整腸剤	キノホルム製剤	医薬品・医療機器等安全性情報報告制度
3	整腸剤	キノホルム製剤	医薬品副作用被害救済制度
4	催眠鎮静剤	キノホルム製剤	医薬品・医療機器等安全性情報報告制度
5	催眠鎮静剤	小柴胡湯	医薬品副作用被害救済制度

(2018　北海道　問19)

答91　**3**

原因の医薬品、副作用、その対応などがよく問われるよ！

ここがポイント

問92　スモン及びスモン訴訟に関する次の記述のうち、誤っているものはどれか。

1　スモンの原因となったキノホルム製剤は、1958年頃から呼吸器症状を伴う特異な神経症状が報告されるようになり、米国では1960年にアメーバ赤痢への使用に限ることが勧告された。

2　スモン訴訟の被告である国は、スモン患者の早期救済のためには、和解による解決が望ましいとの基本方針に立って和解が勧められ、1979年に全面和解が成立した。

3　スモン患者に対しては、施術費及び医療費の自己負担分の公費負担、重症患者に対する介護事業等が講じられている。

4　スモン訴訟を契機の一つとして、1979年、医薬品の副作用による健康被害の迅速な救済を図るため、医薬品副作用被害救済制度が創設された。

(2023　北関東・甲信越　問38)

答92　**1**

1：✖　呼吸器症状を伴う特異な神経症状→消化器症状を伴う神経症状

2：〇

3：〇

4：〇

スモンの原因になったキノホルム製剤は整腸剤だよ。

ここがポイント

スモン及びスモン訴訟に関する記述の正誤について、正しい組合せを一つ選べ。

a スモン訴訟とは、整腸剤として販売されていたホルムアルデヒド製剤を使用したことにより、亜急性脊髄視神経症に罹患したことに対する損害賠償訴訟である。

b スモンの症状は、初期には腹部の膨満感から激しい腹痛を伴う下痢を生じ、次第に下半身の痺れや脱力、歩行困難等が現れる。

c スモン訴訟では、国及び製薬企業が提訴されたが、早期救済のため、地裁及び高裁において和解が勧められ、全面和解が成立した。

d スモン訴訟を契機として、医薬品の副作用報告制度が創設された。

	a	b	c	d		a	b	c	d
1	正	正	誤	正	2	正	正	誤	誤
3	誤	正	正	誤	4	誤	正	誤	正
5	誤	誤	正	誤					

(2019 関西連合 問19)

答93 **3**

a：✖ ホルムアルデヒド製剤→キノホルム製剤

b：〇

c：〇

d：✖ 医薬品の副作用報告制度→医薬品副作用被害救済制度

それぞれの薬害事件によって創設された制度等も覚えよう。

ここがポイント

問94 ヒト免疫不全ウイルス（HIV）訴訟に関する記述について、（　）の中に入れるべき字句の正しい組み合わせはどれか。

HIV訴訟は、血友病患者が、HIVが混入した原料（ a ）から製造された（ b ）製剤の投与を受けたことにより、HIVに感染したことに対する損害賠償訴訟である。

本訴訟の和解を踏まえ、HIV感染者に対する恒久対策のほか、緊急に必要とされる医薬品を迅速に供給するための「（ c ）」制度の創設等を内容とする改正薬事法が1996年に成立し、翌年４月に施行された。

	a	b	c
1	血漿	免疫グロブリン	緊急輸入
2	血小板	血液凝固因子	緊急命令
3	血漿	血液凝固因子	緊急輸入
4	血小板	免疫グロブリン	緊急命令
5	血漿	免疫グロブリン	緊急命令

（2023　北陸・東海　問19）

答94 **3**

a：血漿

b：血液凝固因子

c：緊急輸入

HIV訴訟により、エイズ治療・研究開発センター及び拠点の整備や、治療薬の開発の取り組み、「誓いの碑」の建立、審査体制の充実、製薬企業に対する感染症報告の義務づけ、血液製剤の安全確保対策など様々な取り組みがなされたよ。

ここがポイント

第１章　医薬品に共通する特性と基本的な知識

問95 ヒト免疫不全ウイルス（HIV）訴訟に関する次の記述の正誤について、正しい組合せはどれか。

a HIV訴訟は、血友病患者が、HIVが混入した原料血漿から製造された免疫グロブリン製剤の投与を受けたことにより、HIVに感染したことに対する損害賠償訴訟である。

b HIV訴訟は、国及び製薬企業を被告として提訴され、その後和解が成立した。

c HIV訴訟を契機として、緊急に必要とされる医薬品を迅速に供給するための「緊急輸入」制度の創設等を内容とする改正薬事法が成立し、施行された。

d HIV訴訟を契機に、血液製剤の安全確保対策として検査や献血時の問診の充実が図られた。

	a	b	c	d		a	b	c	d
1	正	正	誤	正	2	誤	正	正	正
3	誤	正	正	誤	4	正	誤	正	誤
5	誤	誤	誤	正					

(2023 南関東 問19)

答95 2

a：✖ 免疫グロブリン製剤→血液凝固因子製剤

b：○

c：○

d：○

HIV訴訟の被告は国と製薬企業だよ。

ここがポイント

68

問96 ヒト免疫不全ウイルス（HIV）及びHIV訴訟に関する以下の記述のうち、正しいものはどれか。

1 血友病患者が、HIVが混入したアルブミン製剤の投与を受けたことにより、HIVに感染したことに対する損害賠償訴訟である。

2 HIVに感染することにより、認知症に類似した症状が現れ、死に至る重篤な神経難病となる。

3 国は、HIV訴訟の和解を踏まえ、エイズ治療・研究開発センター及び拠点病院の整備や治療薬の早期提供等の様々な取り組みを推進してきている。

4 HIV訴訟を契機として、医薬品副作用被害救済制度が創設された。

(2022 北海道・東北 問20)

答96 **3**

1： ✖ アルブミン製剤→原料血漿から製造された血液凝固因子製剤

2： ✖ 認知症に類似した症状が現れ、死に至る重篤な神経難病はCJDの症状。

3： 〇

4： ✖ 医薬品副作用被害救済制度の創設の契機になったのは、サリドマイド訴訟とスモン訴訟。

HIVの症状は公式の手引きに記載がないため、問われることはない♪。

ここがポイント

クロイツフェルト・ヤコブ病（CJD）及びCJD訴訟に関する次の記述のうち、正しいものの組合せはどれか。

a CJDは、次第に認知症に類似した症状が現れ、死に至る重篤な神経難病である。

b CJDは、ウイルスが原因とされ、ウイルス不活化のための十分な化学的処理が行われないまま製品化されたヒト乾燥硬膜を脳外科手術で移植された患者に発生した。

c 国、輸入販売業者及び製造業者を被告として提訴され、2002年に和解が成立した。

d CJD訴訟を受けて、2002年の薬事法改正により、緊急に必要とされる医薬品を迅速に供給するための緊急輸入制度が創設された。

1 （a、c） 2 （a、d）
3 （b、c） 4 （b、d）

（2023 北関東・甲信越 問39）

答97 1

a：○

b：✕ ウイルスが原因→プリオンが原因

c：○

d：✕ 2002年の薬事法改正により、生物由来製品の安全対策強化、PMDAによる生物由来製品による感染等被害救済制度の創設がおこなわれた。

プリオンとは細菌でもウイルスでもないタンパク質の一種だよ。

ここがポイント

問98　以下のクロイツフェルト・ヤコブ病（CJD）とその訴訟に関する記述について、（　　）の中に入れるべき語句の正しい組み合わせはどれか。なお、2箇所の（　c　）内はどちらも同じ字句が入る。

　脳外科手術等に用いられていた（　a　）を介してCJDに罹患したことに対する損害賠償訴訟である。CJDは、（　b　）の一種であるプリオンが原因とされ、プリオンが脳の組織に感染し、次第に認知症に類似した症状が現れ、死に至る重篤な神経難病である。

　本訴訟をひとつの契機として、2002年に行われた薬事法改正に伴い、（　c　）製品の安全対策強化や（　c　）製品による感染等被害救済制度の創設等がなされた。

	a	b	c
1	ヒト乾燥硬膜	タンパク質	再生医療等
2	ヒト乾燥硬膜	タンパク質	生物由来
3	ヒト乾燥硬膜	ウイルス	生物由来
4	ウシ乾燥硬膜	タンパク質	生物由来
5	ウシ乾燥硬膜	ウイルス	再生医療等

（2020　東北　問20）

答98　**2**

ここがポイント

タンパク質の一種であるプリオンが脳の組織に感染したことが原因だね。「感染」という言葉に引っ掛かってウイルスや細菌を選ばないように気を付けよう。

71

問99 クロイツフェルト・ヤコブ病（CJD）及びCJD訴訟に関する記述の正誤について、正しい組合せを一つ選べ。

a CJD訴訟とは、脳外科手術に用いられていたヒト乾燥硬膜を介してCJDに罹患したことに対する損害賠償訴訟である。

b CJDは、細菌でもウイルスでもないリン脂質の一種であるプリオンが原因とされた。

c CJDは、プリオンが脳の組織に感染し、次第に認知症に類似した症状が現れ、死に至る神経難病である。

d CJD訴訟を契機として、生物由来製品による感染等被害救済制度が創設された。

	a	b	c	d			a	b	c	d
1	正	正	正	誤		2	正	正	誤	正
3	正	誤	正	正		4	誤	正	正	正
5	正	正	正	正						

(2020　関西連合　問20)

問100 C型肝炎訴訟に関する次の記述の正誤について、正しい組合せはどれか。

a 「薬害再発防止のための医薬品行政等の見直しについて（最終提言）」を受け、医師、薬剤師、法律家、薬害被害者などの委員により構成される医薬品等行政評価・監視委員会が設置された。

b 特定のフィブリノゲン製剤や血液凝固第IX因子製剤の投与を受けたことにより、C型肝炎ウイルスに感染したことに対する損害賠償訴訟である。

c C型肝炎ウイルス感染者の早期・一律救済の要請にこたえるべく、2008年1月に「特定フィブリノゲン製剤及び特定血液凝固第IX因子製剤によるC型肝炎感染被害者を救済するための給付金の支給に関する特別措置法」が制定、施行された。

	a	b	c			a	b	c
1	正	正	正		2	正	正	誤
3	正	誤	正		4	誤	正	誤

(2022　北関東・甲信越　問37)

答99 3

a：○
b：✕　プリオンはタンパク質の一種。
c：○
d：○

CJD患者の入院対策・在宅対策の充実、CJDの診断・治療法の研究開発、CJDに関する正しい知識の普及・啓発、患者家族・遺族に対する相談事業等に対する支援、CJD症例情報の把握、ヒト乾燥硬膜の移植の有無を確認するための患者診療録の長期保存等の措置が講じられた。

ここがポイント

答100 1

a：○
b：○
c：○

第**2**章 人体の働きと医薬品

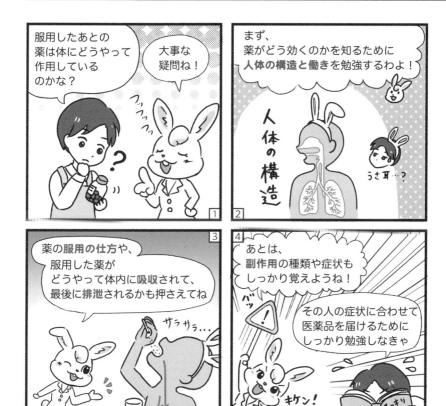

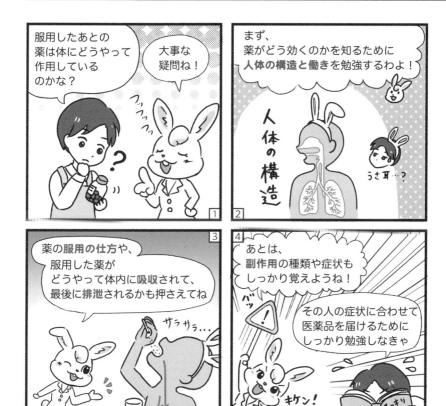## 出題のポイント

第2章からは、20問出題されます。

人の体の構造と働きから約半分、その他が残りの約半分という出題が多いようです。人体の構造と働きでは、各臓器をイメージしながら学びましょう。第1章の次に第2章…という出題順ではないことも多いので、その地域の出題順を知っておくと試験当日に焦らずに取り組めるでしょう。

人体の構造

問1 人体の構造に関する記述について、（ ）の中に入れるべき字句の正しい組合せはどれか。なお、同じ記号の（ ）内には同じ字句が入る。

ヒトの体は、（ a ）が集まって構成されており、関連する働きを持つ（ a ）が集まって（ b ）を作り、複数の（ b ）が組み合わさって一定の形態を持ち、特定の働きをする（ c ）が形成される。

	a	b	c		a	b	c
1	器官	組織	細胞	2	組織	器官	細胞
3	細胞	組織	器官	4	細胞	器官	組織
5	器官	細胞	組織				

（2017 北陸・東海 問61）

答1 3

細胞というのが人体を構成する一番基本の単位。その集合体が組織で、さらに組織の集合が器官というイメージをもとう。

ここがポイント

消化器

問2 口腔及び食道に関する次の記述の正誤について、正しい組合せはどれか。

a 歯冠の表面は象牙質で覆われ、体で最も硬い部分となっている。

b 唾液によって口腔内はpHがほぼ中性に保たれ、酸による歯の齲蝕を防いでいる。

c 嚥下された飲食物は、食道の運動によるものではなく、重力によって胃に落ち込む。

d 胃液が食道に逆流すると、むねやけが起きる。

	a	b	c	d
1	正	正	誤	誤
2	正	誤	正	正
3	誤	正	誤	正
4	誤	正	正	誤

（2023 北関東・甲信越 問42）

答2 3

a：✖ 象牙質→エナメル質

b：〇

c：✖ 食道の運動によって胃に落ち込む。

d：〇

唾液は消化や殺菌、口腔内のpHの調整などの複数の役割をもつ。
- 化学的消化：消化液に含まれる消化酵素の作用によって飲食物を分解する。
- 機械的消化：口腔における咀嚼、消化管の運動などによって内容物を細かくする。

ここがポイント

問3 咽頭及び食道に関する次の記述の正誤について、正しい組合せはどれか。

a 咽頭は、口腔（くう）から食道に通じる食物路と、呼吸器の気道とが交わるところである。

b 飲食物を飲み込む運動（嚥下（えん））が起きるときには、喉頭の入り口にある弁（喉頭蓋）が反射的に開くことにより、飲食物が喉頭や気管に流入せずに食道へと送られる。

c 食道は喉もとから上腹部のみぞおち近くまで続く管状の器官で、消化液を分泌している。

d 食道の上端と下端には括約筋があり、胃の内容物が食道や咽頭に逆流しないように防いでいる。

	a	b	c	d
1	誤	正	誤	誤
2	正	誤	誤	正
3	誤	誤	正	正
4	正	正	誤	正
5	誤	正	正	誤

(2021 北関東 問41)

問4 消化器系に関する次の記述の正誤について、正しい組合せはどれか。

a 歯冠の表面は象牙質で覆われ、象牙質の下にはエナメル質と呼ばれる硬い骨状の組織がある。

b 飲食物を飲み込む運動（嚥下（えん））が起きるときには、喉頭の入り口にある弁（喉頭蓋）が反射的に開くことにより、飲食物が喉頭や気管に流入せずに食道へと送られる。

c 胃は、食道から内容物が送られてくると、その刺激に反応して胃壁の平滑筋が弛緩（し）し、容積が拡がる（胃適応性弛緩）。

d 胃粘液に含まれる成分は、小腸におけるビタミンB12の吸収に重要な役割を果たしている。

	a	b	c	d			a	b	c	d
1	誤	誤	正	正		2	正	誤	誤	正
3	誤	正	誤	誤		4	正	正	正	誤
5	誤	正	正	正						

(2023 南関東 問21)

答3 2

a：○
b：✕ 開く→閉じる
c：✕ 消化液を分泌している→消化液を分泌していない
d：○

食道では消化液の分泌はない！

ここがポイント

答4 1

a：✕ 象牙質⇔エナメル質
b：✕ 開くことにより→閉じることにより
c：○
d：○

胃は、中身がからの状態では縮んでいるよ。

ここがポイント

問5　口腔に関する以下の記述のうち、誤っているものを一つ選び、その番号を解答欄に記入しなさい。

1　歯冠の表面は象牙質で覆われ、体で最も硬い部分となっている。

2　舌の表面には、舌乳頭という無数の小さな突起があり、味覚を感知する部位である味蕾が分布している。

3　唾液は、リゾチーム等の殺菌・抗菌物質を含んでおり、口腔粘膜の保護・洗浄、殺菌の作用がある。

4　唾液によって、口腔内のpHがほぼ中性に保たれ、酸による歯の齲蝕を防いでいる。

(2020　九州　問21)

問6　消化器系に関する以下の記述のうち、正しいものはどれか。

1　膵臓は胃の後下部に位置し、弱酸性の膵液や血糖値を調節するホルモンを分泌する。

2　口腔内は唾液により、pHがほぼ中性に保たれることで、酸による歯の齲蝕を防いでいる。

3　食道から送られてきた内容物は、胃から小腸に送り出されるまで数時間、胃内に滞留しており、その滞留時間は炭水化物主体の食品のほうが脂質分の多い食品より長い。

4　胃腺から分泌される胃酸には、胃内を強酸性に保つ役目やトリプシノーゲンをトリプシンにする作用がある。

(2022　北海道・東北　問1)

答5　**1**

1：✗　象牙質→エナメル質

2：〇

3：〇

4：〇

> エナメル質の下には象牙質と呼ばれる硬い骨状の組織があり、神経や血管が通る歯髄を取り囲んでいる。

ここがポイント

答6　**2**

1：✗　弱酸性→弱アルカリ性

2：〇　齲蝕とはムシ歯のこと

3：✗　長い→短い

4：✗　トリプシノーゲンをトリプシン→ペプシノーゲンをペプシン

> 胃酸は胃の中を強酸に保つことによって、内容物が腐敗や発酵を起こさないようにしているよ！

ここがポイント

問7 消化器系に関する以下の記述のうち、正しいものの組合せを下から一つ選びなさい。

ア 胃酸は、胃内を強アルカリ性に保って内容物が腐敗や発酵を起こさないようにする役目を果たしている。

イ 小腸は栄養分の吸収に重要な器官であるため、内壁の表面積を大きくする構造を持つ。

ウ 膵臓は、炭水化物、タンパク質、脂質のそれぞれを消化するすべての酵素の供給を担っている。

エ 通常、糞便の成分の大半は食物の残滓で、水分は約5％に過ぎない。

1　（ア、ウ）　　**2**　（ア、エ）
3　（イ、ウ）　　**4**　（イ、エ）　　(2018 九州 問21)

答7　**3**

ア：✗　強アルカリ性→強酸性

イ：◯

ウ：◯

エ：✗　大半は水分で、食物の残滓は約5％である。

問8 大腸及び肛門に関する以下の記述の正誤について、正しい組合せはどれか。

a 大腸は、盲腸、虫垂、上行結腸、横行結腸、下行結腸、S状結腸、直腸からなる管状の臓器で、内壁粘膜に絨毛がある。

b 大腸の粘膜から分泌される粘液（大腸液）は、便塊を粘膜上皮と分離しやすく滑らかにする。

c 大腸が正常に働くためには、腸内細菌の存在が重要であり、その腸内細菌は血液凝固や骨へのカルシウム定着に必要なビタミンK等の物質も産生している。

d 肛門周囲には、静脈が細かい網目状に通っていて、肛門周囲の組織がうっ血すると痔の原因となる。

	a	b	c	d			a	b	c	d
1	正	正	誤	正		**2**	誤	誤	正	誤
3	正	正	誤	誤		**4**	誤	誤	誤	正
5	誤	正	正	正						

(2019 北海道 問63 一部改題)

答8　**5**

a：✗　絨毛がある→絨毛はない

b：◯

c：◯

d：◯

内壁に絨毛があるのは小腸で、大腸に絨毛はない。

ここがポイント

問9 消化管に関する記述について、正しいものの組合せを一つ選べ。

a 食道の上端と下端には括約筋があり、胃の内容物が逆流しないように防いでいる。

b 胃で分泌されるペプシノーゲンは、胃酸によりペプシンとなって、脂質を消化する。

c 小腸は全長6〜7mの臓器で、十二指腸、回腸、盲腸の3部分に分かれる。

d 大腸内には腸内細菌が多く存在し、腸管内の食物繊維（難消化性多糖類）を発酵分解する。

1 （a、b）
2 （a、d）
3 （b、c）
4 （b、d）
5 （c、d）

（2023 関西連合 問61）

答9 **2**

a：〇

b：✕ 脂質を消化する→タンパク質を消化する（ペプトンにする）

c：✕ 十二指腸、回腸、盲腸→十二指腸、空腸、回腸

d：〇

小腸のうち十二指腸は短く、小腸の約60%が回腸で、残り約40%が空腸だよ。

ここがポイント

問10　小腸に関する記述の正誤について、正しい組合せを一つ選べ。

a　十二指腸は、胃から連なるＣ字型に彎曲（わん）した部分で、彎曲（わん）部には膵管と胆管の開口部があって、それぞれ膵液（すい）と胆汁を腸管内へ送り込んでいる。

b　回腸は、十二指腸に続く部分で、小腸上部の約40％を占め、明確な境目はないが空腸に続く。

c　十二指腸の上部を除き、小腸の内壁は、その粘膜表面が絨毛（じゅう）（柔突起ともいう）に覆われた輪状のひだがあるなど、表面積を大きくする構造を持つ。

d　小腸において、脂質は、ラクターゼ（消化酵素）の作用によって分解を受けるが、小腸粘膜の上皮細胞で吸収されると脂質に再形成され、乳状脂粒となる。

	a	b	c	d
1	正	誤	正	誤
2	正	誤	正	正
3	正	正	誤	誤
4	誤	正	正	正
5	誤	正	誤	正

（2022　関西連合　問62）

答10　**1**

a：〇
b：✕　回腸⇔空腸
c：〇
d：✕　ラクターゼ→リパーゼ

小腸における分解対象と分解酵素は以下の3つだよ！
炭水化物：マルターゼ、ラクターゼ
タンパク質：エレプシン
脂質：リパーゼ

ここがポイント

消化器系に関する以下の記述の正誤について、正しい組み合わせはどれか。

a　炭水化物は小腸でラクターゼ等によって単糖類まで分解される。

b　大腸の腸内細菌は、血液凝固や骨へのカルシウム定着に必要なビタミンE等の物質を産生している。

c　糞便はS状結腸、直腸に滞留し、直腸に溜まった糞便が下行結腸に送られてくるとその刺激に反応して便意が起こる。

d　十二指腸の上部を除く小腸の内壁には輪状のひだがあり、その粘膜表面は絨毛に覆われている。

	a	b	c	d
1	正	正	正	誤
2	誤	正	誤	誤
3	正	誤	誤	正
4	誤	誤	正	正
5	正	誤	誤	誤

（2022　北海道・東北　問3）

答11　**3**

a：○

b：✕　ビタミンE→ビタミンK

c：✕　糞便は下行結腸、S状結腸に滞留し、S状結腸に溜まった糞便が直腸に送られてくるとその刺激に反応して便意が起こる。

d：○

大腸の最後の部分が、下行結腸、S状結腸、直腸、という順になっていることを考えれば、糞便が直腸に移動すると便意が起こるということがわかるね。

ここがポイント

問12 大腸及び肛門に関する次の記述の正誤について、正しい組合せはどれか。

a S状結腸に溜まった糞便が直腸へ送られてくると、その刺激に反応して便意が起こる。

b 腸の内容物は、大腸の運動によって腸管内を通過するに従って水分とナトリウム、カリウム、リン酸等の電解質の吸収が行われ、固形状の糞便となる。

c 大腸の腸内細菌は、血液凝固や骨へのカルシウム定着に必要なビタミンEを産生している。

d 肛門は、直腸粘膜が皮膚へと連なる体外への開口部であり、直腸粘膜と皮膚の境目になる部分には歯状線と呼ばれるギザギザの線がある。

	a	b	c	d
1	正	誤	正	誤
2	誤	正	誤	正
3	正	正	誤	正
4	正	正	正	誤
5	誤	誤	正	正

(2022 南関東 問24)

問13 消化酵素又はその関連物質と、その説明について、誤っているものを一つ選べ。

1 トリプシノーゲンは膵臓から分泌される。

2 エレプシンは小腸の腸管粘膜上にある。

3 ペプシノーゲンは胃から分泌される。

4 プチアリンは唾液腺から分泌される。

5 マルターゼは食道から分泌される。

(2020 関西連合 問61)

答12 **3**

a：〇

b：〇

c：✖ ビタミンE→ビタミンK

d：〇

大腸では消化はほとんど行われず、内容物から電解質や水分を体内に吸収することで、糞便を固くしているよ。

ここがポイント

答13 **5**

1：〇

2：〇

3：〇

4：〇

5：✖ 食道→小腸。マルターゼは炭水化物を単糖類まで分解する。

消化酵素は、どこから何が出されて、何を何に分解するのかを覚えよう。

ここがポイント

肝臓・胆のう・膵臓

問14 肝臓及び胆嚢に関する記述の正誤について、正しい組合せを一つ選べ。

a 腸内に放出された胆汁酸塩の大部分は、大腸で再吸収されて肝臓に戻る。

b 胆汁に含まれるビリルビンは、赤血球中のグロブリンが分解された老廃物である。

c 小腸で吸収されたブドウ糖は、肝臓に運ばれてグリコーゲンとして蓄えられる。

d 胆管閉塞によりビリルビンが循環血液中に滞留すると、黄疸を生じる。

	a	b	c	d		a	b	c	d
1	正	誤	正	誤	2	誤	正	正	誤
3	誤	誤	正	正	4	正	正	誤	誤
5	正	誤	誤	正

(2023 関西連合 問62)

問15 胆嚢及び肝臓に関する以下の記述の正誤について、正しい組合せを下から一つ選びなさい。

ア 胆汁に含まれるビリルビン（胆汁色素）は、赤血球中のヘモグロビンが分解されて生じた老廃物で、腸管内に生息する常在細菌（腸内細菌）によって代謝されて、糞便を茶褐色にする色素となる。

イ 肝臓は、胆汁を産生するほかに、必須アミノ酸を生合成することができる。

ウ 肝臓に蓄えられたグリコーゲンは、ブドウ糖が重合してできた高分子多糖で、血糖値が下がったときなど、必要に応じてブドウ糖に分解されて血液中に放出される。

エ アンモニアは体内に滞留すると有害な物質であり、肝臓において尿素へと代謝される。

	ア	イ	ウ	エ		ア	イ	ウ	エ
1	正	正	誤	誤	2	正	誤	正	正
3	正	誤	正	誤	4	誤	正	正	誤
5	誤	誤	誤	正

(2018 九州 問22)

答14 **3**

a：✕ 大腸→小腸

b：✕ グロブリン→ヘモグロビン

c：〇

d：〇

胆汁酸塩が小腸で再吸収されて肝臓に戻ることを腸肝循環という。

ここがポイント

答15 **2**

ア：〇

イ：✕ 必須アミノ酸は体内で生合成できない。

ウ：〇

エ：〇

ヒトの場合、トリプトファン、リジン、メチオニン、フェニルアラニン、スレオニン、バリン、ロイシン、イソロイシン、ヒスチジンの9種のアミノ酸が必須アミノ酸とされ、体内では作られないため摂取する必要がある。

ここがポイント

問16 肝臓に関する次の記述の正誤について、正しい組合せはどれか。

a 肝機能障害や胆管閉塞などを起こすと、ビリルビンが循環血液中に滞留して、黄疸を生じる。

b 小腸で吸収されたブドウ糖は、血液によって肝臓に運ばれてグリコーゲンとして蓄えられる。

c アルコールは、肝臓へと運ばれて一度アセトアルデヒドに代謝されたのち、さらに代謝されて乳酸となる。

d 必須アミノ酸以外のアミノ酸を生合成することができる。

	a	b	c	d		a	b	c	d
1	誤	誤	正	正	2	誤	正	正	誤
3	正	誤	誤	正	4	正	正	誤	正
5	正	誤	正	誤

(2023 北関東・甲信越 問43)

答16 **4**

a：○
b：○
c：✕ 乳酸→酢酸
d：○

アミノ酸は、体内で生合成されるアミノ酸と、体内で生合成されず体外から摂取しなければならない必須アミノ酸があるよ。

ここがポイント

問17 胆嚢及び肝臓に関する記述の正誤について、正しい組み合わせはどれか。

a 胆汁に含まれる胆汁酸塩（コール酸、デオキシコール酸等の塩類）は、脂質の消化を容易にし、また、脂溶性ビタミンの吸収を助ける。

b 肝臓で産生される胆汁に含まれるビリルビン（胆汁色素）は、赤血球中のヘモグロビンが分解されて生じた老廃物である。

c 腸内に放出された胆汁酸塩の大部分は、大腸で再吸収されて肝臓に戻される。

d 肝臓では、必須アミノ酸を生合成することができる。

	a	b	c	d		a	b	c	d
1	誤	誤	正	正	2	正	誤	誤	正
3	正	正	誤	誤	4	正	正	正	誤
5	誤	正	正	正

(2023 北陸・東海 問2)

答17 **3**

a：○
b：○
c：✕ 大腸→小腸
d：✕ 必須アミノ酸→必須アミノ酸以外のアミノ酸

肝臓は大きな臓器で、栄養分の代謝や貯蔵、有害物質の無毒化など、様々な役割を負っているので覚えよう！

ここがポイント

問18 膵臓に関する次の記述の正誤について、正しい組合せを選びなさい。

a 膵臓は、胃の後下部に位置する細長い臓器で、膵液を十二指腸へ分泌する。

b 膵液は弱アルカリ性で、胃で酸性となった内容物を中和するのに重要である。

c 膵液は、消化酵素の前駆体タンパクであり消化管内で活性体であるトリプシンに変換されるトリプシノーゲンのほか、デンプンを分解するアミラーゼ（膵液アミラーゼ）、脂質を分解するリパーゼなど、多くの消化酵素を含んでいる。

d 膵臓は、消化腺であるとともに、血糖値を調節するホルモン（インスリン及びグルカゴン）等を血液中に分泌する内分泌腺でもある。

	a	b	c	d
1	誤	正	正	正
2	正	誤	正	正
3	正	正	誤	正
4	正	正	正	誤
5	正	正	正	正

(2020 四国 問64)

答18 5

a：〇
b：〇
c：〇
d：〇

膵臓は消化の役割だけでなく、ホルモンを分泌する役目も担うよ。

ここがポイント

呼吸器

問19 呼吸器系に関する記述の正誤について、正しい組み合わせはどれか。

a 呼吸器系は、鼻腔、咽頭、喉頭、気管、気管支、肺からなり、そのうち、鼻腔から咽頭・喉頭までの部分を上気道という。

b 咽頭の後壁にある扁桃は、リンパ組織（白血球の一種であるリンパ球が密集する組織）が集まってできていて、気道に侵入してくる細菌、ウイルス等に対する免疫反応が行われる。

c 喉頭の大部分と気管から気管支までの粘膜は線毛上皮で覆われており、吸い込まれた粉塵、細菌等の異物は、気道粘膜から分泌される粘液にからめ取られ、線毛運動による粘液層の連続した流れによって気道内部から咽頭へ向けて排出され、唾液とともに嚥下される。

d 肺胞の壁を介して、心臓から送られてくる血液から二酸化炭素が肺胞気中に拡散し、代わりに酸素が血液中の赤血球に取り込まれるガス交換が行われる。

	a	b	c	d		a	b	c	d
1	正	正	正	誤	2	正	正	誤	正
3	正	誤	正	正	4	誤	正	正	正
5	正	正	正	正					

(2023 北陸・東海 問4)

問20 呼吸器系に関する以下の記述のうち、誤っているものはどれか。

1 呼吸器は常時外気と接触する器官であり、様々な異物、病原物質の侵入経路となるため、幾つもの防御機構が備わっている。

2 鼻汁にはリゾチームが含まれ、気道の防御機構の一つとなっている。

3 咽頭は軟骨に囲まれた円筒状の器官で、軟骨の突起した部分がいわゆる「のどぼとけ」である。

4 肺自体には肺を動かす筋組織がないため、自力で膨らんだり縮んだりするのではなく、横隔膜や肋間筋によって拡張・収縮して呼吸運動が行われている。

(2021 北海道 問63)

答19 5

a：○
b：○
c：○
d：○

咽頭（いんとう）と喉頭（こうとう）は混同しないように覚えよう！

ここがポイント

答20 3

1：○
2：○
3：✕ 咽頭→喉頭
4：○

肺には筋組織（筋肉）がないんだね！

ここがポイント

第2章 人体の働きと医薬品

85

問21 呼吸器系に関する次の記述のうち、正しいものの組合せはどれか。

a 喉頭から肺へ向かう気道が左右の肺へ分岐するまでの部分を気管支という。

b 吸い込まれた粉塵等の異物は、気道粘膜から分泌される粘液にからめ取られ、線毛運動による粘液層の連続した流れによって気道内部から咽頭へ向けて排出される。

c 肺胞と毛細血管を取り囲んで支持している組織を間質という。

d 肺胞は、異物や細菌が侵入してきたときのために粘液層や線毛によって保護されている。

1	（a、b）	2	（a、c）
3	（a、d）	4	（b、c）
5	（c、d）		

(2018 南関東 問24)

答21 **4**

a ： ✘ 気管支→気管

b ： 〇

c ： 〇

d ： ✘ 粘液層や線毛がなく、肺胞マクロファージという免疫細胞によって保護されている。

肺胞の壁を介してガス交換がおこなわれるよ。

ここが ポイント

問22 呼吸器系に関する以下の記述の正誤について、正しい組み合わせはどれか。

a 咽頭は、気道に属するが、消化管には属さない。

b 呼吸器系では、侵入してくる細菌、ウイルス等に対する免疫反応は行われない。

c 肺自体は、自力で膨らんだり縮んだりするのではなく、横隔膜や肋間筋によって拡張・収縮して呼吸運動が行われている。

d 肺の内部で気管支が細かく枝分かれし、末端はブドウの房のような構造となっており、その球状の袋部分を肺胞という。

	a	b	c	d
1	正	誤	正	誤
2	正	正	誤	正
3	誤	誤	正	正
4	正	正	正	誤
5	誤	正	誤	正

(2023 北海道・東北 問3)

答22 **3**

a ： ✘ 消化管と気道の両方に属する。

b ： ✘ 呼吸器は常に外気と接触する器官なので、様々な免疫反応が行われる。

c ： 〇

d ： 〇

呼吸器の免疫反応としては、鼻腔における鼻汁分泌、咽頭の後ろにある扁桃のリンパ組織による免疫反応などがあるよ。

ここが ポイント

循環器

問23 循環器系に関する記述について、正しいものの組合せを一つ選べ。

a 四肢を通る動脈には、内腔(くう)に向かう薄い帆状のひだが一定間隔で存在する。

b 血管壁の収縮と弛緩は、自律神経系によって制御される。

c 心室には、血液を送り出す側には弁があるが、取り込む側には弁がない。

d 血管系は閉鎖循環系であるのに対して、リンパ系は開放循環系である。

1 （a、b） **2** （a、c） **3** （b、c）
4 （b、d） **5** （c、d）

(2023 関西連合 問64)

問24 循環器系に関する記述の正誤について、正しい組み合わせはどれか。

a 心臓の右側部分（右心房、右心室）は、全身から集まってきた血液を肺へ送り出し、肺でガス交換が行われた血液は、心臓の左側部分（左心房、左心室）に入り、全身に送り出される。

b 血管壁にかかる圧力（血圧）は、通常、上腕部の静脈で測定される。

c 静脈にかかる圧力は比較的高いため、血管壁は動脈よりも厚い。

d リンパ液の流れは主に骨格筋の収縮によるものであり、流速は血流に比べて緩やかである。

	a	b	c	d
1	誤	誤	正	正
2	正	誤	誤	正
3	正	正	誤	誤
4	正	正	正	誤
5	誤	正	正	正

(2022 北陸・東海 問5)

答23 4

a：✕ 動脈→静脈

b：〇

c：✕ 送り出す側と取り込む側に弁がある。

d：〇

弁があるのは心室（心臓の下部）だよ！

ここがポイント

答24 2

a：〇

b：✕ 静脈→動脈

c：✕ 高い→低い、厚い→薄い

d：〇

動脈の多くは体の深部を通るけど、上腕部などでは皮膚表面近くを通るため、血圧の測定に用いられるよ。

ここがポイント

第2章 人体の働きと医薬品

問25 循環器系に関する以下の記述の正誤について、正しい組合せを下から一つ選び、その番号を解答欄に記入しなさい。

ア 拍動とは、心房で血液を集めて心室に送り、心室から血液を拍出する心臓の動きをいう。

イ 血液は、ホルモンの運搬によって体内各所の器官・組織相互の連絡を図る役割がある。

ウ 血液の粘稠性は、主として血漿の水分量や赤血球の量で決まり、血中脂質量はほとんど影響を与えない。

エ 血漿タンパク質の一種であるフィブリンが傷口で重合して線維状のフィブリノゲンとなる。

	ア	イ	ウ	エ		ア	イ	ウ	エ
1	正	正	正	誤	2	正	正	誤	正
3	正	誤	正	正	4	誤	正	正	誤
5	誤	誤	誤	誤					

(2017 九州 問23)

問26 循環器系に関する次の記述のうち、正しいものの組合せはどれか。

a 心臓の内部は上部左右の心房、下部左右の心室の4つの空洞に分かれており、心室で血液を集めて心房に送り、心房から血液を拍出する。

b 静脈にかかる圧力は比較的高いため、血管壁は動脈よりも厚い。

c 単球は、血管壁を通り抜けて組織の中に入り込むことができ、組織の中ではマクロファージ（貪食細胞）と呼ばれる。

d リンパ節の内部にはリンパ球やマクロファージ（貪食細胞）が密集していて、リンパ液で運ばれてきた細菌やウイルス等は、ここで免疫反応によって排除される。

1 （a、b）　　2 （a、c）　　3 （b、c）
4 （b、d）　　5 （c、d） (2021 南関東 問24)

答25 1

ア：〇
イ：〇
ウ：〇
エ：✕　フィブリン⇔フィブリノゲン

答26 5

a：✕　心房で血液を集めて心室に送り、心室から血液を拍出する。
b：✕　静脈⇔動脈
c：〇
d：〇

心臓の右側の心房に全身から血液が集まり、心室から血液を肺へ送り出す。肺でガス交換が行われた血液は、心臓の左側の心房に入り、心室から全身に送り出される。

ここがポイント

問27 次の記述は、血液に関するものである。正しいものの組合せはどれか。

a 血液には、ホルモンの運搬によって体内各所の器官・組織相互の連絡を図る役割がある。

b ヘモグロビンは、酸素が少なく二酸化炭素が多いところ（末梢組織の毛細血管）で酸素分子と結合する性質がある。

c 単球は白血球の約60％を占めており、強い食作用を持ち、組織の中でマクロファージ（貪食細胞）と呼ばれている。

d 血管が損傷すると、損傷部位に血小板が粘着、凝集して傷口を覆う。

1 （a、b） 2 （a、d）
3 （b、c） 4 （c、d） (2019 北海道 問65)

答27 2

a ： ◯

b ： ✕ 酸素分子と結合する→酸素分子を放出する

c ： ✕ 約60％→約5％

d ： ◯

第2章 人体の働きと医薬品

問28 血液及びリンパ系に関する次の記述の正誤について、正しい組合せはどれか。

a 血漿は、90％以上が水分からなり、アルブミン、グロブリン等のタンパク質のほか、微量の脂質、糖質、電解質を含む。

b 血液の粘稠性は、主として血漿の水分量や血中脂質量で決まり、赤血球の量はほとんど影響を与えない。

c リンパ球は、血液中の白血球の中で最も数が多く、白血球の約60％を占めている。

d リンパ管は、互いに合流して次第に太くなり、最終的に鎖骨の下にある動脈につながるが、途中にリンパ節と呼ばれる結節がある。

	a	b	c	d
1	正	正	誤	正
2	正	誤	誤	誤
3	正	誤	正	誤
4	誤	誤	誤	正
5	誤	正	正	誤

(2023 南関東 問25)

答28 2

a ： ◯

b ： ✕ 血漿の水分量や赤血球の量で決まり、血中脂質量はほとんど影響を与えない。

c ： ✕ リンパ球→好中球

d ： ✕ 動脈→静脈

白血球の内訳：
好中球が約60％、リンパ球が約30％、単球が約5％、その他。

ここがポイント

問29 白血球に関する記述の正誤について、正しい組合せはどれか。

a 好中球は、血管壁を通り抜けて組織の中に入り込むことができ、感染が起きた組織に遊走して集まり、細菌やウイルス等を食作用によって取り込んで分解する。

b 単球は、血管壁を通り抜けて組織の中に入り込むことができ、組織の中ではマクロファージ（貪食細胞）と呼ばれる。

c 体内に侵入した細菌やウイルス等の異物に対する防御を受け持つ細胞であり、アレルギーに関与するものはない。

d 感染や炎症などが起きると全体の数が増加するとともに、種類ごとの割合も変化する。

	a	b	c	d			a	b	c	d
1	誤	誤	誤	正		2	正	正	誤	正
3	誤	誤	誤	誤		4	正	誤	正	正
5	誤	正	正	誤						

(2018 中国 問26)

答29 2

a：○

b：○

c：✕ アレルギーに関与する白血球もある。

d：○

問30 脾臓及びリンパ系に関する次の記述の正誤について、正しい組合せはどれか。

a 脾臓にはリンパ球が増殖、密集するリンパ組織があり、血流中の細菌やウイルス等に対する免疫応答に関与する。

b リンパ液の流れは主に平滑筋の収縮によるものであり、流速は血流に比べて緩やかである。

c 古くなって柔軟性が失われた赤血球は、脾臓の組織に存在するマクロファージによって壊される。

d リンパ節の内部にはリンパ球やマクロファージが密集していて、リンパ液で運ばれてきた細菌やウイルス等は、ここで免疫反応によって排除される。

	a	b	c	d			a	b	c	d
1	誤	正	正	正		2	正	正	誤	誤
3	正	誤	正	正		4	正	正	正	誤

(2023 北関東・甲信越 問45)

答30 3

a：○

b：✕ 平滑筋→骨格筋

c：○

d：○

脾臓の主な働きは、脾臓内に流れる血液から古くなった赤血球をこしとって処理することだよ！

ここがポイント

90

問31 血液に関する次の記述の正誤について、正しい組合せはどれか。

a 血液は、血漿と血球からなり、酸素や栄養分を全身の組織に供給し、二酸化炭素や老廃物を肺や腎臓へ運ぶ。

b 赤血球は、中央部がくぼんだ円盤状の細胞で、血液全体の約70%を占め、赤い血色素（ヘモグロビン）を含む。

c アルブミンは、血液の浸透圧を保持する（血漿成分が血管から組織中に漏れ出るのを防ぐ）働きがあるほか、ホルモンや医薬品の成分等と複合体を形成して、それらが血液によって運ばれるときに代謝や排泄を受けにくくする。

d 血液は、ホルモンを運搬することによって体内各所の器官・組織相互の連絡を図る役割がある。

	a	b	c	d
1	誤	正	誤	誤
2	正	誤	誤	誤
3	正	正	誤	正
4	正	誤	正	正
5	誤	正	正	誤

(2022　南関東　問26)

答31 **4**

a：○
b：✕　70%→40%
c：○
d：○

ここがポイント

血液の血漿は90％以上が水からなり、浸透圧を維持するアルブミン、免疫に関与するグロブリンなどのタンパク質のほか、微量の脂質、糖質、電解質を含むよ。

第2章　人体の働きと医薬品

泌尿器

問32 泌尿器系に関する以下の記述の正誤について、正しい組み合わせはどれか。

a 副腎髄質では、自律神経系に作用するアドレナリンとノルアドレナリンが産生・分泌される。

b ボウマン嚢（のう）から1本の尿細管が伸びて、腎小体と尿細管とで腎臓の基本的な機能単位（ネフロン）を構成している。

c 食品から摂取あるいは体内で生合成されたビタミンDは、腎臓で活性型ビタミンDに転換されて、骨の形成や維持の作用を発揮する。

d 女性は尿道が短いため、細菌などが侵入したとき膀胱（ぼうこう）まで感染を生じやすい。

	a	b	c	d		a	b	c	d
1	正	正	正	正	2	誤	正	正	正
3	正	誤	正	正	4	正	正	誤	正
5	正	正	正	誤					

(2023 北海道・東北 問6)

答32 1

a：○
b：○
c：○
d：○

泌尿器系は、血液中の老廃物を尿として体外へ排泄するための器官で、腎臓、副腎、膀胱、尿道などが含まれるよ。

ここがポイント

問33 泌尿器系に関する次の記述の正誤について、正しい組合せはどれか。

a 腎臓には、心臓から拍出される血液の1／5〜1／4が流れており、血液中の老廃物の除去のほか、水分及び電解質（特にナトリウム）の排出調節が行われている。

b 副腎皮質ホルモンの一つであるアルドステロンは、体内にカリウムを貯留し、塩分と水の排泄を促す作用がある。

c 尿は血液が濾過されて作られるため、糞便とは異なり、健康な状態であれば細菌等の微生物は存在しない。

d 女性は尿道が長いため、細菌などが侵入したとき膀胱まで感染が生じることは少ない。

	a	b	c	d		a	b	c	d
1	正	誤	正	誤	2	誤	正	正	正
3	正	正	誤	誤	4	誤	誤	誤	正
5	正	誤	正	正					

(2018 北関東 問46)

答33 1

a：○
b：✕ カリウムを排出し、塩分や水分を貯める。
c：○
d：✕ 尿道が短いので感染しやすい。

アルドステロンは、体内に塩分と水を貯留し、カリウムの排泄を促す作用があり、電解質と水分の排出調節の役割を担っている。

ここがポイント

問34 腎臓に関する記述について、（　　）の中に入れるべき字句の正しい組み合わせはどれか。なお、同じ記号の（　　）内には同じ字句が入る。

腎臓に入る動脈は細かく枝分かれして、毛細血管が小さな球状になった（ a ）を形成する。（ a ）の外側を袋状の（ b ）が包み込んでおり、これを（ c ）という。

	a	b	c
1	糸球体	ボウマン嚢	腎小体
2	糸球体	腎小体	ボウマン嚢
3	腎小体	ボウマン嚢	糸球体
4	腎小体	糸球体	ボウマン嚢
5	ボウマン嚢	糸球体	腎小体

(2023　北陸・東海　問6)

問35 泌尿器系に関する以下の記述の正誤について、正しい組み合わせを下から一つ選び、その番号を解答欄に記入しなさい。

ア　腎小体では、肝臓でアミノ酸が分解されて生成する尿素など、血液中の老廃物が濾過され、それらが原尿として尿細管へ入る。

イ　副腎は、左右の腎臓の下部にそれぞれ附属し、皮質と髄質の2層構造からなる。

ウ　男性は、加齢とともに前立腺が肥大し、尿道を圧迫して排尿困難等を生じることがある。

エ　膀胱の出口にある膀胱括約筋が収縮すると、同時に膀胱壁の排尿筋が緩み、尿が尿道へ押し出される。

	ア	イ	ウ	エ
1	正	正	正	正
2	正	誤	正	誤
3	正	誤	誤	正
4	誤	正	誤	誤
5	誤	誤	正	誤

(2020　九州　問25)

答34 1

a：糸球体
b：ボウマン嚢
c：腎小体

腎小体：糸球体とボウマン嚢。
ネフロン：腎小体と尿細管。

ここがポイント

答35 2

ア：○
イ：✕　下部→上部
ウ：○
エ：✕　収縮すると→緩むと、緩み→収縮し

尿が膀胱に溜まってくると刺激が脳に伝わって尿意が生じる。膀胱の出口にある膀胱括約筋が緩むと、同時に膀胱壁の排尿筋が収縮し、尿が尿道へと押し出される。

ここがポイント

感覚器官

問36 感覚器官に関する記述について、正しいものの組合せを一つ選べ。

a 感覚器は、対象とする特定の感覚情報を捉えるため独自の機能を持っており、他の器官ではそれらを感じとることができない。

b 視覚情報は、結膜に密集して存在する視細胞が、色や光を感じることにより受容される。

c 嗅覚情報は、鼻腔上部の粘膜にある嗅細胞をにおいの元となる物質の分子が刺激することにより受容される。

d 聴覚情報は、鼓膜の振動、耳小骨の振動、耳石器官内部のリンパ液の振動へと伝わり、聴細胞の感覚毛を揺らすことで感知される。

1 （a、b） 　　 2 （a、c）
3 （b、d） 　　 4 （c、d）

（2020　関西連合　問66）

答36 **2**

a：○

b：✕　結膜→網膜

c：○

d：✕　耳石器官内部のリンパ液→蝸牛内部のリンパ液

感覚器官で出題されるのは、目と耳と鼻だよ。

ここがポイント

問37 感覚器官に関する記述の正誤について、正しい組合せを一つ選べ。

a 雪眼炎は、紫外線を含む光に長時間曝されることにより、網膜の上皮が損傷を起こした状態である。

b 眼精疲労は、眼筋の疲労や、毛様体の疲労、涙液の供給不足等により生じ、全身症状を伴わない生理的な目の疲れである。

c 鼻炎は、鼻腔の粘膜に炎症を起こして腫れた状態であり、鼻汁過多や鼻閉（鼻づまり）などの症状が生じる。

d 乗り物酔いは、蝸牛で感知する平衡感覚が混乱して生じる身体の変調である。

	a	b	c	d		a	b	c	d
1	正	正	誤	正	2	正	正	誤	誤
3	誤	正	正	誤	4	誤	正	誤	正
5	誤	誤	正	誤					

（2019　関西連合　問66）

答37 **5**

a：✕　網膜の上皮→角膜

b：✕　全身症状を伴う。

c：○

d：✕　蝸牛→前庭

眼精疲労は、全身症状を伴う場合をさすんだね！

ここがポイント

問38 感覚器官の部位の名称とその働きの組み合わせについて、誤っているものはどれか。

[部位の名称]	[働き]
1　虹彩	眼球内に入る光の量を調節する
2　毛様体	遠近の焦点を調節する
3　耳石器官	体の回転や傾きを感知する
4　鼻腔上部の神経細胞（嗅細胞）	においを感知する

(2018　近畿　問67)

問39 目に関する次の記述のうち、正しいものの組合せはどれか。

a　水晶体は、その周りを囲んでいる毛様体の収縮・弛緩によって、近くの物を見るときには扁平になり、遠くの物を見るときには丸く厚みが増す。

b　眼瞼は、むくみ（浮腫）等、全身的な体調不良（薬の副作用を含む）の症状が現れやすい部位である。

c　結膜の充血では白目の部分だけでなく眼瞼の裏側も赤くなるが、強膜が充血したときは眼瞼の裏側は赤くならない。

d　涙腺は上眼瞼の裏側にある分泌腺で、リンパ液から涙液を産生する。

1　（a、b）　　2　（a、c）　　3　（b、c）
4　（b、d）　　5　（c、d）　(2021　南関東　問26)

答38　**3**

1：○
2：○
3：✕　耳石器官→半規管
4：○

前庭は、水平・垂直方向の加速度を感知する耳石器官と、体の回転や傾きを感知する半規管に分けられる。

ここがポイント

答39　**3**

a：✕　近くの物を見るときには丸く厚みが増し、遠くの物を見るときには扁平になる。

b：○

c：○

d：✕　リンパ液→血漿

結膜の充血では白目だけでなく眼瞼の裏側も赤くなる。強膜の充血では眼瞼の裏側は赤くならず、強膜自体が乳白色であるため、白目の部分がピンク味を帯びる。

ここがポイント

第2章　人体の働きと医薬品

目に関する記述の正誤について、正しい組合せを一つ選べ。

a　水晶体の前にある虹彩が、瞳孔の大きさを変えることによって眼球内に入る光の量を調節している。

b　水晶体は、その周りを囲んでいる毛様体の収縮・弛緩によって、遠くの物を見るときには丸く厚みが増し、近くの物を見るときには扁平になる。

c　網膜に密集している視細胞が光を感じる反応には、ビタミンCが不可欠であるため、不足すると夜間視力の低下である夜盲症を生じる。

d　眼瞼（まぶた）は、皮下組織が少なく薄くできているため、裂傷や内出血が生じやすく、また、むくみ（浮腫）等の全身的な体調不良（薬の副作用を含む）の症状が現れやすい。

	a	b	c	d
1	正	正	誤	誤
2	正	誤	正	誤
3	誤	正	正	正
4	正	誤	誤	正
5	誤	正	誤	正

(2022　関西連合　問66)

答40 **4**

a：○

b：✗　近くの物を見るときは丸く厚みが増し、遠くの物を見るときには扁平になる。

c：✗　ビタミンC→ビタミンA

d：○

毛様体の収縮・弛緩によって、水晶体の厚みが変化する。近くの物を見るときは丸く厚みが増し、遠くの物を見るときには扁平になる。これは頻出だよ！

ここがポイント

問41 目の充血に関する次の記述について、（　　）の中に入れるべき字句の正しい組合せはどれか。

目の充血は血管が（ a ）して赤く見える状態であるが、（ b ）の充血では白目の部分だけでなく眼瞼の裏側も赤くなる。（ c ）が充血したときは、眼瞼の裏側は赤くならず、（ c ）自体が乳白色であるため、白目の部分がピンク味を帯びる。

	a	b	c
1	拡張	強膜	結膜
2	拡張	結膜	強膜
3	収縮	強膜	結膜
4	収縮	結膜	強膜

(2022 北関東・甲信越 問48)

問42 鼻及び耳に関する次の記述のうち、正しいものの組合せはどれか。

a 鼻中隔の前部は、毛細血管が少ないことに加えて粘膜が厚いため、傷つきにくく鼻出血を起こしにくい。

b 鼻腔と副鼻腔を連絡する管は非常に狭いため、鼻腔粘膜が腫れると副鼻腔の開口部がふさがりやすくなり、副鼻腔に炎症を生じることがある。

c 小さな子供では、耳管が太く短くて、走行が水平に近いため、鼻腔からウイルスや細菌が侵入し、感染が起こりやすい。

d 内耳は、平衡器官である蝸牛と、聴覚器官である前庭からなり、いずれも内部はリンパ液で満たされている。

1 （a、b）　　2 （a、c）　　3 （b、c）
4 （b、d）　　5 （c、d）　(2023 南関東 問28)

答41 **2**

強膜の充血では眼瞼の裏側は赤くならない。

結膜の充血では白目だけでなく眼瞼の裏側も赤くなる。強膜の充血では眼瞼の裏側は赤くならず、強膜自体が乳白色であるため、白目の部分がピンク味を帯びる。

ここがポイント

答42 **3**

a：✕ 毛細血管が少ないことに加えて粘膜が厚い→毛細血管が多いことに加えて粘膜が薄い

b：〇

c：〇

d：✕ 蝸牛⇔前庭

鼻腔の奥に副鼻腔があるので役割を整理しよう。

ここがポイント

97

問43 次の記述は、鼻及び耳に関するものである。正しいものの組み合わせはどれか。

a 副鼻腔は、薄い板状の軟骨と骨でできた鼻中隔によって左右に仕切られている。

b 内耳は、平衡器官である蝸牛と、聴覚器官である前庭の２つの部分からなる。

c 乗物酔い（動揺病）は、乗り物に乗っているとき反復される加速度刺激や動揺によって、平衡感覚が混乱して生じる身体の変調である。

d 外耳道にある耳垢腺（汗腺の一種）や皮脂腺からの分泌物に、埃や外耳道上皮の老廃物などが混じって耳垢（耳あか）となる。

1 （a、b） 2 （a、d） 3 （b、c）
4 （b、d） 5 （c、d）

（2023 北海道・東北 問8）

答43 **5**

a：✘ 副鼻腔→鼻腔

b：✘ 蝸牛⇔前庭

c：〇

d：〇

蝸牛と前庭の役割を区別しよう！

ここがポイント

問44 耳に関する記述の正誤について、正しい組み合わせはどれか。

a 外耳は、側頭部から突出した耳介と、耳介で集められた音を鼓膜まで伝導する外耳道からなる。

b 中耳は、聴覚器官である蝸牛と、平衡器官である前庭の２つの部分からなる。

c 小さな子供では、耳管が太く短くて、走行が水平に近いため、鼻腔からウイルスや細菌が侵入し感染が起こりやすい。

d 平衡器官である前庭の内部はリンパ液で満たされており、水平・垂直方向の加速度を感知する半規管と、体の回転や傾きを感知する耳石器官に分けられる。

	a	b	c	d
1	誤	正	正	誤
2	正	正	誤	正
3	正	誤	正	誤
4	誤	正	誤	正
5	正	誤	正	正

（2023 北陸・東海 問8）

答44 **3**

a：〇

b：✘ 中耳→内耳

c：〇

d：✘ 半規管⇔耳石器官

内耳は、聴覚器官である蝸牛と、平衡器官である前庭の２つの部分からなり、乗り物酔いは前庭の不調によって生じるよ。

ここがポイント

運動器官

問45 次の記述は、皮膚、骨・関節、筋肉などの運動器官に関するものである。正しいものの組合せはどれか。

a 皮膚は、身体の維持と保護、体水分の保持、熱交換、外界情報の感知の機能を有する。

b 骨格系は、筋細胞（筋線維）とそれらをつなぐ結合組織からなり、その機能や形態によって、骨格筋、平滑筋、心筋に分類される。

c 皮膚の色は、表皮や真皮に沈着したメラニン色素によるものである。

d 骨格筋の疲労は、グリコーゲンの代謝に伴って生成する炭酸カルシウムが蓄積して、筋組織の収縮性が低下する現象である。

1 （a、b）　　2 （a、c）
3 （b、d）　　4 （c、d）　(2018 北海道　問67)

答45 2

a：〇

b：✕　骨格系→筋組織

c：〇

d：✕　炭酸カルシウム→乳酸

筋組織は、骨格筋、平滑筋、心筋に分類される。

ここがポイント

問46 皮膚又は皮膚の付属器とその機能の記述について、正しいものの組合せを一つ選べ。

[器　官]	[機　能]
a　角質層	角質細胞と細胞間脂質で構成された表皮の最も外側にある層で、皮膚のバリア機能を担っている。
b　アポクリン腺	全身に分布しており、体温が上がり始めると汗を分泌し、その蒸発時の気化熱を利用して体温を下げる。
c　立毛筋	気温や感情の変化などの刺激により収縮し、毛穴が隆起するいわゆる「鳥肌」を生じさせる。
d　皮膚の毛細血管	体温が下がり始めると、血管は弛緩し、放熱を抑えることにより体温を一定に保っている。

1　（a、b）　　2　（a、c）
3　（b、d）　　4　（c、d）　(2019　関西連合　問67)

答46　**2**

a：○

b：✗　アポクリン腺→エクリン腺。アポクリン腺は限られた部分にある。

c：○

d：✗　血管は弛緩し→血管は収縮し

ここがポイント

体温調節のための発汗は全身の皮膚に生じるが、精神的緊張による発汗は手のひらや足の底、わきの下、顔面などの限られた皮膚に生じる。

問47 外皮系に関する以下の記述のうち、誤っているものはどれか。

1 皮膚の色は、表皮や真皮に沈着したメラニン色素によるものである。
2 表皮は、線維芽細胞とその細胞で産生された線維性のタンパク質（コラーゲン、フィブリリン、エラスチン等）からなる結合組織の層である。
3 皮脂は、皮膚を潤いのある柔軟な状態に保つとともに、外部からの異物に対する保護膜としての働きがある。
4 汗腺には、腋窩（わきのした）などの毛根部に分布するアポクリン腺（体臭腺）と、手のひらなど毛根がないところも含め全身に分布するエクリン腺の二種類がある。

(2023 北海道・東北 問9)

問48 外皮系に関する次の記述のうち、正しいものの組合せはどれか。

a メラニン色素は、皮下組織にあるメラニン産生細胞（メラノサイト）で産生され、太陽光に含まれる紫外線から皮膚組織を防護する役割がある。
b 毛球の下端のへこんでいる部分を毛乳頭といい、毛乳頭には毛細血管が入り込んで、取り巻く毛母細胞に栄養分を運んでいる。
c 立毛筋は、気温や感情の変化などの刺激により収縮し、毛穴が隆起する立毛反射（いわゆる「鳥肌」）が生じる。
d 汗腺には、アポクリン腺とエクリン腺の2種類があり、アポクリン腺は手のひらなど毛根がないところも含め全身に分布する。

1 （a、c） 2 （a、d） 3 （b、c）
4 （b、d） 5 （c、d） (2021 南関東 問28)

答47 2
1：○
2：✕ 表皮→真皮
3：○
4：○

皮膚は、表皮、真皮、皮下組織の3層構造だよ！
ここがポイント

答48 3
a：✕ 皮下組織→表皮の最下層
b：○
c：○
d：✕ アポクリン腺→エクリン腺

アポクリン腺とエクリン腺の分布と役割の違いは頻出！
ここがポイント

問49 外皮系に関する次の記述の正誤について、正しい組合せはどれか。

a 皮膚は、表皮、真皮、皮下組織の３層構造からなる。

b 表皮は、線維芽細胞とその細胞で産生された線維性のタンパク質からなる結合組織の層で、皮膚の弾力と強さを与えている。

c 真皮には、毛細血管や知覚神経の末端が通っている。

d 皮脂の分泌が低下すると皮膚が乾燥し、皮膚炎や湿疹を起こすことがある。

	a	b	c	d
1	正	誤	正	正
2	正	正	誤	正
3	誤	正	正	誤
4	誤	誤	正	正
5	正	正	誤	誤

(2021 北関東 問50)

答49 1

a：○
b：✕　表皮→真皮
c：○
d：○

ヒトの皮膚の表面には常に一定の微生物が付着しており、それらによって、皮膚の表面での病原菌の繁殖や病原菌の体内への侵入を妨いでいる。

ここがポイント

問50 外皮系、骨格系及び筋組織に関する記述のうち、正しいものの組み合わせはどれか。

a メラニン色素は、真皮の最下層にあるメラニン産生細胞（メラノサイト）で産生され、過剰な産生が起こると、シミやそばかすとして沈着する。

b 体温調節のための発汗は全身の皮膚に生じるが、精神的緊張による発汗は手のひらや足底、脇の下、顔面などの限られた皮膚に生じる。

c 骨組織を構成する有機質は、炭酸カルシウムやリン酸カルシウム等の石灰質からなる。

d 骨格筋は、収縮力が強く、自分の意識どおりに動かすことができる随意筋であるが、疲労しやすく、長時間の動作は難しい。

1 （a、b） 2 （a、c）
3 （b、d） 4 （c、d）

(2022 北陸・東海 問9)

答50 3

a：✕　真皮→表皮
b：○
c：✕　有機質→無機質
d：○

骨組織を構成する無機質（炭酸カルシウムやリン酸カルシウムなどの石灰質）は骨に硬さを与え、有機質（タンパク質、多糖体）は骨の強靭さを保つよ！

ここがポイント

問51　骨組織に関する記述について、（　　）の中に入れるべき字句の正しい組合せを一つ選べ。

　骨は生きた組織であり、（ a ）と骨形成が互いに密接な連絡を保ちながら進行し、これを繰り返すことで（ b ）が行われる。骨組織の構成成分のうち、（ c ）は、骨に硬さを与える役割をもつ。

	a	b	c
1	骨吸収	骨の新陳代謝	無機質
2	骨吸収	骨の新陳代謝	有機質
3	骨吸収	造血	有機質
4	骨代謝	造血	無機質
5	骨代謝	骨の新陳代謝	有機質

（2023　関西連合　問69）

問52　骨格系に関する記述の正誤について、正しい組み合わせはどれか。

a　骨の基本構造は、主部となる骨質、骨質表面を覆う骨膜、骨質内部の骨髄、骨の接合部にある関節軟骨の四組織からなる。

b　骨の破壊（骨吸収）と修復（骨形成）は、骨が成長を停止するまで繰り返され、その後は行われない。

c　骨組織を構成する無機質は、炭酸カルシウムやリン酸カルシウム等の石灰質からなるが、それらのカルシウムが骨から溶け出すことはない。

d　関節とは、広義には骨と骨の連接全般を指すが、狭義には複数の骨が互いに運動できるように連結したものをいう。

	a	b	c	d			a	b	c	d
1	誤	正	誤	正		2	正	正	誤	誤
3	誤	誤	正	誤		4	正	誤	誤	正
5	正	誤	正	正

（2020　中国　問29）

答51　**1**

a：骨吸収
b：骨の新陳代謝
c：無機質

骨は固いけど常に新陳代謝が行われているんだね！

ここがポイント

答52　**4**

a：○
b：✗　成長が停止した後も一生を通じて骨吸収と骨形成が行われている。
c：✗　カルシウムは骨から溶け出す。
d：○

骨の破壊（骨吸収）と修復（骨形成）は一生を通じて行われる。

ここがポイント

問53 筋組織に関する記述の正誤について、正しい組み合わせはどれか。

a 筋組織は、筋細胞と結合組織からできているのに対して、腱は結合組織のみでできているため、伸縮性が高い。

b 骨格筋は、その筋線維を顕微鏡で観察すると横縞模様（横紋）が見えるので横紋筋とも呼ばれる。

c 骨格筋の疲労は、乳酸の代謝に伴って生成するグリコーゲンが蓄積し、筋組織の収縮性が低下する現象である。

d 骨格筋と平滑筋は、自分の意識どおり動かすことができる随意筋である。

	a	b	c	d		a	b	c	d
1	正	正	誤	正	2	誤	誤	正	正
3	誤	正	誤	誤	4	正	誤	誤	誤
5	誤	正	誤	正					

(2020 中国 問30)

問54 骨格系及び筋組織に関する記述のうち、正しいものの組み合わせはどれか。

a 赤血球、白血球、血小板は、骨髄で産生される造血幹細胞から分化することにより、体内に供給される。

b 骨の破壊（骨吸収）と修復（骨形成）は、骨が成長を停止するまで繰り返され、その後は行われない。

c 筋組織は、筋細胞（筋線維）とそれらをつなぐ結合組織からできているのに対して、腱は結合組織のみでできているため、伸縮性が高い。

d 骨格筋は、筋線維を顕微鏡で観察すると横縞模様（横紋）が見え、自分の意識どおりに動かすことができる随意筋である。

1 （a、c）　　2 （b、c）
3 （b、d）　　4 （a、d）

(2023 北陸・東海 問9)

答53 3

a：✗ 伸縮性が高い→伸縮性はあまりない

b：○

c：✗ 乳酸⇔グリコーゲン

d：✗ 骨格筋は随意筋であるが、平滑筋は不随意筋である。

随意筋とは自分の意識どおりに動かすことができる筋組織のことで、不随意筋は意識的にコントロールすることのできない筋組織のこと。

ここがポイント

答54 4

a：○

b：✗ 骨吸収と骨形成は一生続けられる。

c：✗ 伸縮性が高い→伸縮性はあまりない

d：○

原則として、骨格筋のような随意筋には横縞模様があり、平滑筋のような不随意筋には横縞模様がない。ただし、例外として、心筋は不随意筋なのに横縞模様がある。

ここがポイント

神経

問55 中枢神経系に関する以下の記述の正誤について、正しい組み合わせはどれか。

a 中枢神経系は、脳と脊椎から構成される。

b 脳は細胞同士の複雑かつ活発な働きにより、全身の約25％のブドウ糖を消費する。

c 脳の血管は、末梢に比べて物質の透過に関する選択性が低い。

d 延髄には、心拍数を調節する心臓中枢、呼吸を調節する呼吸中枢等がある。

	a	b	c	d
1	誤	誤	正	誤
2	正	誤	正	正
3	誤	正	誤	正
4	誤	正	正	誤
5	正	誤	誤	正

(2021 北海道 問70)

答55 **3**

a：✕ 脳と脊椎→脳と脊髄

b：〇

c：✕ 選択性が低い→選択性が高い

d：〇

「物質の透過に関する選択性が高い」とは、物質が透過しにくい（＝脳へ移行しにくい）ということ。

ここがポイント

問56 脳や神経系の働きに関する記述の正誤について、正しい組合せを一つ選べ。

a 中枢神経系は脳と脊髄から構成され、脳は脊髄と延髄でつながっている。

b 脳における血液の循環量は、心拍出量の約15％、ブドウ糖の消費量は全身の約25％、酸素の消費量は全身の約20％と多い。

c 末梢神経系は、脳や脊髄から体の各部に伸びており、体性神経系と自律神経系に分類されている。

d 自律神経系は、交感神経系と副交感神経系からなり、各臓器・器官でそれぞれの神経線維の末端から神経伝達物質と呼ばれる生体物質を放出している。

	a	b	c	d			a	b	c	d
1	正	正	正	誤		2	正	正	誤	正
3	正	誤	正	正		4	誤	正	正	正
5	正	正	正	正						

(2023 関西連合 問70)

答56 **5**

a：〇

b：〇

c：〇

d：〇

脳において、血液の循環量は心拍出量の約15％、酸素の消費量は全身の約20％、ブドウ糖の消費量は全身の約25％と多いよ。

ここがポイント

問57 中枢神経系に関する次の記述のうち、正しいものの組合せはどれか。

a 脳は、頭の上部から下後方部にあり、知覚、運動、記憶、情動、意思決定等の働きを行っている。

b 延髄には、心拍数を調節する心臓中枢、呼吸を調節する呼吸中枢等がある。

c 脳において、血液の循環量は心拍出量の約15％、ブドウ糖の消費量は全身の約25％と多いが、酸素の消費量は全身の約5％と少ない。

d 脳の血管は末梢の血管に比べて物質の透過に関する選択性が低く、タンパク質などの大分子や小分子でもイオン化した物質は血液中から脳の組織へ移行しやすい。

1 （a、b） 2 （a、d） 3 （b、c）
4 （b、d） 5 （c、d）

(2022 北関東・甲信越 問51)

問58 次の記述は、自律神経系に関するものである。正しいものの組み合わせはどれか。

a 交感神経の節後線維の末端から放出される神経伝達物質はアセチルコリンであり、副交感神経の節後線維の末端から放出される神経伝達物質はノルアドレナリンである。

b 通常、交感神経系と副交感神経系は、互いに拮抗して働く。

c 目では、交感神経系が活発になると瞳孔が収縮する。

d 胃では、副交感神経が活発になると胃液の分泌が亢進する。

1 （a、c） 2 （a、d）
3 （b、c） 4 （b、d）

(2023 北海道・東北 問12)

答57 1

a：〇

b：〇

c：✖ 脳における酸素の消費量は全身の約20％と多い。

d：✖ 低く→高く
移行しやすい→移行しにくい

頭の上から、脳、延髄、脊髄の順だよ。

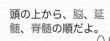

ここがポイント

答58 4

a：✖ アセチルコリン⇔ノルアドレナリン

b：〇

c：✖ 収縮→散大

d：〇

交感神経が活発になっているときの作用を有する成分をアドレナリン作動成分などというよ。

ここがポイント

問59 副交感神経系が活発になっているときの各効果器とその反応の関係について、正しいものの組み合わせはどれか。

効果器		反応
a	腸 ———	運動亢進
b	唾液腺 ———	唾液分泌抑制
c	目 ———	瞳孔散大
d	末梢血管 ———	拡張

1 （a、b）　　2 （a、d）
3 （b、c）　　4 （c、d）　(2021　北海道　問71)

答59 **2**

a：〇

b：✕　唾液分泌抑制→唾液分泌亢進

c：✕　瞳孔散大→瞳孔収縮

d：〇

交感神経・副交感神経が活発になっているときの反応は頻出問題だよ。

ここがポイント ✌

第2章　人体の働きと医薬品

問60 交感神経系が活発になった時に生じる効果器とその反応の関係について、誤っているものを一つ選べ。

	効果器		交感神経系による効果器の反応
1	心臓	———	心拍数増加
2	気管、気管支	———	収縮
3	肝臓	———	グリコーゲンの分解
4	腸	———	運動低下
5	目	———	瞳孔散大

(2022　関西連合　問70)

答60 **2**

1：〇

2：✕　収縮→拡張

3：〇

4：〇

5：〇

交感神経系が活発になった時の反応は、興奮したり、気分が高まったりするときの反応だよ。

ここがポイント ✌

薬が働く仕組み

問61 医薬品の作用に関する以下の記述のうち、正しいものはどれか。
1　内服薬は、全て全身作用を示す。
2　外用薬には、全身作用を目的としているものはない。
3　局所作用を目的とする医薬品により、全身性の副作用が生じることはない。
4　一般に、局所作用は、全身作用よりも比較的速やかに反応が現れる。

（2022　北海道・東北　問12）

答61 4

1：✖　内服薬は全て全身作用を示すわけではない（例：整腸剤、下剤など）。
2：✖　外用薬は局所作用を目的としているものが多いが、坐剤、経皮吸収製剤などは吸収された成分が循環血液中に移行して全身作用を目的としている。
3：✖　生じることはない→生じることがある（例：アレルギーなど）
4：○

問62 薬の吸収に関する記述のうち、正しいものはどれか。
1　すべての坐剤は、適用部位に対する局所的な効果を目的としている。
2　局所作用を目的とする医薬品によって全身性の副作用が生じることはあるが、逆に、全身作用を目的とする医薬品で局所的な副作用が生じることはない。
3　内服薬の有効成分の吸収速度は他の医薬品の作用によって影響を受けるが、消化管内容物による影響は受けない。
4　眼の粘膜に適用する点眼薬は、鼻涙管を通って鼻粘膜から吸収されることがある。

（2023　北陸・東海　問11）

答62 4

1：✖　坐剤は局所作用を目的としたものと全身作用を目的としたものが存在する。
2：✖　全身作用を目的とする医薬品で局所的な副作用を生じることがある。
3：✖　消化管内容物による影響は受けない→消化管内容物による影響も受ける
4：○

鼻腔や直腸、口腔粘膜から循環血液中に移行した成分は、初めに肝臓での代謝をうけることなく全身に分布するよ。

ここがポイント

問63　薬の生体内運命に関する次の記述の正誤について、正しい組合せを選びなさい。

a　内服薬のほとんどは、その有効成分が消化管から吸収されて循環血液中に移行し全身作用を現すため、錠剤やカプセル剤等の固形剤の場合、消化管で吸収される前に消化管内で崩壊して、有効成分が溶出しなければならない。

b　坐剤は肛門から医薬品を挿入することにより、直腸内で溶解させ、薄い直腸内壁の粘膜から有効成分を吸収させるものであり、直腸粘膜下に豊富に分布する静脈から容易に循環血液中に入るため、内服の場合より速やかに全身症状が現れる。

c　皮膚に適用される医薬品について、通常は、皮膚表面から循環血液中へ移行する量は比較的少ないが、血液中に移行した有効成分は、代謝を受ける前に血流に乗って全身に分布するため、適用部位の面積（使用量）や使用回数、その頻度などによっては、全身作用が現れることがある。

d　消化管より吸収され、循環血液中に移行した有効成分は、主として腎臓に存在する薬物代謝酵素による代謝を受け、代謝物の形で腎臓から尿中に排泄される。

	a	b	c	d
1	正	正	正	誤
2	誤	正	誤	誤
3	正	誤	誤	正
4	正	正	正	正
5	誤	誤	正	誤

(2020　四国　問73)

答63　**1**

a：○
b：○
c：○
d：✕　主として腎臓に存在する→主として肝臓に存在する、代謝物→未変化体又は代謝物

局所作用を目的とする医薬品でも全身性の副作用が生じたり、全身作用を目的とする医薬品でも局所的な副作用が生じることもある。

ここがポイント

109

薬の吸収、分布、代謝及び排泄に関する記述の正誤について、正しい組み合わせはどれか。

a 全身作用を目的とする一般用医薬品では、その有効成分が消化管等から吸収されて、循環血液中に移行することが不可欠である。

b 循環血液中に移行せずに薬効を発揮する医薬品の場合、その成分が体内から消失する過程で吸収されて循環血液中に移行することはない。

c 排泄とは、代謝によって生じた物質（代謝物）が尿等で体外へ排出されることであり、有効成分は未変化体のままで、あるいは代謝物として、主に、腎臓から尿中へ、肝臓から胆汁中へ、又は肺から呼気中へ排出される。

d 血液中で血漿タンパク質と結合して複合体を形成している有効成分の分子は、薬物代謝酵素の作用で代謝されない。

	a	b	c	d		a	b	c	d
1	誤	正	正	誤	2	正	正	誤	正
3	正	誤	正	誤	4	誤	正	誤	正
5	正	誤	正	正					

(2020 北陸・東海 問73)

答64 5

a：〇

b：✖ 移行することはない→移行することがある（例えば、尿細管による再吸収など）

c：〇

d：〇

血液中で成分が血漿タンパク質と結合して複合体を形成していると、薬物代謝酵素で代謝されず、トランスポーターによって輸送されず、腎臓でろ過されない。

ここがポイント

問65 医薬品の有効成分の代謝及び排泄に関する次の記述の正誤について、正しい組合せはどれか。

a 腎機能が低下した人では、正常な人に比べて有効成分の尿中への排泄が早まるため、医薬品の効き目が十分に現れず、副作用も生じにくい。

b 多くの有効成分は血液中で血漿タンパク質と結合して複合体を形成しており、血漿タンパク質との結合は、速やかかつ不可逆的である。

c 消化管で吸収される有効成分を含む医薬品を経口投与した場合、肝機能が低下した人では、正常な人に比べて全身循環に到達する有効成分の量がより少なくなり、効き目が現れにくくなる。

d 小腸などの消化管粘膜にも、代謝活性があることが明らかにされている。

	a	b	c	d
1	正	誤	誤	誤
2	誤	正	誤	誤
3	誤	誤	正	誤
4	誤	誤	誤	正
5	誤	誤	誤	誤

(2022 南関東 問33)

答65 4

a：✕ 早まる→遅くなる、十分に現れず→過剰に現れ、副作用も生じにくい→副作用が生じやすい

b：✕ 速やかかつ不可逆的→速やかかつ可逆的

c：✕ 少なくなり→多くなり、現れにくくなる→現れやすくなる

d：○

肝臓や腎臓では代謝や排泄が行われるため、その機能が低下している人では成分が体外に出にくくなり、体内に残る成分が多く、効果が現れやすくなったり副作用が出やすくなる。

ここがポイント

問66 医薬品の有効成分の代謝及び排泄に関する次の記述の正誤について、正しい組合せはどれか。

a 医薬品の有効成分が代謝を受けると、作用を失ったり（不活性化）、作用が現れたり（代謝的活性化）、あるいは体外へ排泄されやすい脂溶性の物質に変化したりする。

b 肝機能が低下した人では、医薬品を代謝する能力が低いため、一般的には正常な人に比べて全身循環に到達する有効成分の量がより多くなり、効き目が過剰に現れたり、副作用を生じやすくなったりする。

c 医薬品の有効成分は未変化体のままで、あるいは代謝物として、体外に排出されるが、肺から呼気中に排出されることはない。

d 腎機能が低下した人では、正常の人よりも有効成分の尿中への排泄が早まるため、医薬品の効き目が十分に現れず、副作用も生じにくい。

	a	b	c	d		a	b	c	d
1	正	正	誤	誤	2	正	誤	正	誤
3	誤	誤	正	正	4	誤	正	誤	誤
5	正	誤	誤	正					

(2023 南関東 問33)

問67 薬の代謝に関する記述について、（　）の中に入れるべき字句の正しい組合せを一つ選べ。

経口投与された医薬品の多くは、その有効成分が消化管の毛細血管から血液中に移行する。その後全身循環に入る前に、（ a ）を経由して、（ b ）に存在する酵素の働きで代謝を受ける。

	a	b
1	下大動脈	肝臓
2	腸間膜静脈	膵臓
3	門脈	肝臓
4	腸間膜静脈	脾臓
5	門脈	膵臓

(2019 関西連合 問72)

答66 4

a：✘ 脂溶性→水溶性

b：○

c：✘ 肺から呼気中に排出されることはない→肺から呼気中に排出されることもある

d：✘ 排泄が遅れ、医薬品の血中濃度が下がりにくく、医薬品の効き目が過剰に現れたり副作用が生じやすい。

代謝とは：
物質が体内で化学的に変化することであるが、作用を失ったり（不活性化）、作用が現れたり（代謝的活性化）、あるいは体外へ排泄されやすい水溶性の物質に変化したりする。

ここがポイント

答67 3

医薬品の代謝に関する基本的な文章だよ。

ここがポイント

問68 医薬品の代謝、排泄に関する次の記述の正誤について、正しい組合せはどれか。

a 腎機能が低下した人では、正常の人よりも有効成分の尿中への排泄が遅れ、血中濃度が下がりにくい。そのため、医薬品の効き目が過剰に現れたり、副作用を生じやすくなったりする。

b 消化管で吸収される有効成分を含む医薬品を経口投与した場合、肝機能が低下した人では、正常な人に比べて全身循環に到達する有効成分の量がより少なくなり、効き目が現れにくくなる。

c 多くの有効成分は、血液中で血漿タンパク質と結合して複合体を形成しており、その複合体は腎臓で濾過されないため、有効成分が長く循環血液中に留まることとなり、作用が持続する原因となる。

d 医薬品の有効成分は未変化体のまま、あるいは代謝物として、体外へ排出されるが、肺から呼気中へ排出されることはない。

	a	b	c	d
1	誤	正	正	誤
2	正	誤	正	誤
3	誤	誤	誤	正
4	正	正	正	正
5	正	誤	誤	誤

(2022 北関東・甲信越 問53)

答68 2

a：○

b：✕ 少なく→多く、現れにくくなる→過剰に現れたりする

c：○

d：✕ 排出されることはない→排出されることもある

ここがポイント

医薬品の有効成分は、腎臓や肝臓を経るだけでなく、肺から呼気（吐く息）としても排出されるんだね。

問69 医薬品の体内での働きに関する次の記述のうち、正しいものの組合せはどれか。

a 医薬品を十分な間隔をあけずに追加摂取して血中濃度を高くしても、ある濃度以上になるとより強い薬効は得られなくなり、有害な作用（副作用や毒性）も現れにくくなる。

b 循環血液中に移行した有効成分は、血流によって全身の組織・器官へ運ばれて作用するが、多くの場合、標的となる細胞に存在する受容体、酵素、トランスポーターなどのタンパク質と結合し、その機能を変化させることで薬効や副作用を現す。

c 血中濃度はある時点でピーク（最高血中濃度）に達し、その後は低下していくが、これは吸収・分布の速度が代謝・排泄の速度を上回るためである。

d 全身作用を目的とする医薬品の多くは、使用後の一定期間、その有効成分の血中濃度が治療域に維持されるよう、使用量及び使用間隔が定められている。

1 （a、b） 2 （a、c） 3 （b、c）
4 （b、d） 5 （c、d） (2021 南関東 問33)

答69 4

a：✘ 有害な作用が現れやすくなる。

b：◯

c：✘ 吸収・分布⇔代謝・排泄

d：◯

吸収や分布によって体内の血中濃度が高くなり、代謝や排泄によって体内の血中濃度が低くなるイメージ。

ここがポイント

114

問70 第1欄の記述は、薬の体内での働きに関するものである。（　　）の中に入れるべき字句は第2欄のどれか。

第1欄

　循環血液中に移行した有効成分は、血流によって全身の組織・器官へ運ばれて作用するが、多くの場合、標的となる細胞に存在する受容体、酵素、トランスポーターなどの（　　）と結合し、その機能を変化させることで薬効や副作用を現す。

第2欄

1　脂質
2　ビタミン類
3　タンパク質
4　糖質
5　ミネラル　　　　　　　　（2023　北陸・東海　問13）

答70　**3**

成分は、受容体、酵素、トランスポーターなどの**タンパク質**と**結合**することで作用を示す。

ここがポイント

剤形

問71　以下の記述にあてはまる医薬品の剤形として、最も適するものはどれか。

　この剤形は、口の中の唾液で速やかに溶ける工夫がなされているため、水なしで服用することができる。固形物を飲み込むことが困難な高齢者や乳幼児、水分摂取が制限されている場合でも、口の中で溶かした後に、唾液と一緒に容易に飲み込むことができる。

1　カプセル剤
2　散剤
3　トローチ
4　口腔内崩壊錠
5　クリーム剤　　　　　　　　（2020　中国　問35）

答71　**4**

口腔内崩壊錠とチュアブル錠の違いは、チュアブル錠には噛み砕いてよいという表現があるという点だよ。

ここがポイント

問72 医薬品の剤形に関する次の記述の正誤について、正しい組合せはどれか。

a　チュアブル錠は、表面がコーティングされているものもあるので、噛み砕かずに水などで飲み込む。

b　トローチ及びドロップは、薬効を期待する部位が口の中や喉に対するものである場合が多く、飲み込まずに口の中で舐めて、徐々に溶かして使用する。

c　貼付剤は、皮膚に貼り付けて用いる剤形であり、薬効の持続が期待できる反面、適用部位にかぶれなどを起こす場合がある。

d　クリーム剤は、油性の基剤で皮膚への刺激が弱く、適用部位を水から遮断したい場合等に用い、患部が乾燥していてもじゅくじゅくと浸潤していても使用できる。

	a	b	c	d		a	b	c	d
1	誤	正	正	正	2	正	誤	正	誤
3	誤	誤	誤	正	4	誤	正	正	誤
5	正	誤	誤	誤					

(2022　北関東・甲信越　問54)

問73 医薬品の剤形とその特徴に関する以下の記述のうち、誤っているものはどれか。

1　錠剤（内服）は、適切な量の水（又はぬるま湯）とともに飲み込む必要があるが、口腔内崩壊錠は水なしで服用できる。

2　チュアブル錠は、口の中で舐めたり噛み砕いたりして服用する。

3　経口液剤は、服用後、固形製剤よりも比較的速やかに消化管から吸収されるため、有効成分の血中濃度が上昇しやすい。

4　クリーム剤は、軟膏剤に比べて皮膚への刺激は弱く、傷等への使用を避ける必要はない。

(2022　北海道・東北　問13)

答72 4

a：✕　チュアブル錠→顆粒剤

b：〇

c：〇

d：✕　クリーム剤→軟膏剤

> クリーム剤は油性基剤に水分を加えたもので、患部を水で洗い流したい場合に用いられるが、皮膚への刺激が強いため、傷等への使用は避ける必要がある。

ここがポイント

答73 4

1：〇

2：〇

3：〇

4：✕　弱く→強く
避ける必要はない→避ける必要がある

問74 次の記述は、医薬品の剤形及び適切な使用方法に関するものである。正しいものの組み合わせはどれか。

a 散剤を服用するときは、飛散を防ぐため、あらかじめ少量の水（又はぬるま湯）を口に含んだ上で服用したり、何回かに分けて少しずつ服用するなどの工夫をするとよい。

b クリーム剤には、有効成分が適用部位に留まりやすいという特徴がある。

c 腸溶錠が飲みにくい場合には、口中で噛み砕いて服用してもよい。

d カプセル剤は、カプセル内に散剤や顆粒剤等を充填した内服用の医薬品として広く用いられているが、液剤を充填したものはない。

1 （a、b） 　　2 （a、d）
3 （b、c） 　　4 （c、d） **(2021　北海道　問73)**

問75 外用薬の剤形及びての一般的な特徴に関する記述の正誤について、正しい組合せを一つ選べ。

a 軟膏剤は、油性基剤に水分を加えたもので、患部を水で洗い流したい場合に用いる。

b クリーム剤は、油性の基剤で皮膚への刺激が弱く、適用部位を水から遮断したい場合に用いる。

c 外用液剤は、軟膏剤やクリーム剤に比べて、適用部位が乾きにくいという特徴がある。

d 貼付剤は、適用部位に有効成分が一定時間留まるため、薬効の持続が期待できる。

	a	b	c	d			a	b	c	d
1	正	正	誤	誤		2	誤	正	正	誤
3	誤	誤	正	正		4	誤	誤	誤	正
5	正	誤	誤	誤						

(2023　関西連合　問74)

答74 1

a：○
b：○
c：✕　腸溶錠は錠剤の表面がコーティングされるなどの工夫がされているので、噛み砕いて服用してはいけない。
d：✕　液剤を充填したカプセルもある。

噛み砕いていいのは、チュアブル錠。
ここがポイント

答75 4

a：✕　軟膏剤→クリーム剤
b：✕　クリーム剤→軟膏剤
c：✕　乾きにくい→乾きやすい
d：○

外用剤では、このほかに貼付剤やスプレー剤の特徴を覚えよう！
ここがポイント

副作用　全身

問76　副作用の早期発見及び早期対応等に関する以下の記述のうち、正しいものはどれか。
1　患者が心配するので、患者には副作用について説明するべきではない。
2　重篤副作用疾患別対応マニュアルは、医薬品メーカーが作成し、公表している。
3　重篤副作用疾患別対応マニュアルは、一般用医薬品によって発生する副作用も含まれている。
4　一般用医薬品の添付文書は専門家向けなので、患者への説明には使用すべきではない。

(2017　北海道　問76)

答76　**3**

1：✕　副作用の説明は、対象の方の理解度に合わせて、丁寧に行わなければならない。
2：✕　医薬品メーカー→厚生労働省
3：○
4：✕　一般の生活者に理解しやすい平易な表現で記載されているため、添付文書等をみせて説明することが望ましいとされる。

問77　全身的に現れる医薬品の副作用に関する以下の記述のうち、正しいものはどれか。
1　ショック（アナフィラキシー）は、生体異物に対する即時型のアレルギー反応の一種であるが、発症後の病態の進行は比較的緩やかである。
2　皮膚粘膜眼症候群は、発症する可能性のある医薬品は限られるため、発症の予測は容易である。
3　中毒性表皮壊死融解症の症例の多くが皮膚粘膜眼症候群の進展型とみられる。
4　偽アルドステロン症は、体内にカリウムと水が貯留し、体からナトリウムが失われることによって生じる病態である。

(2023　北海道・東北　問17)

答77　**3**

1：✕　比較的緩やか→非常に速やか
2：✕　発症機序の詳細は不明であり、発症の可能性がある医薬品の種類も多いため、発症の予測は極めて困難である。
3：○
4：✕　カリウム⇔ナトリウム

偽アルドステロン症は、体内に塩分（ナトリウム）と水が貯留し、体内からカリウムが失われることによって起こる。低身長・低体重などの体表面積が小さい人や高齢者で生じやすい。

ここがポイント

118

問78　医薬品の副作用に関する記述のうち、正しいものの組み合わせはどれか。

a　黄疸とは、グロブリンが胆汁中へ排出されず、血液中に滞留することにより生じる、皮膚や白眼が黄色くなる病態である。

b　偽アルドステロン症とは、体内にカリウムと水が貯留し、体から塩分（ナトリウム）が失われることによって生じる病態である。

c　ショック（アナフィラキシー）は、発症後の進行が非常に速やかな（通常、2時間以内に急変する。）ことが特徴であり、直ちに救急救命処置が可能な医療機関を受診する必要がある。

d　ステロイド性抗炎症薬の使用が原因で血液中の白血球（好中球）が減少し、細菌やウイルスの感染に対する抵抗力が弱くなり、易感染性をもたらすことがある。

1　（a、b）　　**2**　（a、c）
3　（b、d）　　**4**　（c、d）

(2022　北陸・東海　問16)

答78　**4**

a：✖　グロブリン→ビリルビン

b：✖　カリウム⇔塩分（ナトリウム）

c：○

d：○

ショックは、生体異物に対する即時型アレルギー反応の一種だよ。

ここがポイント

問79　医薬品の副作用として現れる肝機能障害に関する記述の正誤について、正しい組合せを一つ選べ。

a　医薬品により生じる肝機能障害は、中毒性のものと、アレルギー性のものに大別される。

b　肝機能障害は、軽度であっても倦怠感や皮膚の搔痒感等の自覚症状が顕著に現れることが多い。

c　黄疸は、ビリルビン（黄色色素）が血液中へ排出されず、胆汁中に滞留することにより生じる。

d　副作用による肝機能障害が疑われるにもかかわらず、漫然と原因と考えられる医薬品を使用し続けると、肝不全を生じ、死に至ることもある。

	a	b	c	d			a	b	c	d
1	正	誤	正	誤		**2**	正	誤	誤	正
3	誤	誤	正	誤		**4**	正	正	誤	誤
5	誤	誤	誤	正						

(2022　関西連合　問75)

答79　**2**

a：○

b：✖　軽度の肝機能障害の場合、自覚症状がなく、健康診断等の血液検査（肝機能検査値の悪化）で判明することが多い。

c：✖　血液中⇔胆汁中

d：○

ショック（アナフィラキシー）に関する次の記述について、（　　）に入れるべき字句の正しい組合せを選びなさい。

ショック（アナフィラキシー）は、生体異物に対する（ a ）のアレルギー反応の一種である。原因物質によって発生頻度は異なり、医薬品の場合、以前にその医薬品によって蕁麻疹等のアレルギーを起こしたことがある人で起きる可能性が高い。一般的に、（ b ）の症状が現れ、発症後の病態は（ c ）に悪化することが多い。

	a	b	c
1	即時型	単一	緩やか
2	即時型	複数	急速
3	即時型	単一	急速
4	遅延型	複数	緩やか
5	遅延型	複数	急速

(2020　四国　問75)

答80 2

原因物質によってショックの発生頻度は異なり、医薬品の場合、以前にその医薬品によって蕁麻疹等のアレルギーを起こしたことがある人で起きる可能性が高いので、使用を避ける。

ここがポイント

問81 皮膚粘膜眼症候群（スティーブンス・ジョンソン症候群）及び中毒性表皮壊死融解症（TEN）に関する次の記述の正誤について、正しい組合せはどれか。

a 皮膚粘膜眼症候群は、発症機序の詳細が不明であり、また、発症の可能性がある医薬品の種類も多いため、発症の予測は極めて困難である。

b 皮膚粘膜眼症候群は、38℃以上の高熱を伴って、発疹・発赤、火傷様の水疱等の激しい症状が比較的短時間のうちに全身の皮膚、口、眼等の粘膜に現れる病態である。

c 皮膚粘膜眼症候群又は中毒性表皮壊死融解症の前兆として、両眼に現れる急性結膜炎（結膜が炎症を起こし、充血、目やに、流涙、痒み、腫れ等を生じる病態）は、皮膚や粘膜の変化とほぼ同時期又は半日・1日程度先行して生じることが知られている。

d 皮膚粘膜眼症候群と中毒性表皮壊死融解症は、原因医薬品の使用開始後2週間以内に発症することが多く、1ヶ月以上経ってから起こることはない。

	a	b	c	d			a	b	c	d
1	正	誤	正	正		**2**	誤	正	誤	正
3	正	正	正	誤		**4**	正	誤	誤	誤
5	誤	誤	正	誤						

(2023 南関東 問36)

答81 **3**

a：〇
b：〇
c：〇
d：✕ 1ヶ月以上経ってから起こることはない →1ヶ月以上経ってから起こることもある

中毒性表皮壊死融解症は皮膚粘膜眼症候群の進展系と考えられており、発生頻度がより少ない。

ここがポイント

問82 皮膚粘膜眼症候群及び中毒性表皮壊死融解症に関する次の記述の正誤について、正しい組合せはどれか。

a 皮膚粘膜眼症候群の発症の可能性がある医薬品の種類は少ないため、発症を予想することは容易である。

b 中毒性表皮壊死融解症の症例の多くは、皮膚粘膜眼症候群の進展型とみられる。

c 皮膚粘膜眼症候群及び中毒性表皮壊死融解症の発生頻度は、いずれも非常にまれであるとはいえ、一旦発症すると多臓器障害の合併症等により致命的な転帰をたどることがある。

d 皮膚粘膜眼症候群及び中毒性表皮壊死融解症は、いずれも原因医薬品の使用開始後1ヶ月以上経ってから発症することがほとんどである。

	a	b	c	d
1	正	誤	誤	正
2	正	正	誤	誤
3	誤	正	正	正
4	誤	誤	誤	正
5	誤	正	正	誤

(2021 北関東 問58)

答82 5

a：✖ 少ない→多い、容易→困難

b：○

c：○

d：✖ 2週間以内に発症することが多いが、1ヶ月以上経ってから起こることもある。

問83 医薬品の副作用として現れる肝機能障害に関する次の記述の正誤について、正しい組合せはどれか。

a 医薬品により生じる肝機能障害は、有効成分又はその代謝物の直接的肝毒性が原因で起きる中毒性のものと、有効成分に対する抗原抗体反応が原因で起きるアレルギー性のものに大別される。

b 黄疸は、ビリルビン（黄色色素）が血液中へ排出されず、胆汁中に滞留することにより生じる。

c 軽度の肝機能障害の場合、自覚症状がなく、健康診断等の血液検査（肝機能検査値の悪化）で初めて判明することが多い。

d 肝機能障害が疑われた場合、原因と考えられる医薬品を使用し続けても、不可逆的な病変（肝不全）を生じることはない。

	a	b	c	d		a	b	c	d
1	正	正	正	誤	**2**	誤	正	誤	誤
3	正	誤	正	誤	**4**	正	正	誤	正
5	誤	誤	正	正					

(2023　南関東　問37)

問84 医薬品の副作用として現れる偽アルドステロン症に関する次の記述のうち、正しいものの組合せはどれか。

a 体内にカリウムが貯留し、体からナトリウムが失われることによって生じる。

b 副腎皮質からのアルドステロン分泌が増加することによって生じる。

c 原因医薬品の長期服用後に初めて発症することもある。

d 医薬品と食品との間の相互作用によって起きることがある。

1（a、b）　**2**（a、c）　**3**（a、d）
4（b、c）　**5**（c、d）

(2023　北関東・甲信越　問56)

答83 **3**

a：○

b：✗　血液中⇔胆汁中

c：○

d：✗　使用し続けると不可逆的な病変を生じることもあり、死に至ることもある。

> 医薬品により生じる肝機能障害は、有効成分又はその代謝物の直接的肝毒性が原因で起きる中毒性のものと、有効成分に対する抗原抗体反応が原因で起きるアレルギー性のものに大別されるよ。

ここがポイント

答84 **5**

a：✗　カリウム⇔ナトリウム

b：✗　副腎皮質からのアルドステロンの分泌が増加していないにもかかわらず、それに似たような状態になることから偽アルドステロン症と呼ばれている。

c：○

d：○

> 「体内にナトリウムが貯留し、体からカリウムが失われることによる」という文言は頻出！

ここがポイント

問85 以下の偽アルドステロン症に関する記述について、（　　）の中に入れるべき字句の正しい組み合わせはどれか。

体内に（ a ）と水が貯留し、体から（ b ）が失われることによって生じる病態である。（ c ）からのアルドステロン分泌が増加していないにもかかわらずこのような状態となることから、偽アルドステロン症と呼ばれている。

主な症状に、手足の脱力、（ d ）、筋肉痛、こむら返り、倦怠感、手足のしびれ、頭痛、むくみ（浮腫）、喉の渇き、吐き気・嘔吐等があり、病態が進行すると、筋力低下、起立不能、歩行困難、痙攣等を生じる。

	a	b	c	d
1	ナトリウム	カリウム	副腎皮質	血圧上昇
2	カリウム	ナトリウム	副腎皮質	血圧低下
3	ナトリウム	カリウム	副腎皮質	血圧低下
4	カリウム	ナトリウム	副腎髄質	血圧低下
5	ナトリウム	カリウム	副腎髄質	血圧上昇

（2020　東北　問78）

答85 　1

副腎皮質からのアルドステロン分泌が増加していないにもかかわらず、という点がポイント。

ここがポイント

副作用　精神、局所

問86　精神神経系に現れる医薬品の副作用に関する記述の正誤について、正しい組合せを一つ選べ。

a　医薬品の副作用として現れる精神神経症状は、医薬品の大量服用や長期連用等の不適正な使用がなされた場合に限って発生し、通常の用法・用量の使用で現れることはない。

b　混合性結合組織病、関節リウマチ等の基礎疾患がある人では、医薬品による無菌性髄膜炎の発症リスクが高い。

c　副作用としての無菌性髄膜炎の発症は、多くの場合緩やかで、頭痛、発熱、吐きけ、意識混濁等の症状が徐々に現れる。

d　心臓や血管に作用する医薬品の使用により、頭痛やめまい、浮動感（体がふわふわと宙に浮いたような感じ）の症状が現れることがある。

	a	b	c	d
1	正	誤	正	誤
2	正	誤	誤	正
3	誤	正	正	正
4	誤	正	誤	正
5	誤	誤	正	正

（2022　関西連合　問76）

答86　**4**

a ： ✕　精神神経症状は、通常の用法・用量の使用でも現れることがある。

b ： ◯

c ： ✕　無菌性髄膜炎の発症は急性であり、首筋のつっぱりを伴った激しい頭痛等の症状が現れる。

d ： ◯

ここがポイント

無菌性髄膜炎は多くの場合、発症は急性だよ！

精神神経系に現れる医薬品の副作用に関する以下の記述の正誤について、正しい組み合わせはどれか。

a 眠気を催すことが知られている医薬品を使用した後は、乗物や危険な機械類の運転作業に従事しないように十分注意することが必要である。

b 無菌性髄膜炎は、早期に原因医薬品の使用を中止しても、予後は不良となることがほとんどである。

c 無菌性髄膜炎は、医薬品の副作用が原因の場合、全身性エリテマトーデス、混合性結合組織病、関節リウマチ等の基礎疾患がある人で発症リスクが高い。

d 心臓や血管に作用する医薬品により、頭痛やめまい、浮動感（体がふわふわと宙に浮いたような感じ）、不安定感（体がぐらぐらする感じ）等が生じることがある。

	a	b	c	d		a	b	c	d
1	正	正	正	正	2	誤	正	正	正
3	正	誤	正	正	4	正	正	誤	正
5	正	正	正	誤					

(2023 北海道・東北 問18)

答87 3

a：○

b：✖ 早期に原因の医薬品の使用を中止すれば、速やかに回復し、予後は比較的良好であることがほとんどである。

c：○

d：○

無菌性髄膜炎とは、髄膜炎のうち、髄液に細菌が検出されないもののことをいうよ。

ここがポイント

問88 消化器系に現れる医薬品の副作用に関する次の記述の正誤について、正しい組合せはどれか。

a 消化性潰瘍は、胃のもたれ、食欲低下、胸やけ、吐きけ、胃痛、空腹時にみぞおちが痛くなる、消化管出血に伴って糞便が黒くなるなどの症状が現れる。

b 消化性潰瘍は、自覚症状が乏しい場合もあり、貧血症状（動悸や息切れ等）の検査時や突然の吐血・下血によって発見されることもある。

c イレウス様症状は、医薬品の作用によって腸管運動が亢進した状態で、激しい腹痛、嘔吐、軟便や下痢が現れる。

d イレウス様症状は、小児や高齢者では発症のリスクが低い。

	a	b	c	d		a	b	c	d
1	誤	正	正	正	2	正	正	誤	誤
3	正	誤	正	正	4	正	正	正	誤

（2023 北関東・甲信越 問57）

答88 2

a：○

b：○

c：✗ 腸管運動が亢進した状態→腸管運動が麻痺や鈍化した状態

d：✗ リスクが低い→リスクが高い

消化性潰瘍は、胃や十二指腸の粘膜組織が傷害されて、粘膜組織の一部が粘膜筋板を超えて欠損する状態で、医薬品の副作用によって生じることも多いとされているよ。

ここがポイント

問89 消化器系に現れる医薬品の副作用に関する記述の正誤について、正しい組合せを一つ選べ。

a　副作用による消化性潰瘍になると、胃のもたれ、食欲低下、胸やけ、吐きけ、胃痛、空腹時にみぞおちが痛くなるなどの症状が生じるが、自覚症状が乏しい場合もある。

b　イレウスとは、腸の粘膜組織が傷害されて、その一部が粘膜筋板を超えて欠損する状態をいう。

c　イレウス様症状では、嘔吐（おう）がない場合でも、腹痛などの症状のために水分や食物の摂取が抑制され、脱水状態となることがある。

d　浣腸剤（かん）や坐剤（ざ）の使用によって現れる一過性の症状に、肛門部（こう）の熱感等の刺激、排便直後の立ちくらみなどがある。

	a	b	c	d			a	b	c	d
1	正	誤	正	誤		2	正	誤	正	正
3	正	正	誤	誤		4	誤	正	正	正
5	誤	正	誤	正						

(2022　関西連合　問77)

問90 消化器系に現れる副作用に関する記述のうち、誤っているものはどれか。

1　口内炎、口腔内（くう）の荒れや刺激感などは、医薬品の副作用によって生じることがある。

2　消化性潰瘍は、自覚症状が乏しい場合もあり、貧血症状（動悸（き）や息切れ等）の検査時や突然の吐血・下血によって発見されることもある。

3　普段から便秘傾向にある人は、イレウス様症状（腸閉塞様症状）の発症リスクが低い。

4　坐剤（ざ）の使用によって現れる一過性の症状に、肛門部（こう）の熱感等の刺激や排便直後の立ちくらみなどがある。

(2022　北陸・東海　問18)

答89 2

a：〇

b：✕　イレウスとは腸内容物の通過が阻害された状態をいう。

c：〇

d：〇

> イレウスとは腸閉塞のような症状をいう。小児や高齢者のほか、普段から便秘傾向のある人は、発症のリスクが高い。

ここがポイント

答90 3

1：〇

2：〇

3：✕　低い→高い

4：〇

問91 次の記述は、呼吸器系に現れる副作用に関するものである。正しいものの組み合わせはどれか。

a　間質性肺炎は、肺の中で肺胞と毛細血管を取り囲んで支持している組織（間質）が炎症を起こしたものである。

b　間質性肺炎は、一般的に医薬品の使用開始から1～2時間程度で起きることが多い。

c　間質性肺炎は、症状が一過性に現れ、自然と回復することもあるが、悪化すると肺線維症（肺が線維化を起こして硬くなる状態）に移行することがある。

d　喘息は、合併症の有無にかかわらず、原因となった医薬品の有効成分が体内から消失しても症状は寛解しない。

1（a、b）　　**2**（a、c）　　**3**（b、c）
4（b、d）　　**5**（c、d）

（2023　北海道・東北　問20）

答91 **2**

a：○

b：✗　1～2時間程度→1～2週間程度

c：○

d：✗　合併症を起こさない限り、原因となった医薬品の有効成分が体内から消失すれば症状は寛解する。

> 医薬品の副作用による喘息は、内服薬のほか、坐薬や外用薬でも誘発されることがあるよ。

ここがポイント

問92 呼吸器系に現れる医薬品の副作用に関する次の記述のうち、正しいものの組合せはどれか。

a　間質性肺炎の症状は、かぜや気管支炎の症状と区別が難しいことがある。

b　間質性肺炎は、一般的に、医薬品の使用開始から1～2ヶ月程度で起きることが多い。

c　これまでに医薬品で喘息発作を起こしたことがある人は、喘息が重症化しやすいので、同種の医薬品の使用を避ける必要がある。

d　喘息は、一般的に、原因となる医薬品（解熱鎮痛薬など）を使用後、1～2週間程度で起きることが多い。

1（a、b）　　**2**（a、c）　　**3**（b、c）
4（b、d）　　**5**（c、d）

（2021　南関東　問39　一部改題）

答92 **2**

a：○

b：✗　1～2ヶ月程度→1～2週間程度

c：○

d：✗　1～2週間程度→1時間以内の短時間

> 医薬品の副作用による喘息の軽症例は半日程度で回復するが、重症例は24時間以上持続し、窒息による意識消失から死に至る危険もある。そのような場合には、直ちに救命救急処置が可能な医療機関を受診しなければならない。

ここがポイント

問93 循環器系に現れる医薬品の副作用に関する次の記述の正誤について、正しい組合せを選びなさい。

a　うっ血性心不全とは、全身が必要とする量の血液を心臓から送り出すことができなくなり、肺に血液が貯留して、種々の症状を示す疾患である。

b　息切れ、疲れやすい、足のむくみ、急な体重の増加、咳とピンク色の痰などを認めた場合は、うっ血性心不全の可能性を疑い、早期に医師の診療を受ける必要がある。

c　医薬品により循環器系に生じる副作用は、有効成分又はその代謝物による直接的毒性が原因のため、腎機能や肝機能の低下による影響は受けない。

d　医薬品を適正に使用した場合であっても、動悸（心悸亢進）や一過性の血圧上昇、顔のほてり等の症状が現れたときには、重篤な症状への進行を防止するため、原因と考えられる医薬品の使用を中止し、症状によっては医師の診療を受けるなどの対応が必要である。

	a	b	c	d
1	正	誤	正	正
2	正	誤	誤	誤
3	誤	誤	正	正
4	正	正	誤	正
5	誤	正	正	誤

(2020　四国　問80　一部改題)

答93 4

a：○

b：○

c：✗　直接的な毒性だけが原因とは限らない。腎機能や肝機能の低下による影響も受ける。

d：○

循環器系に現れる副作用は、主にうっ血性心不全と不整脈をおさえよう。

ここがポイント

問94 循環器系に現れる医薬品の副作用に関する記述の正誤について、正しい組合せを一つ選べ。

a うっ血性心不全とは、心筋の自動性や興奮伝導の異常が原因で心臓の拍動リズムが乱れる病態である。

b 不整脈の種類によっては失神（意識消失）することもあり、その場合には自動体外式除細動器（AED）の使用を考慮するとともに、直ちに救急救命処置が可能な医療機関を受診する必要がある。

c 医薬品の副作用としての不整脈は、代謝機能の低下によってその発症リスクが高まることがあるので、腎機能や肝機能の低下、併用薬との相互作用等に留意するべきである。

d 高血圧や心臓病等、循環器系疾患の診断を受けている人は、心臓や血管に悪影響を及ぼす可能性が高い医薬品を使用してはならない。

	a	b	c	d		a	b	c	d
1	正	誤	正	誤	**2**	正	誤	誤	正
3	誤	正	正	正	**4**	誤	正	誤	正
5	誤	誤	正	正

(2023　関西連合　問79)

答94 **3**

a：✗　うっ血性心不全→
　　　不整脈

b：○

c：○

d：○

不整脈では、めまい、立ちくらみ、全身のだるさ（疲労感）、動悸、息切れ、胸部の不快感、脈の欠落等の症状が現れるよ。

ここがポイント

泌尿器系に現れる副作用に関する次の記述の正誤について、正しい組合せはどれか。

a　外国から個人的に購入した医薬品（生薬・漢方薬）又はそれらと類似する健康食品（健康茶等）の摂取によって、重篤な腎障害を生じた事例が報告されている。

b　副交感神経系の機能を抑制する作用がある成分が配合された医薬品を使用すると、膀胱の排尿筋の収縮が抑制され、尿が出にくい、尿が少ししか出ない、残尿感がある等の症状を生じることがある。

c　排尿困難や尿閉などの症状は、前立腺肥大等の基礎疾患がない人でも現れることが知られており、男性に限らず女性においても報告されている。

d　医薬品の副作用により膀胱炎様症状が現れた場合は、原因と考えられる医薬品の使用を中止し、症状によっては医師の診療を受けるなどの対応が必要である。

	a	b	c	d		a	b	c	d
1	正	正	正	正	2	正	誤	正	正
3	正	正	誤	正	4	誤	誤	正	正
5	誤	正	正	誤					

(2017　四国　問80)

答95 1
a：○
b：○
c：○
d：○

泌尿器系に関する副作用の基本的な文章だよ。

ここがポイント

問96　泌尿器系に現れる医薬品の副作用に関する次の記述の正誤について、正しい組合せはどれか。

a　交感神経系の機能を抑制する作用がある成分が配合された医薬品を使用すると、膀胱の排尿筋の収縮が抑制され、尿が出にくい、残尿感がある等の症状を生じることがある。

b　膀胱炎様症状では、尿の回数増加（頻尿）、排尿時の疼痛、残尿感等の症状が現れる。

c　排尿困難や尿閉は、前立腺肥大の基礎疾患がある男性にのみ現れる。

d　腎障害では、むくみ（浮腫）、倦怠感、発疹、吐きけ・嘔吐等の症状が現れる。

	a	b	c	d
1	誤	正	正	誤
2	正	正	誤	正
3	正	誤	正	正
4	正	誤	誤	誤
5	誤	正	誤	正

(2023　北関東・甲信越　問60)

答96　**5**

a：✕　交感神経→副交感神経

b：〇

c：✕　前立腺肥大の基礎疾患がない男性でも、女性でも現れることがある。

d：〇

排尿困難や尿閉の症状は前立腺肥大等の基礎疾患がない人でも現れることが知られており、男性に限らず女性においても報告されているよ。

ここがポイント

問97 感覚器系に現れる医薬品の副作用に関する記述について、正しいものの組合せを一つ選べ。

a コリン作動成分が配合された医薬品によって、眼圧が上昇することがある。

b 眼圧の上昇に伴って、頭痛や吐きけ・嘔吐等の症状が現れることもある。

c 高眼圧を長時間放置すると、視神経が損傷して視野欠損といった視覚障害に至るおそれがあるが、この症状は可逆的である。

d 瞳の拡大（散瞳）を生じる可能性のある成分が配合された医薬品を使用した後は、乗物や機械類の運転操作を避けなければならない。

1（a、b）　**2**（a、c）　**3**（b、c）
4（b、d）　**5**（c、d）

(2023　関西連合　問80)

問98 感覚器系及び皮膚に現れる副作用に関する以下の記述のうち、正しいものの組み合わせを下から一つ選び、その番号を解答欄に記入しなさい。

ア 眼球内の角膜と水晶体の間を満たしている眼房水が排出されにくくなると、眼圧が低下して、視覚障害を生じることがある。

イ 薬疹は、あらゆる医薬品で起きる可能性があり、医薬品の使用後1〜2日で起きることが多いが、長期使用後に現れることもある。

ウ 接触皮膚炎は、医薬品が触れた皮膚の部分にのみ生じる。

エ 光線過敏症の場合、原因となる貼付剤を剥がした後でも発症することがある。

1（ア、イ）　**2**（ア、ウ）
3（イ、エ）　**4**（ウ、エ）　(2020　九州　問40)

答97 **4**

a：✘　コリン作動成分→抗コリン成分

b：○

c：✘　可逆的である→不可逆的である場合もある

d：○

> 瞳の拡大（散瞳）によって異常な眩しさや目のかすみ等の副作用が現れることがあるため、運転や危険な作業を避ける。
>
> **ここがポイント**

答98 **4**

ア：✘　眼圧が低下→眼圧が上昇

イ：✘　1〜2日→1〜2週間

ウ：○

エ：○

> 薬疹、接触性皮膚炎、アレルギー性皮膚炎、光線過敏症の違いをおさえよう。
>
> **ここがポイント**

134

問99　皮膚に現れる副作用に関する以下の記述の正誤について、正しい組み合わせを下から一つ選びなさい。

ア　接触皮膚炎は、医薬品が触れた皮膚の部分にのみ生じ、正常な皮膚との境界がはっきりしているのが特徴である。

イ　光線過敏症は、医薬品が触れた部分だけでなく、全身へ広がって重篤化する場合がある。

ウ　薬疹は、あらゆる医薬品で起きる可能性があり、特に、発熱を伴って眼や口腔粘膜に異常が現れた場合は、急速に皮膚粘膜眼症候群や、中毒性表皮壊死融解症等の重篤な病態へ進行することがある。

エ　薬疹は、それまで経験したことがない人であっても、暴飲暴食や肉体疲労が誘因となって現れることがある。

	ア	イ	ウ	エ		ア	イ	ウ	エ
1	正	正	正	正	**2**	正	正	誤	誤
3	正	誤	正	誤	**4**	誤	正	正	正
5	誤	誤	誤	正					

(2019　九州　問40)

答99　**1**

ア：○
イ：○
ウ：○
エ：○

接触皮膚炎は医薬品が触れた皮膚の部分にのみ生じ、正常な皮膚との境界がはっきりしているのが特徴。アレルギー性皮膚炎の場合は、発症部位は医薬品の接触部位に限定されない。

ここがポイント

問100 医薬品の副作用に関する記述のうち、正しいものの組み合わせはどれか。

a 医薬品を長期連用したり、過量服用するなどの不適正な使用によって、倦怠感や虚脱感等を生じることがあるため、医薬品の販売等に従事する専門家は、販売する医薬品の使用状況に留意する必要がある。

b 厚生労働省では「重篤副作用総合対策事業」の一環として、関係学会の専門家等の協力を得て、「重篤副作用疾患別対応マニュアル」を作成し、公表しているが、一般用医薬品によって発生する副作用は本マニュアルの対象となっていない。

c 医薬品による副作用の早期発見・早期対応のためには、医薬品の販売等に従事する専門家が副作用の症状に関する十分な知識を身につけることが重要である。

d 医薬品医療機器等法第68条の10第2項の規定に基づき、医薬品の副作用等を知った場合に、必要に応じて、その旨を厚生労働大臣に報告しなければならないとされている対象者は薬剤師のみであり、今後は登録販売者も含まれることが期待されている。

1 （a、c） **2** （b、c） **3** （b、d）
4 （a、d）

(2023 北陸・東海 問20)

答100 1

a：〇

b：✖ 一般用医薬品も対象である。

c：〇

d：✖ すでに登録販売者も対象である。

市販後も医薬品の安全性を継続的に確保するため、登録販売者を含む専門家により多くの情報が収集されることが望まれているよ！

ここがポイント

第**3**章 主な医薬品とその作用

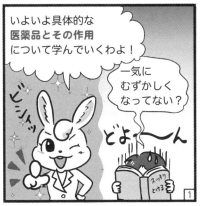

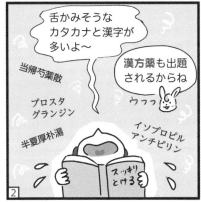

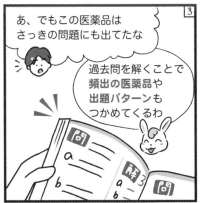

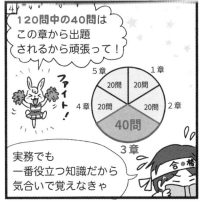

出題のポイント

第3章は、120問中40問を占める重要な章です。
この章がこの試験の最大の難関です。
しかし、問題を解いていくと、出題パターンやよく出ている成分名・医薬品名が少しずつ分かってきますので、根気よく問題を解くことが合格への近道です。面倒くさがらずに、時間をかけてよく出る問題を確実に覚えましょう。

かぜ薬

問1 かぜ薬（総合感冒薬）に関する記述の正誤について、正しい組合せを一つ選べ。

a かぜ薬の多くは、原因となるウイルスの増殖を抑制する作用を有する。

b かぜであるからといって、必ずしもかぜ薬を選択するのが最適とは限らない。

c 存在しない症状に対する不要な成分が配合されていると、副作用のリスクを高めることとなる。

d かぜ薬に配合される主な解熱鎮痛成分としては、アスピリンやアセトアミノフェン、イブプロフェンなどがある。

	a	b	c	d		a	b	c	d
1	正	正	正	誤	2	正	正	誤	正
3	正	誤	正	正	4	誤	正	正	正
5	正	正	正	正					

(2019 関西連合 問21)

問2 かぜ（感冒）及びかぜ薬（総合感冒薬）に関する次の記述のうち、正しいものの組合せはどれか。

a かぜの約8割は細菌の感染が原因であるが、それ以外にウイルスの感染などがある。

b インフルエンザ（流行性感冒）は、感染力が強く、また重症化しやすいため、かぜとは区別して扱われる。

c かぜ薬は、細菌やウイルスの増殖を抑えたり、体内から除去することにより、咳や発熱などの諸症状の緩和を図るものである。

d かぜの原因となる細菌やウイルスの種類は、季節や時期などによって異なる。

1 （a、b） 2 （a、c） 3 （a、d）
4 （b、d） 5 （c、d） (2023 南関東 問61)

答1 4

a：✖ かぜ薬は、ウイルスの増殖を抑えたり、ウイルスを体内から除去するものではなく、諸症状の緩和を図る対症療法薬である。

b：〇

c：〇

d：〇

> 安易に総合かぜ薬を選択するのではなく、その時の症状に合わせることが大切！
> **ここがポイント**

答2 4

a：✖ かぜの約8割はウイルスが原因である。

b：〇

c：✖ 細菌やウイルスを除去するものではない。

d：〇

> かぜ薬は原因となるウイルスを除去するものではないよ。
> **ここがポイント**

問3 かぜ薬（総合感冒薬）に配合される成分に関する記述のうち、誤っているものはどれか。
1 サイコは、解熱作用を期待して配合されている場合がある。
2 ノスカピンは、中枢神経系に作用して鎮咳作用を示す。
3 キキョウは、気管・気管支を拡げる作用を期待して配合されている場合がある。
4 グリチルリチン酸二カリウムは、鼻粘膜や喉の炎症による腫れを和らげることを目的として配合されている場合がある。

(2023　北陸・東海　問22)

問4 かぜ（感冒）及びかぜ薬（総合感冒薬）に関する次の記述の正誤について、正しい組合せはどれか。
a かぜの約8割は細菌の感染が原因であるが、それ以外にウイルス（ライノウイルス、コロナウイルス、アデノウイルスなど）の感染がある。
b かぜとよく似た症状が現れる疾患は多数あり、急激な発熱を伴う場合や、症状が4日以上続くとき、又は症状が重篤なときは、かぜではない可能性が高い。
c かぜ薬は、細菌やウイルスの増殖を抑えたり、体内から除去することにより、咳や発熱などの諸症状の緩和を図るものである。
d インフルエンザ（流行性感冒）は、感染力が強く、また、重症化しやすいため、かぜとは区別して扱われる。

	a	b	c	d		a	b	c	d
1	正	正	誤	誤	2	正	誤	正	誤
3	誤	正	誤	正	4	誤	正	正	正
5	正	誤	誤	正					

(2021　南関東　問61)

答3 3
1：○
2：○
3：× 痰を伴う咳に用いる。気管支を拡げる作用はない。
4：○

答4 3
a：× かぜの原因の8割は細菌ではなくウイルスである。
b：○
c：× 一般用医薬品のかぜ薬は、かぜの原因であるウイルスや細菌の増殖を抑えたり、直接除去するものではない。
d：○

かぜは上気道の急性炎症の総称で、通常は数日〜1週間程度で自然寛解し、予後は良好である。

ここがポイント

第3章 主な医薬品とその作用

139

問5 かぜ薬（総合感冒薬）の配合成分とその成分を配合する目的との関係の正誤について、正しい組み合わせはどれか。

	（配合成分）	（配合目的）
a	グアイフェネシン	炎症による腫れを和らげる。
b	メキタジン	痰（たん）の切れを良くする。
c	アスコルビン酸	発熱を鎮め、痛みを和らげる。
d	プソイドエフェドリン塩酸塩	鼻粘膜の充血を和らげ、気管・気管支を拡げる。

	a	b	c	d			a	b	c	d
1	誤	誤	誤	正		2	誤	誤	正	誤
3	誤	正	誤	誤		4	正	誤	誤	誤
5	誤	誤	誤	誤						

(2022 北陸・東海 問23)

問6 以下の解熱鎮痛成分に関する記述について、（ ）の中に入れるべき字句の正しい組み合わせはどれか。

アスピリン、サザピリン等を総称して（ a ）解熱鎮痛成分という。アスピリンは、他の解熱鎮痛成分に比較して胃腸障害を起こしやすく、アスピリンアルミニウム等として胃粘膜への悪影響の軽減を図っている製品もある。

アスピリンは、まれに重篤な副作用として（ b ）を生じることがある。

	a	b
1	ピリン系	甲状腺機能低下症
2	サリチル酸系	甲状腺機能低下症
3	ピリン系	肝機能障害
4	サリチル酸系	肝機能障害
5	ピリン系	血栓症

(2021 東北 問23)

答5 1

a：✕ 痰（たん）の切れを良くする。

b：✕ くしゃみ、鼻汁を抑える。

c：✕ かぜのときに消耗しやすいビタミンで、粘膜の健康維持・回復に重要。

d：〇

答6 4

アスピリンやサザピリンはピリン系の医薬品ではない。ピリン系で一般用で使用される成分はイソプロピルアンチピリンのみである。

ここがポイント

問7 **第1欄**の記述は、かぜ薬（総合感冒薬）として用いられる漢方処方製剤に関するものである。該当する漢方処方製剤は**第2欄**のどれか。

第1欄

体力中等度又はやや虚弱で、うすい水様の痰を伴う咳や鼻水が出るものの気管支炎、気管支喘息、鼻炎、アレルギー性鼻炎、むくみ、感冒、花粉症に適すとされるが、体の虚弱な人（体力の衰えている人、体の弱い人）、胃腸の弱い人、発汗傾向の著しい人では、悪心、胃部不快感等の副作用が現れやすい等、不向きとされる。

第2欄

1 葛根湯　　2 麻黄湯　　3 小青竜湯
4 桂枝湯　　5 麦門冬湯

答7 **3**

1：✕　葛根湯は体力充実して、かぜのひきはじめに用いる。

2：✕　麻黄湯は体力充実して、かぜのひきはじめに用いる。

3：〇

4：✕　桂枝湯は体力虚弱で、汗が出るもののかぜの初期に適すとされる。

5：✕　麦門冬湯は体力中程度以下に適すが、水様痰の多い人には不向きである。

かぜに用いる漢方製剤はそれぞれの特徴を見極めることが大事。体力と水様痰および構成生薬をおさえましょう。

ここがポイント

問8 かぜ薬に含まれる炎症による腫れを和らげる成分に関する記述の正誤について、正しい組合せを一つ選べ。

a グリチルリチン酸二カリウムの作用本体であるグリチルリチン酸は、化学構造がステロイド性抗炎症成分に類似していることから、抗炎症作用を示すと考えられている。

b グリチルリチン酸二カリウムは、血栓を起こすおそれのある人に使用する場合は、医師や薬剤師に相談するなどの対応が必要である。

c トラネキサム酸は、体内での起炎物質の産生を抑制することで炎症の発生を抑え、腫れを和らげる。

d トラネキサム酸を大量に摂取すると、偽アルドステロン症を生じるおそれがある。

	a	b	c	d		a	b	c	d
1	正	正	誤	誤	2	正	誤	正	正
3	誤	正	誤	誤	4	正	誤	正	誤
5	誤	誤	正	正					

(2022 関西連合 問22)

答8 4

a：〇

b：✖ グリチルリチン酸二カリウム→トラネキサム酸

c：〇

d：✖ トラネキサム酸→グリチルリチン酸二カリウム

問9 かぜの症状緩和に用いられる漢方処方製剤のうち、マオウを含むものの組合せを一つ選べ。

a 柴胡桂枝湯（さいこけいしとう）
b 麦門冬湯（ばくもんどうとう）
c 小青竜湯（しょうせいりゅうとう）
d 葛根湯（かっこんとう）

1 （a、b） 2 （a、d） 3 （b、c）
4 （b、d） 5 （c、d）

(2023 関西連合 問23)

答9 5

a：✖ 構成生薬はカンゾウ

b：✖ 構成生薬はカンゾウ

c：〇

d：〇

問10 50歳代の女性、体力中等度以下で、手足が冷え、肩もこっており、頭痛とともに吐きけもする。この女性に適している漢方処方製剤を一つ選べ。

1 疎経活血湯 そけいかっけつとう
2 桂枝加朮附湯 けいしかじゅつぶとう
3 麻杏薏甘湯 まきょうよくかんとう
4 呉茱萸湯 ごしゅゆとう
5 芍薬甘草湯 しゃくやくかんぞうとう

(2020 関西連合 問25)

問11 かぜの症状緩和に用いられる漢方処方製剤に関する記述について、正しいものの組合せを一つ選べ。

a 柴胡桂枝湯 さいこけいしとう は、体力中等度又はやや虚弱で、多くは腹痛を伴い、ときに微熱・寒気・頭痛・吐きけ等を伴うもののかぜの中期から後期の症状に適すとされる。

b 構成生薬としてカンゾウを含む香蘇散 こうそさん は、体力虚弱で、胃腸が弱く神経過敏で気分がすぐれないもののかぜのひきはじめに適すとされる。

c 小青竜湯 しょうせいりゅうとう は、体力充実して、かぜのひきはじめで、寒気がして発熱、頭痛があり、体のふしぶしが痛く汗が出ていないものの感冒等に適すとされる。

d 葛根湯 かっこんとう は、頭痛、肩こりにも効果があり、カンゾウが配合されていないことから安心して利用できる漢方処方製剤の一つである。

1 （a、b） 　 2 （a、d）
3 （b、c） 　 4 （c、d）

(2020 関西連合 問22)

答10 4

婦人用薬のカテゴリでも出ることもあるが、解熱・鎮痛やかぜ薬の問題としても出ることもある。

ここがポイント

答11 1

a：○
b：○
c：✕ 小青龍湯→麻黄湯
d：✕ 葛根湯はカンゾウを含む。

カンゾウは、偽アルドステロン症を起こすことがあるので注意する。

ここがポイント

「かぜ」に使われる漢方で構成生薬が「カンゾウ」「マオウ」なのは麻黄湯、葛根湯、小青竜湯の3つ。しっかり覚えよう。

ここがポイント

第3章 主な医薬品とその作用

143

問12 次の表はあるかぜ薬に含まれている成分の一覧である。

6錠中	
イブプロフェン	450mg
ジヒドロコデインリン酸塩	24mg
ノスカピン	48mg
dl－メチルエフェドリン塩酸塩	60mg
Ｌ－カルボシステイン	750mg
グリチルリチン酸	39mg
ｄ－クロルフェニラミンマレイン酸塩	3.5mg
無水カフェイン	75mg
ベンフォチアミン（ビタミンB１誘導体）	25mg

このかぜ薬に含まれている成分とその成分を配合する目的との関係について、正しいものの組み合わせはどれか。

a　イブプロフェン　　　　　　　　　— くしゃみや鼻汁を抑える
b　ノスカピン　　　　　　　　　　　— 咳を抑える
c　グリチルリチン酸　　　　　　　　— 炎症による腫れを和らげる
d　ｄ－クロルフェニラミンマレイン酸塩 — 発熱を鎮める

1　（a、b）　　**2**　（a、d）
3　（b、c）　　**4**　（c、d）

（2021　東北　問22　一部改題）

答12　**3**

a：✖　発熱を鎮める。
b：〇
c：〇
d：✖　くしゃみや鼻汁を
　　　 抑える。

問13 かぜ（感冒）の症状緩和に用いられる漢方処方製剤に関する次の記述のうち、正しいものの組合せはどれか。

a 柴胡桂枝湯は、体力中等度又はやや虚弱で、多くは腹痛を伴い、ときに微熱・寒気・頭痛・吐きけなどのあるものの胃腸炎、かぜの中期から後期の症状に適すとされる。

b 香蘇散は、構成生薬としてカンゾウを含まず、体力虚弱で、神経過敏で気分がすぐれず胃腸の弱いもののかぜの初期、血の道症に適すとされる。

c 小青竜湯は、体力中程度又はやや虚弱で、うすい水様の痰を伴う咳や鼻水が出るものの気管支炎、気管支喘息、鼻炎、アレルギー性鼻炎、むくみ、感冒、花粉症に適すとされる。

d 葛根湯は、体力虚弱で、汗が出るもののかぜの初期に適すとされる。

1 （a、b）　　2 （a、c）　　3 （b、c）
4 （b、d）　　5 （c、d） **(2023 南関東 問63)**

答13 **2**

a：○

b：✕ 香蘇散の構成生薬はカンゾウを含む。

c：○

d：✕ 体力中等度以上のものの感冒の初期（汗をかいていないもの）に適すとされている。

解熱鎮痛薬

問14 以下の化学的に合成された解熱鎮痛成分の作用に関する記述について、（　　）の中に入れるべき字句の正しい組み合わせはどれか。なお、2箇所の（ b ）内はどちらも同じ字句が入る。

解熱に関しては、プロスタグランジンの産生抑制作用のほか、腎臓における水分の（ a ）を促して循環血流量を増し、発汗を促進する作用も寄与している。循環血流量の増加は（ b ）の負担を増大させるため、（ b ）に障害がある場合は、その症状を悪化させるおそれがある。

プロスタグランジンには胃酸分泌調節作用や胃腸粘膜保護作用もあるが、これらの作用が解熱鎮痛成分によって妨げられると、胃酸分泌が増加するとともに胃壁の血流量が（ c ）して、胃粘膜障害を起こしやすくなる。そうした胃への悪影響を軽減するため、なるべく空腹時を避けて服用することとなっている場合が多い。

	a	b	c
1	排泄	心臓	増加
2	排泄	肝臓	低下
3	再吸収	心臓	低下
4	排泄	心臓	低下
5	再吸収	肝臓	増加

(2023　北海道・東北　問23)

答14　**3**

a：再吸収
b：心臓
c：低下

プロスタグランジンの作用のポイントをしっかり押さえることで、副作用が起こるメカニズムがわかるよ。

ここがポイント

問15 一般用医薬品の解熱鎮痛薬を購入する際に、受診勧奨が必要と考えられる症状の正誤について、正しい組合せを一つ選べ。

a 激しい腹痛や下痢などの消化器症状を伴う発熱
b 1週間以上続く発熱
c 年月の経過に伴って次第に増悪していくような月経痛
d 起床時に関節のこわばりを伴う関節痛

	a	b	c	d
1	正	正	正	誤
2	正	正	誤	正
3	正	誤	正	正
4	誤	正	正	正
5	正	正	正	正

(2022 関西連合 問25)

答15 5

a：○
b：○
c：○ 子宮筋腫や子宮がんなどの疑いもあり、受診をすすめる必要がある。
d：○ 関節リウマチの可能性があるため、受診をすすめる必要がある。

問16 一般用医薬品において用いられる解熱鎮痛成分（アセトアミノフェン及び生薬成分を除く。）の副作用に関する記述について、正しいものの組合せを一つ選べ。

a 循環血流量を増加させる作用があるため、心臓の負担を増大させる可能性がある。
b 腎血流量を減少させる作用があるため、腎機能に障害があると、その症状を悪化させる可能性がある。
c プロスタグランジンの産生を介した胃腸粘膜保護作用があるため、胃粘膜障害は生じにくい。
d アスピリンは、ピリン系の成分ではないため、薬疹等のアレルギー症状が生じることはない。

1 （a、b）　　2 （a、c）
3 （b、d）　　4 （c、d）

(2021 関西連合 問25)

答16 1

a：○
b：○
c：✕ プロスタグランジンの産生を抑えるので胃粘膜障害を生じる可能性がある。
d：✕ ピリン系ではないがアレルギーを起こす可能性がある。

問17　解熱鎮痛薬の副作用に関する記述について、正しいものの組合せを一つ選べ。

a　重篤な副作用として、ショック（アナフィラキシー）、皮膚粘膜眼症候群や中毒性表皮壊死融解症、喘息を生じることがある。

b　アスピリン喘息は、解熱鎮痛成分の中でもアスピリン特有の副作用である。

c　サリチル酸系解熱鎮痛成分は、ライ症候群の発生が示唆されている。

d　基礎疾患がなければ、解熱鎮痛薬を長期連用しても、副作用は生じない。

1　（a、b）　　2　（a、c）
3　（b、d）　　4　（c、d）　(2019　関西連合　問26)

答17　**2**

a：○

b：✗　アスピリン特有の
　　　→アスピリン以外でも
　　　発症する

> アスピリン喘息は、アセトアミノフェン、アスピリン、イブプロフェン、イソプロピルアンチピリン等の解熱鎮痛成分で発症する。
>
> **ここがポイント**

c：○

d：✗　副作用は生じない
　　　→副作用が生じる可能
　　　性が高まる

> 全てのかぜ薬、解熱鎮痛薬、抗菌性点眼薬、鼻炎用内服薬、鎮静薬、アレルギー用薬の「してはいけないこと」に「長期連用しないこと」との記載がある。
>
> **ここがポイント**

問18 かぜ薬及び解熱鎮痛薬又はそれらの配合成分に関する記述の正誤について、正しい組合せを一つ選べ。

a 多くの解熱鎮痛薬には、体内におけるプロスタグランジンの産生を促す成分が配合されている。

b 解熱鎮痛薬は、発熱や痛みの原因となっている病気や外傷を根本的に治すものである。

c 抗ヒスタミン成分のクロルフェニラミンマレイン酸塩は、くしゃみや鼻汁を抑えることを目的として配合されている。

d ジヒドロコデインリン酸塩は、副作用である下痢に注意を要する。

	a	b	c	d			a	b	c	d
1	正	正	誤	誤		2	正	誤	正	誤
3	正	誤	誤	正		4	誤	誤	正	正
5	誤	誤	正	誤

(2020 関西連合 問23 一部改題)

答18 5

a：✖ 産生を促す→産生を抑える

b：✖ 原因をなおすものではない。

c：〇

d：✖ 下痢→便秘

第3章 主な医薬品とその作用

問19 解熱鎮痛薬の配合成分に関する以下の記述の正誤について、正しい組み合わせはどれか。

a アセトアミノフェンは、主として中枢作用によって解熱・鎮痛をもたらすため、末梢における抗炎症作用は期待できない。

b エテンザミドは、作用の仕組みの違いによる相乗効果を期待して、他の解熱鎮痛成分と組み合わせて配合されることが多い。

c シャクヤクは、発汗を促して解熱を助ける作用を期待して配合される。

d ブロモバレリル尿素は、解熱鎮痛成分の鎮痛作用を助ける目的で配合されている場合がある。

	a	b	c	d		a	b	c	d
1	正	正	正	正	2	正	正	正	誤
3	正	正	誤	正	4	正	誤	正	正
5	誤	正	正	正					

(2022 北海道・東北 問24)

答19 **3**

a：〇

b：〇

c：✕ 鎮痛鎮痙作用、鎮静作用を示す。内臓の痛みにも用いられる。

d：〇

問20 解熱鎮痛薬及びその配合成分等に関する次の記述の正誤について、正しい組合せはどれか。

a サザピリンが配合された一般用医薬品の解熱鎮痛薬は、15歳未満の小児に対して使用することができる。

b アスピリンには血液を凝固しにくくさせる作用があり、医療用医薬品として、血栓ができやすい人に対する血栓予防薬の成分としても用いられている。

c ボウイは、ツヅラフジ科のオオツヅラフジの蔓性の茎及び根茎を、通例、横切したものを基原とする生薬で、鎮痛、尿量増加（利尿）等の作用を期待して用いられる。

d シャクヤクは、発汗を促して解熱を助ける作用を期待して配合されている。

	a	b	c	d		a	b	c	d
1	誤	正	誤	正	2	誤	正	正	誤
3	正	誤	正	誤	4	正	誤	誤	正
5	誤	誤	誤	誤					

(2023 南関東 問64)

答20 **2**

a：✕ 15歳未満には使用しない。

b：〇

c：〇

d：✕ 発汗を促して解熱を助けるのはマオウである。

問21 解熱鎮痛薬に含まれている成分に関する次の記述の正誤について、正しい組合せはどれか。

a アスピリンは、他の解熱鎮痛成分に比較して胃腸障害を起こしやすく、アスピリンアルミニウム等として胃粘膜への悪影響の低減を図っている製品もある。

b サザピリンは、ピリン系の解熱鎮痛成分であり、ピリン疹と呼ばれるアレルギー症状をもたらすことがある。

c アセトアミノフェンは主として中枢作用によって解熱・鎮痛をもたらすため、末梢における抗炎症作用は期待できない。

d イソプロピルアンチピリンは、解熱及び鎮痛の作用は比較的強いが、抗炎症作用は弱いため、他の解熱鎮痛成分と組み合わせて配合される。

	a	b	c	d		a	b	c	d
1	誤	正	誤	正	**2**	誤	誤	正	正
3	正	誤	正	正	**4**	正	正	誤	誤
5	誤	正	正	誤					

(2023 北関東・甲信越 問61)

答21 **3**

a：○

b：✕ サザピリンは、非ピリン系の解熱鎮痛成分。唯一の一般用医薬品のピリン系解熱鎮痛成分は、イソプロピルアンチピリンである。

c：○

d：○

ここがポイント

「〜ピリン」であっても非ピリン系があるので注意！

問22 解熱鎮痛薬及びその配合成分に関する記述のうち、誤っているものはどれか。

1 解熱鎮痛成分（生薬成分を除く。）による胃腸障害の軽減を目的として、ケイ酸アルミニウム、酸化マグネシウム、水酸化アルミニウムゲル、メタケイ酸アルミン酸マグネシウム等の制酸成分が配合されている場合がある。

2 アスピリン（アスピリンアルミニウムを含む。）は、まれに重篤な副作用として肝機能障害を生じることがある。

3 エテンザミドは、痛みの発生を抑える働きが作用の中心となっている他の解熱鎮痛成分に比べ、痛みが神経を伝わっていくのを抑える働きが強い。

4 イブプロフェンはプロスタグランジンの産生を促進することで消化管粘膜の防御機能を低下させるため、消化管に広範に炎症を生じる疾患である胃・十二指腸潰瘍、潰瘍性大腸炎又はクローン病の既往症がある人が使用すると、それら疾患の再発を招くおそれがある。

（2020 北陸・東海 問24 一部改題）

答22 **4**

1：○
2：○
3：○
4：✕ 促進→抑制

ACE処方とは
A：アセトアミノフェン
C：カフェイン
E：エテンザミド
を組み合わせた処方のこと。

ここがポイント

問23 解熱鎮痛薬の配合成分に関する次の記述の正誤について、正しい組合せはどれか。

a アセトアミノフェンは、主として中枢作用によって解熱・鎮痛をもたらすため、末梢における抗炎症作用は期待できない。

b エテンザミドは、他の解熱鎮痛成分に比べ、痛みが神経を伝わっていくのを抑える働きが強いため、他の解熱鎮痛成分と組み合わせて配合してはならないとされている。

c イソプロピルアンチピリンは、解熱及び鎮痛の作用は比較的強いが、抗炎症作用は弱いため、他の解熱鎮痛成分と組み合わせて配合される。

	a	b	c		a	b	c
1	誤	正	正	2	誤	正	誤
3	正	誤	正	4	正	正	誤
5	誤	誤	正				

(2021 南関東 問65)

問24 解熱又は鎮痛の目的で用いられる漢方処方製剤及び生薬成分に関する記述の正誤について、正しい組合せを一つ選べ。

a 桂枝加朮附湯は、体力中等度で、慢性に経過する頭痛、めまい、肩こりなどがあるものの慢性頭痛、神経症、高血圧傾向のあるものに適すとされる。

b 芍薬甘草湯は、筋肉の痙攣や腹痛、腰痛といった症状があるときのみの服用にとどめ、連用は避ける。

c シャクヤクは古くから「熱さまし」として用いられ、エキスを製剤化した製品には、「感冒時の解熱」の効能・効果がある。

d 生薬成分が解熱又は鎮痛をもたらす仕組みは、化学的に合成された成分と異なるものと考えられている。

	a	b	c	d		a	b	c	d
1	正	正	誤	誤	2	正	誤	正	誤
3	誤	正	正	正	4	正	誤	誤	正
5	誤	正	誤	正					

(2021 関西連合 問26)

答23 3

a：○

b：✕ ACE処方としてよく組み合わせるものである。

c：○

答24 5

a：✕ 釣藤散の説明である。

b：○

c：✕ シャクヤクではなくジリュウ（地竜）の説明である。

d：○

眠気を促す薬

問25 眠気を促す抗ヒスタミン成分に関する記述の正誤について、正しい組合せを一つ選べ。

a 脳内におけるヒスタミン刺激を増加させることにより、眠気を促す。

b 妊婦又は妊娠していると思われる女性でも、抗ヒスタミン成分を主薬とする睡眠改善薬の使用を避ける必要はない。

c 慢性的に不眠症状がある人を対象とするものではない。

d 目が覚めたあとも、注意力の低下やめまいを起こすことがあるので、注意が必要である。

	a	b	c	d		a	b	c	d
1	正	正	誤	誤	2	正	誤	正	誤
3	正	誤	誤	正	4	誤	誤	正	正
5	誤	誤	正	誤					

(2019 関西連合 問27)

問26 眠気を促す薬に関する次の記述の正誤について、正しい組合せはどれか。

a 抗ヒスタミン成分を主薬とする催眠鎮静薬は、慢性的に続く睡眠障害の緩和に適している。

b ブロモバレリル尿素を含有する催眠鎮静薬は、胎児に障害を引き起こさないため、妊婦の睡眠障害の緩和に適している。

c 柴胡加竜骨牡蛎湯は、体力中等度以上で、精神不安があって、動悸、不眠、便秘などを伴う高血圧の随伴症状（動悸、不安、不眠）、神経症、更年期神経症、小児夜なき、便秘に適すとされる。

d 酸棗仁湯は、体力中等度以下で、心身が疲れ、精神不安、不眠などがあるものの不眠症、神経症に適すとされる。

	a	b	c	d		a	b	c	d
1	正	正	正	正	2	誤	正	正	誤
3	誤	誤	正	正	4	正	正	誤	正
5	誤	誤	誤	誤					

(2023 南関東 問65)

答25 4

a ： ✕ 増加→低下

b ： ✕ 避ける必要はない →避ける

c ： ○

d ： ○

> 妊娠中にしばしば生じる睡眠障害は、ホルモンのバランスや体型の変化等が原因であり、睡眠改善薬の適用対象ではない。

ここが ポイント

答26 3

a ： ✕ 慢性的な睡眠障害の緩和には、医療用医薬品を用いる。

b ： ✕ 胎児に影響があるので妊婦には禁忌。

c ： ○

d ： ○

問27 眠気を促す薬及びその配合成分に関する記述のうち、正しいものの組み合わせはどれか。

a　ブロモバレリル尿素は、反復して摂取すると依存を生じることが知られており、本来の目的から逸脱した使用（乱用）がなされることがある。

b　抑肝散(よくかんさん)は、不眠症状の改善を目的として使用されるが、構成生薬としてダイオウを含むため、下痢等の副作用に注意が必要である。

c　生薬成分のみからなる鎮静薬であっても、複数の鎮静薬の併用や、長期連用は避けるべきである。

d　抗ヒスタミン成分を主薬とする催眠鎮静薬は、慢性的に不眠症状がある人を対象とするものである。

1　（a、b）　　2　（a、c）
3　（b、d）　　4　（c、d）

（2023　北陸・東海　問26）

答27 2

a：〇

b：✕　構成生薬はダイオウではなくカンゾウである。

c：〇

d：✕　慢性不眠には不適であり一時的な不眠に用いる。

第3章
主な医薬品とその作用

問28 眠気を促す薬及びその配合成分に関する以下の記述の正誤について、正しい組み合わせはどれか。

a ジフェンヒドラミン塩酸塩を含有する医薬品は、慢性的に不眠症状がある人を対象として用いられる。

b ブロモバレリル尿素は、反復して摂取すると依存を生じることがある。

c 加味帰脾湯は、神経がたかぶり、怒りやすい、イライラなどがあるものの神経症、不眠症、小児夜なき、小児疳症（神経過敏）、歯ぎしり、更年期障害、血の道症に適すとされる。

d 桂枝加竜骨牡蛎湯は、心身が疲れ、血色が悪く、ときに熱感を伴うものの貧血、不眠症、精神不安、神経症に適すとされる。

	a	b	c	d
1	正	誤	正	正
2	正	正	誤	正
3	誤	正	誤	誤
4	誤	正	正	誤
5	誤	誤	誤	正

(2021 東北 問24 一部改題)

答28 3

a：✗ 慢性ではなく一時的な不眠に適する。

b：○

c：✗ 抑肝散の説明である。

d：✗ 加味帰脾湯の説明である。

桂枝加竜骨牡蛎湯は、体力中等度以下で疲れやすく、神経過敏で興奮しやすいものの神経質、不眠症、小児夜なき、夜尿症、眼精疲労、神経症に適すとされる。

ここがポイント

眠気を防ぐ薬

問29 眠気防止薬及びその有効成分に関する以下の記述の正誤について、正しい組合せはどれか。

a　カフェインには、胃液分泌亢進作用があり、その結果、副作用として胃腸障害（食欲不振、悪心・嘔吐）が現れることがある。

b　妊娠中にカフェインを摂取した場合、吸収されて循環血液中に移行したカフェインの一部は、血液ー胎盤関門を通過して胎児に到達することが知られている。

c　眠気防止薬には、眠気を抑える成分として、チアミン塩化物塩酸塩、タウリンが配合されている場合がある。

d　かぜ薬やアレルギー用薬などを使用したことによる眠気を抑えるために、眠気防止薬を使用するのは適切ではない。

	a	b	c	d		a	b	c	d
1	正	正	誤	正	2	正	誤	正	誤
3	正	正	正	誤	4	誤	誤	誤	正
5	誤	正	正	正					

(2018　北海道　問5)

答29　1

a：○

b：○

c：✕　チアミン塩化物塩酸塩、タウリンは眠気による倦怠感を和らげる補助成分として配合されている。

d：○

> ビタミンB1、B2、B6、B12、ニコチン酸アミド、タウリンなどが眠気による倦怠感を和らげる補助成分として配合されている。

ここがポイント

問30　カフェインに関する記述の正誤について、正しい組合せを一つ選べ。

a　反復摂取により依存を形成する性質があるため、短期間の服用にとどめ連用をしない。

b　食欲不振、悪心・嘔吐が現れることがあるため、胃潰瘍のある人は服用を避ける。

c　動悸が現れることがあるため、心臓病のある人は服用を避ける。

d　妊娠中に服用しても、胎児の発達に影響はない。

	a	b	c	d		a	b	c	d
1	正	正	正	誤	2	正	正	誤	正
3	正	誤	正	正	4	誤	正	正	正
5	正	正	正	正					

(2019　関西連合　問29)

答30　1

a：○

b：○

c：○

d：✕　カフェインの一部は、血液ー胎盤関門を通過して胎児に到達することが知られており、胎児の発達に影響を及ぼす可能性がある。

第3章　主な医薬品とその作用

157

問31 眠気防止薬の主な有効成分として配合されるカフェインに関する次の記述の正誤について、正しい組合せはどれか。

a 腎臓におけるナトリウムイオンの再吸収促進作用があり、尿量の増加をもたらす。

b 胃液分泌抑制作用があり、その結果、副作用として胃腸障害（食欲不振、悪心・嘔吐）が現れることがある。

c 反復摂取により依存を形成するという性質がある。

d 眠気防止薬におけるカフェインの1回摂取量はカフェインとして200mg、1日摂取量はカフェインとして500mgが上限とされている。

	a	b	c	d		a	b	c	d
1	誤	正	誤	正	2	誤	誤	正	誤
3	正	正	正	誤	4	正	正	誤	正
5	誤	誤	正	正					

(2023 南関東 問66)

答31 **5**

a：✖ 再吸収促進作用→再吸収抑制作用

b：✖ 胃液分泌抑制作用→胃液分泌亢進作用

c：◯

d：◯

眠気防止薬におけるカフェインの1回摂取量は200mg、1日摂取量は500mgが上限とされているよ。

ここがポイント

問32 カフェインに関する記述のうち、正しいものの組み合わせはどれか。

a カフェインは、反復摂取により依存を形成することはない。

b カフェインには心筋を興奮させる作用があり、副作用として動悸が現れることがある。

c カフェインには腎臓におけるナトリウムイオン（同時に水分）の再吸収促進作用があり、尿量の減少をもたらす。

d カフェインには胃液分泌亢進作用があり、その結果、副作用として胃腸障害（食欲不振、悪心・嘔吐）が現れることがあるため、胃酸過多の人や胃潰瘍のある人は、安全使用の観点から留意すべきである。

1 （a、b） 2 （a、c）
3 （b、d） 4 （c、d）

(2020 北陸・東海 問26)

答32 **3**

a：✖ 依存を形成するので注意が必要である。

b：◯

c：✖ 促進→抑制、減少→増加

d：◯

眠気を防ぐ成分としては、カフェインが多く出題される。

ここがポイント

鎮暈薬

問33 次の記述は、乗物酔い防止薬の配合成分に関するものである。正しいものの組み合わせはどれか。

a ジフェニドール塩酸塩は、内耳にある前庭と脳を結ぶ神経（前庭神経）を調節する作用を示す。

b ジプロフィリンは、専ら乗物酔い防止薬に配合される抗ヒスタミン成分である。

c スコポラミン臭化水素酸塩水和物は、肝臓で速やかに代謝されてしまうため、抗ヒスタミン成分と比べて作用の持続時間は短い。

d ジメンヒドリナートは、脳に軽い興奮を起こさせて平衡感覚の混乱によるめまいを軽減させることを目的として配合されている。

1 （a、b） 　　2 （a、c）
3 （b、d） 　　4 （c、d） 　(2021 東北 問26)

問34 乗物酔い防止薬とその成分に関する記述の正誤について、正しい組合せを一つ選べ。

a 乗物酔い防止薬には、吐きけを抑える成分も配合されているため、つわりに伴う吐きけへの対処にも使用される。

b ジフェニドール塩酸塩は、アセチルコリン様の作用により、排尿困難や緑内障の症状を悪化させる恐れがある。

c メクリジン塩酸塩は、乗物酔い防止薬に配合される抗ヒスタミン成分である。

d ジプロフィリンは、消化管の緊張を低下させることにより、乗物酔いに伴う吐きけを抑える。

	a	b	c	d
1	正	誤	正	誤
2	正	誤	誤	正
3	誤	誤	正	誤
4	正	正	誤	誤
5	誤	誤	誤	正

(2021 関西連合 問29)

答33 2

a : ○

b : ✕ ジプロフィリン→ジメンヒドリナート

c : ○

d : ✕ ジメンヒドリナート→ジプロフィリン

答34 3

a : ✕ つわりに伴う吐きけへの対処として使用することは適当でない。

b : ✕ アセチルコリン様の作用→抗コリン作用

c : ○

d : ✕ 抗コリン成分の説明である。

第3章 主な医薬品とその作用

乗物酔い（動揺病）及び鎮暈薬（乗物酔い防止薬）とその配合成分に関する次の記述の正誤について、正しい組合せはどれか。

a　３歳未満では、乗物酔いが起こることはほとんどないとされている。

b　副作用が強く現れるおそれがあるので、鎮暈薬とかぜ薬やアレルギー用薬（鼻炎用内服薬を含む。）等との併用は避ける必要がある。

c　抗めまい成分、抗ヒスタミン成分、抗コリン成分及び鎮静成分には、いずれも眠気を促す作用がある。

d　アミノ安息香酸エチルは、胃粘膜への麻酔作用によって嘔吐刺激を和らげ、乗物酔いに伴う吐きけを抑えることを目的として配合されている場合がある。

	a	b	c	d		a	b	c	d
1	正	正	正	正	2	正	正	正	誤
3	正	正	誤	正	4	正	誤	正	正
5	誤	正	正	正					

(2022　南関東　問66)

答35　1

a：○
b：○
c：○
d：○

　３歳未満は前庭小脳が未発達なので、乗り物酔いをすることはほとんどないよ。

ここがポイント

問36 次の表は、ある一般用医薬品の鎮暈薬（乗物酔い防止薬）に含まれている成分の一覧である。この鎮暈薬に関する記述の正誤について、正しい組合せはどれか。

1錠中

ジフェニドール塩酸塩	16.6mg
スコポラミン臭化水素酸塩水和物	0.16mg
無水カフェイン	30.0mg
ピリドキシン塩酸塩	5.0mg

a　ジフェニドール塩酸塩は、内耳にある前庭と脳を結ぶ神経（前庭神経）の調節作用のほか、内耳への血流を改善する作用を示す。

b　スコポラミン臭化水素酸塩水和物は、消化管からよく吸収され、他の抗コリン成分と比べて脳内に移行しやすいとされる。

c　無水カフェインは、抗めまい成分による眠気の解消を期待して配合されている。

d　ピリドキシン塩酸塩は、乗物酔いに伴う頭痛を和らげる作用が期待される。

	a	b	c	d		a	b	c	d
1	正	正	正	正	2	誤	誤	誤	正
3	正	誤	正	誤	4	正	正	誤	誤
5	誤	正	正	正					

(2023　南関東　問67)

答36 4

a：〇

b：〇

c：✖　抗めまい成分→抗ヒスタミン成分

d：✖　頭痛→吐き気

第3章　主な医薬品とその作用

161

問37 乗物酔い防止薬の配合成分に関する記述の正誤について、正しい組合せを一つ選べ。

a ジプロフィリンは、不安や緊張などの心理的な要因を和らげることにより乗物酔いの発現を抑える。

b メクリジン塩酸塩は、胃粘膜への麻酔作用によって嘔吐刺激を和らげる。

c スコポラミン臭化水素酸塩水和物は、肝臓で速やかに代謝されるため、抗ヒスタミン成分と比べて作用の持続時間は短い。

d ジフェニドール塩酸塩は、内耳にある前庭と脳を結ぶ神経（前庭神経）の調節作用のほか、内耳への血流を改善する作用を示す。

	a	b	c	d		a	b	c	d
1	正	正	誤	誤	2	誤	正	正	誤
3	誤	誤	正	正	4	誤	誤	誤	正
5	正	誤	誤	誤					

(2023 関西連合 問29)

答37 3

a：✖ ジプロフィリンは咳を鎮める成分であって、不安や緊張を和らげるのはブロモバレリル尿素またはアリルイソプロピルアセチル尿素が該当する。

b：✖ メクリジン塩酸塩は抗ヒスタミン成分で、自律神経反射を抑える作用がある。麻酔作用があるのはアミノ安息香酸エチルである。

c：〇

d：〇

問38 鎮暈薬及びその配合成分に関する以下の記述の正誤について、正しい組み合わせはどれか。

a ジフェニドール塩酸塩は、内耳にある前庭と脳を結ぶ神経（前庭神経）の調節作用のほか、内耳への血流を改善する作用を示す。

b ジメンヒドリナートは、延髄にある嘔吐中枢への刺激や内耳の前庭における自律神経反射を抑える作用を示す。

c スコポラミン臭化水素酸塩水和物は、肝臓で速やかに代謝されてしまうため、抗ヒスタミン成分等と比べて作用の持続時間は短い。

d 吐き気の防止に働くことを期待して、ビタミンAが補助的に配合されている場合がある。

	a	b	c	d		a	b	c	d
1	正	正	正	誤	2	誤	誤	正	正
3	正	正	誤	正	4	正	誤	誤	正
5	誤	正	正	誤					

(2020 東北 問27 一部改題)

答38 1

a：〇

b：〇

c：〇

d：✖ ビタミンA→ビタミンB6、ピリドキシン塩酸塩（VB6）、ニコチン酸アミド（VB3）、リボフラビン（VB2）

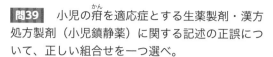

小児の疳（生薬を含む）

問39 小児の疳（かん）を適応症とする生薬製剤・漢方処方製剤（小児鎮静薬）に関する記述の正誤について、正しい組合せを一つ選べ。

a　ゴオウ、ジャコウは、鎮静、健胃、強壮などの作用を期待して、小児の疳を適応症とする生薬製剤に用いられる。

b　身体的な問題がなく生じる夜泣き、ひきつけ、疳（かん）の虫等の症状については、症状が治まるまでは保護者側の安眠等を図ることを優先して小児鎮静薬を使用することは適すとされている。

c　小児の疳（かん）を適応症とする漢方処方製剤のうち、用法用量において適用年齢の下限が設けられていない場合は、生後1か月の乳児にも使用できる。

d　小建中湯（しょうけんちゅうとう）を乳幼児に使用する場合は、体格の個人差から体重当たりのグリチルリチン酸の摂取量が多くなることがあるので、特に留意する必要がある。

	a	b	c	d
1	正	誤	正	誤
2	正	誤	誤	正
3	誤	誤	正	誤
4	正	正	誤	誤
5	誤	誤	誤	正

（2023　関西連合　問30）

答39 5

a：✖　緊張や興奮を鎮め、また、血液の循環を促す作用を期待して用いられる。

b：✖　保護者の安眠を図ることは優先されない。

c：✖　適用年齢の下限が設けられていない場合も、生後3ヶ月未満の乳児には使用しない。

d：〇

> 3ヶ月未満の乳児には、生薬や漢方製剤であっても使用しない。

ここが ポイント

問40 小児の疳（かん）を適応症とする生薬製剤・漢方処方製剤（小児鎮静薬）及びその配合成分等に関する次の記述の正誤について、正しい組合せはどれか。

a 漢方処方製剤は、用法用量において適用年齢の下限が設けられていない場合にあっても、生後6ヶ月未満の乳児には使用しないこととなっている。

b 小児鎮静薬には、鎮静と中枢刺激のように相反する作用を期待する生薬成分が配合されている場合もあるが、身体の状態によってそれらに対する反応が異なり、総じて効果がもたらされると考えられている。

c 小児鎮静薬は、夜泣き、ひきつけ、疳（かん）の虫等の症状を鎮めることを目的とした医薬品であり、小児における虚弱体質の改善は目的としていない。

d ジャコウは、緊張や興奮を鎮め、また、血液の循環を促す作用等を期待して用いられる。

```
     a   b   c   d
1   誤  正  正  正
2   正  誤  誤  正
3   正  誤  正  誤
4   正  正  誤  誤
5   誤  正  誤  正
```

(2023 南関東 問68)

答40 5

a：✕ 生後6ヶ月→生後3ヶ月

b：○

c：✕ 虚弱体質改善の目的もある。

d：○

問41 小児の疳及び小児の疳を適応症とする生薬製剤・漢方処方製剤（小児鎮静薬）に関する次の記述の正誤について、正しい組合せはどれか。

a 小児鎮静薬は、鎮静作用のほか、血液の循環を促す作用があるとされる生薬成分を中心に配合されている。

b 身体的な問題がなく生じる夜泣き、ひきつけ、疳の虫等の症状が、成長に伴って自然に改善することはまれである。

c 小児鎮静薬は、症状の原因となる体質の改善を主眼としているものが多く、比較的長期間（1ヶ月位）継続して服用されることがある。

d 漢方処方製剤のうち、用法用量において適用年齢の下限が設けられていないものは、生後1ヶ月から使用できる。

	a	b	c	d
1	正	正	正	正
2	誤	誤	正	正
3	正	誤	正	誤
4	正	誤	誤	誤
5	誤	正	誤	誤

(2022 南関東 問67)

答41 **3**

a：○

b：✕ 成長に伴って自然におさまる。

c：○

d：✕ 生後1ヶ月→生後3ヶ月

問42 小児の疳及び小児の疳を適応症とする生薬製剤・漢方処方製剤（小児鎮静薬）に関する次の記述の正誤について、正しい組合せはどれか。

a 身体的な問題がなく生じる夜泣き、ひきつけ、疳の虫等の症状については、成長に伴って自然に治まるのが通常である。

b 小児鎮静薬は、夜泣き、ひきつけ、疳の虫等の症状を鎮めることを目的とする医薬品（生薬製剤・漢方処方製剤）であり、小児における虚弱体質の改善は目的としていない。

c 小児の疳を適応症とする漢方処方製剤は、生後3ヶ月未満の乳児に使用することができる。

d 小児の疳を適応症とする主な漢方処方製剤としては、柴胡加竜骨牡蛎湯、桂枝加竜骨牡蛎湯、抑肝散、抑肝散加陳皮半夏のほか、小建中湯がある。

	a	b	c	d
1	誤	正	誤	誤
2	誤	誤	正	正
3	正	誤	誤	正
4	正	誤	誤	誤
5	正	正	正	誤

(2021 南関東 問68)

答42 **3**

a ： ○

b ： ✖ 虚弱体質改善の意味もある。

c ： ✖ 生後3ヶ月未満には使用しない。

d ： ○

代表的な小児の疳を適応とする漢方製剤は5種類。

ここがポイント

鎮咳去痰薬

問43 鎮咳去痰薬及びその配合成分に関する次の記述の正誤について、正しい組合せはどれか。

a コデインリン酸塩水和物、ジヒドロコデインリン酸塩は、胃腸の運動を低下させる作用も示し、副作用として便秘が現れることがある。

b デキストロメトルファン臭化水素酸塩水和物は、麻薬性鎮咳成分とも呼ばれ、長期連用や大量摂取によって倦怠感や虚脱感、多幸感等が現れることがあり、薬物依存につながるおそれがある。

c トリメトキノール塩酸塩水和物は、交感神経系を刺激することで気管支を拡張させ、咳や喘息の症状を鎮めることを目的として用いられる。

d 麦門冬湯は、体力中等度以下で、痰が切れにくく、ときに強く咳こみ、又は咽頭の乾燥感があるもののから咳、気管支炎、気管支喘息、咽頭炎、しわがれ声に適すとされる。

	a	b	c	d		a	b	c	d
1	正	正	誤	誤	2	正	誤	正	正
3	誤	正	正	正	4	誤	正	誤	誤
5	誤	誤	誤	正					

(2022 南関東 問68)

問44 鎮咳去痰薬に配合される成分に関する記述のうち、正しいものの組み合わせはどれか。

a ハンゲは、中枢性の鎮咳作用を示す生薬成分として配合されている場合がある。

b チペピジンヒベンズ酸塩は、非麻薬性鎮咳成分と呼ばれ、延髄の咳嗽中枢に作用する。

c メトキシフェナミン塩酸塩は、自律神経系を介さずに気管支の平滑筋に直接作用して弛緩させ、気管支を拡張させる。

d デキストロメトルファン臭化水素酸塩水和物は、痰の中の粘性タンパク質を溶解・低分子化して粘性を減少させることで去痰作用を示す。

1 （a、b） 2 （b、c）
3 （c、d） 4 （a、d）

(2022 北陸・東海 問28)

答43 2

a：○
b：✕ デキストロメトルファン臭化水素酸塩水和物は非麻薬性鎮咳成分。
c：○
d：○

答44 1

a：○
b：○
c：✕ メトキシフェナミン塩酸塩→ジプロフィリン等のキサンチン系成分
d：✕ デキストロメトルファン臭化水素酸塩水和物→エチルシステイン塩酸塩、メチルシステイン塩酸塩、カルボシステインなど

問45 次の記述は、鎮咳去痰薬及びその配合成分に関するものである。正しいものの組み合わせはどれか。

a　メチルエフェドリン塩酸塩は、副交感神経系を刺激して気管支を拡張させる作用を示し、呼吸を楽にして咳や喘息の症状を鎮めることを目的として用いられる。

b　トラネキサム酸は、痰の中の粘性タンパク質を溶解・低分子化して粘性を減少させる。

c　ジヒドロコデインリン酸塩は、副作用として便秘が現れることがある。

d　鎮咳去痰薬は、咳を鎮める、痰の切れを良くする、また、喘息症状を和らげることを目的とする医薬品の総称である。

1　（a、b）　　**2**　（a、c）
3　（b、d）　　**4**　（c、d）　(2020　東北　問29)

答45　**4**
a：✗　副交感神経→交感神経
b：✗　トラネキサム酸→カルボシステインなど
c：○
d：○

問46 鎮咳去痰薬に配合される生薬成分及び漢方処方製剤に関する次の記述のうち、正しいものの組合せはどれか。

a　セキサンは、ヒガンバナ科のヒガンバナ鱗茎を基原とする生薬で、去痰作用を期待して用いられる。

b　キョウニンは、キキョウ科のキキョウの根を基原とする生薬で、痰又は痰を伴う咳に用いられる。

c　麦門冬湯は、体力中等度以下で、痰が切れにくく、ときに強く咳こみ、又は咽頭の乾燥感があるもののから咳、気管支炎、気管支喘息、咽頭炎、しわがれ声に適すとされるが、水様痰の多い人には不向きとされる。

d　半夏厚朴湯は、構成生薬としてカンゾウを含む。

1　（a、b）　　**2**　（a、c）　　**3**　（a、d）
4　（b、c）　　**5**　（c、d）　(2021　南関東　問70)

答46　**2**
a：○
b：✗　キョウニンではなくキキョウの説明である。
c：○
d：✗　カンゾウは含まない。

問47 鎮咳去痰薬に配合される生薬成分に関する次の記述のうち、正しいものの組合せはどれか。

a　ゴミシは、マツブサ科のチョウセンゴミシの果実を基原とする生薬で、鎮咳作用を期待して用いられる。

b　キキョウは、ユリ科のジャノヒゲの根の膨大部を基原とする生薬で、鎮咳、去痰、滋養強壮等の作用を期待して用いられる。

c　セキサンは、ヒガンバナ科のヒガンバナ鱗茎を基原とする生薬で、去痰作用を期待して用いられる。

d　バクモンドウは、ヒメハギ科のイトヒメハギの根を基原とする生薬で、去痰作用を期待して用いられる。

1　（a、b）　　2　（a、c）　　3　（b、c）
4　（b、d）　　5　（c、d）　　(2023　南関東　問70)

問48 咳止めや痰を出しやすくする目的で用いられる漢方処方製剤として、次の記述にあてはまる最も適切なものを一つ選べ。

体力中程度をめやすとして、気分がふさいで、咽喉・食道部に異物感があり、ときに動悸、めまい、嘔気などを伴う不安神経症、神経性胃炎、つわり、咳、しわがれ声、のどのつかえ感に適すとされる。

1　麻杏甘石湯
2　響声破笛丸
3　半夏厚朴湯
4　五虎湯
5　甘草湯

(2023　関西連合　問32)

答47　**2**

a：○

b：✕　キキョウは、キキョウ科のキキョウの根を基原とする生薬。痰又は痰を伴う咳に用いられる。

c：○

d：✕　バクモンドウは、ユリ科のジャノヒゲの根の膨大部を基原とする生薬。鎮咳、去痰、滋養強壮等の作用を期待して用いられる。

ゴミシには鎮咳作用だけでなく、強壮作用もあるよ。

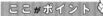

答48　**3**

1：✕　体力中等度以上で、咳が出て、ときにのどが渇くものに適す。

2：✕　体力にかかわらず使用可能。

3：○

4：✕　体力中等度以上で、咳が強くでるものに適す。

5：✕　体力にかかわらず使用可能。

問49 気管支拡張成分のメチルエフェドリン塩酸塩を使用する前に、その適否につき、医師又は薬剤師に相談がなされるべき基礎疾患の正誤について、正しい組合せを一つ選べ。

a　甲状腺機能亢進症
b　糖尿病
c　高血圧
d　心臓病

	a	b	c	d		a	b	c	d
1	誤	正	正	誤	2	正	誤	正	正
3	正	正	正	正	4	正	誤	正	誤
5	誤	正	誤	正

(2020　関西連合　問31　一部改題)

問50 鎮咳去痰薬（がいたん）の配合成分に関する以下の記述のうち、正しいものはどれか。

1　ジメモルファンリン酸塩は、長期連用や大量摂取によって倦怠感（けん）や虚脱感、多幸感等が現れることがあり、薬物依存につながるおそれがある。
2　ジヒドロコデインリン酸塩は、胃腸の運動を低下させることがある。
3　グアイフェネシンは、痰（たん）の中の粘性タンパク質を溶解・低分子化して粘性を減少させる作用がある。
4　キキョウは、体内で分解されて生じた代謝物の一部が延髄の呼吸中枢、咳嗽中枢（がいそう）を鎮静させる作用がある。

(2021　東北　問28)

答49 **3**

a：○
b：○
c：○
d：○

メチルエフェドリン塩酸塩の適正使用には複数の副作用項目があり、各章にまたがって出題される。

ここがポイント

答50 **2**

1：✗　ジヒドロコデインリン酸塩および、コデインリン酸塩水和物の説明である。
2：○
3：✗　カルボシステイン、メチルシステイン塩酸塩および、エチルシステイン塩酸塩の説明である。
4：✗　キョウニンの説明である。

H30年3月の手引き改訂でジヒドロコデインリン酸塩とコデインリン酸塩水和物は「12歳未満の小児」は使用を避けることになったよ。

ここがポイント

問51 第1欄の記述は、鎮咳去痰薬として使用される医薬品の配合成分に関するものである。該当する配合成分は第2欄のどれか。

第1欄

　交感神経系への刺激作用によって、心臓血管系や、肝臓でのエネルギー代謝等にも影響が生じることが考えられるため、心臓病、高血圧、糖尿病又は甲状腺機能亢進症の診断を受けた人では、使用する前にその適否につき、医師又は薬剤師に相談するべきである。

第2欄

1　アルジオキサ
2　イソプロピルアンチピリン
3　トリメブチンマレイン酸塩
4　メチルシステイン塩酸塩
5　メトキシフェナミン塩酸塩

(2021　北陸・東海　問29　一部改題)

問52 咳止めや痰を出しやすくする目的で用いられる漢方処方製剤及び生薬成分に関する次の記述の正誤について、正しい組合せはどれか。

a　キョウニンはヒメハギ科のイトヒメハギの根を基原とする生薬で、去痰作用を期待して用いられる。

b　麦門冬湯は、体力中等度以下で、痰が切れにくく、ときに強く咳こみ、又は咽頭の乾燥感があるものから咳、気管支炎、気管支喘息、咽頭炎、しわがれ声に適すとされるが、水様痰の多い人には不向きとされる。

c　神秘湯に含まれるマオウは、中枢神経系に対する作用が他の気管支拡張成分に比べ強いとされ、依存性がある。

	a	b	c		a	b	c
1	誤	誤	誤	2	正	正	誤
3	正	誤	正	4	誤	正	正

(2023　北関東・甲信越　問70)

答51 5

1：✕
2：✕
3：✕
4：✕
5：○

　1・3は胃腸薬、2は解熱鎮痛薬、4は去痰薬だね。

ここがポイント

答52 4

a：✕　キョウニンは、バラ科のホンアンズ、アンズ等の種子を基原とする。

b：○

c：○

第3章　主な医薬品とその作用

171

口腔咽喉薬、うがい薬

問53 次の記述は、口腔咽喉薬及び含嗽薬に関するものである。正しいものの組み合わせはどれか。

a 噴射式の液剤は、息を吸いながら噴射すると気管支や肺に入ってしまうおそれがあるため、軽く息を吐きながら噴射することが望ましい。

b グリチルリチン酸二カリウムは、口腔内や喉に付着した細菌等の微生物を死滅させたり、その増殖を抑えることを目的として用いられる。

c デカリニウム塩化物は、炎症を生じた粘膜組織の修復を促す作用を期待して配合されている場合がある。

d クロルヘキシジングルコン酸塩が配合された含嗽薬は、口腔内に傷やひどいただれのある人では、強い刺激を生じるおそれがあるため、使用を避ける必要がある。

1 （a、b）　　**2** （a、d）
3 （b、c）　　**4** （c、d）

(2022 北海道・東北 問30)

答53 2

a：○

b：✗ 声がれ、喉の荒れ、喉の不快感、喉の痛みまたは喉の腫れの症状を鎮める。

c：✗ 口腔内や喉に付着した細菌等の微生物を死滅させたり、その増殖を抑える。

d：○

問54 口腔咽喉薬、含嗽薬及びその配合成分に関する以下の記述の正誤について、正しい組み合わせはどれか。

a ヨウ素系殺菌消毒成分が口腔内に使用される場合、結果的にヨウ素の摂取につながり、扁桃腺におけるホルモン産生に影響を及ぼす可能性がある。

b 咽頭の粘膜に付着したアレルゲンによる喉の不快感等の症状を鎮めることを目的として、口腔咽喉薬に抗ヒスタミン成分を配合する場合は、咳に対する薬効を標榜することができる。

c 有効成分が生薬成分、グリチルリチン酸ニカリウム、セチルピリジニウム塩化物等のみからなり、効能・効果が「痰、喉の炎症による声がれ、喉の不快感」の製品は、医薬部外品として扱われている。

d 含嗽薬は、水で用時希釈又は溶解して使用するものが多いが、調製した濃度が濃ければ濃いほど効果が大きい。

	a	b	c	d		a	b	c	d
1	正	誤	正	正	2	誤	正	正	誤
3	正	正	誤	正	4	誤	正	誤	正
5	誤	誤	正	誤					

(2020 東北 問30)

答54 5

a：✗ 扁桃腺→甲状腺

b：✗ 標榜することができる→標榜できない

c：◯

d：✗ 適切な濃度でないと効果が薄れる。

問55 口腔咽喉薬・うがい薬（含嗽薬）及びその配合成分に関する次の記述の正誤について、正しい組合せはどれか。

a ポビドンヨードが配合された含嗽薬では、まれにショック（アナフィラキシー）のような全身性の重篤な副作用を生じることがある。

b 駆風解毒散は体力に関わらず使用でき、喉が腫れて痛む扁桃炎、扁桃周囲炎に適すとされる。

c セチルピリジニウム塩化物は、喉の粘膜を刺激から保護する目的で配合される。

d アズレンスルホン酸ナトリウムは、炎症を生じた粘膜組織の修復を促す作用を期待して配合されている場合がある。

	a	b	c	d		a	b	c	d
1	正	正	正	正	2	誤	正	正	誤
3	正	正	誤	正	4	誤	誤	誤	正
5	正	誤	正	誤					

(2023 南関東 問71)

答55 1

a：〇
b：〇
c：〇
d：〇

甲状腺疾患の診断を受けた人がヨウ素系殺菌消毒成分を使用する際には事前に医師・薬剤師に相談すること。

ここがポイント

問56 口腔咽喉薬及びうがい薬（含嗽薬）の配合成分に関する記述の正誤について、正しい組み合わせはどれか。

a 日本薬局方収載の複方ヨード・グリセリンは、グリセリンにヨウ化カリウム、ヨウ素、ハッカ水、液状フェノール等を加えたもので、喉の患部に塗布して声がれ、喉の腫れ等の症状を鎮めることを目的として用いられる。

b セチルピリジニウム塩化物は、炎症を生じた粘膜組織の修復を促す作用を期待して配合されている場合がある。

c クロルフェニラミンマレイン酸塩は、咽頭の粘膜に付着したアレルゲンによる喉の不快感等の症状を鎮めることを目的として配合されている場合があるが、咽頭における局所的な作用を目的としているため、内服薬と同様の副作用が現れることはない。

d ヨウ素は、レモン汁やお茶などに含まれるビタミンC等の成分と反応すると脱色を生じて殺菌作用が失われるため、ヨウ素系殺菌消毒成分が配合された含嗽薬では、そうした食品を摂取した直後の使用や混合は避けることが望ましい。

	a	b	c	d		a	b	c	d
1	正	正	誤	誤	2	誤	正	正	誤
3	誤	誤	正	正	4	誤	誤	誤	正
5	正	誤	誤	誤					

（2023　北陸・東海　問30）

答56 4

a ： ✗ 声がれ、喉の腫れ等の症状を鎮めること→殺菌消毒

b ： ✗ 粘膜組織の修復を促す作用→殺菌消毒

c ： ✗ 内服薬と同等の副作用が現れることがある。

d ： 〇

問57 口腔咽喉薬・うがい薬（含嗽薬）及びその配合成分に関する次の記述の正誤について、正しい組合せはどれか。

a ポビドンヨードが配合された含嗽薬では、その使用によって銀を含有する歯科材料（義歯等）が変色することがある。

b セチルピリジニウム塩化物は、喉の粘膜を刺激から保護する目的で配合される。

c アズレンスルホン酸ナトリウム（水溶性アズレン）は、炎症を生じた粘膜組織の修復を促す作用を期待して配合されている場合がある。

d 主として喉の痛み等を鎮めることを目的とし、咳や痰に対する効果を標榜しない漢方処方製剤として、桔梗湯、駆風解毒散、白虎加人参湯があり、これらはいずれも構成生薬としてカンゾウを含む。

	a	b	c	d		a	b	c	d
1	正	誤	正	誤	2	誤	誤	誤	誤
3	誤	正	誤	誤	4	正	正	誤	正
5	正	誤	正	正					

(2021 南関東 問71)

答57 5

a：○

b：✗ 刺激からの保護はグリセリンが使用される。

c：○

d：○

問58 口腔咽喉薬及びうがい薬（含嗽薬）に関する次の記述の正誤について、正しい組合せはどれか。

a 含嗽薬は、水で用時希釈又は溶解して使用するものが多いが、調製した濃度が濃すぎても薄すぎても効果が十分得られない。

b 噴射式の液剤では、軽く息を吐きながら噴射することが望ましい。

c トローチ剤やドロップ剤は、有効成分が口腔内や咽頭部に行き渡るよう、口中に含み、噛まずにゆっくり溶かすようにして使用する。

d 口腔咽喉薬及び含嗽薬は、口腔内や咽頭における局所的な作用を目的とする医薬品であるため、全身的な影響を生じることはない。

	a	b	c	d		a	b	c	d
1	正	正	誤	誤	2	正	誤	正	正
3	誤	正	正	正	4	誤	誤	誤	正
5	正	正	正	誤					

(2023 北関東・甲信越 問69)

答58 5

a：〇

b：〇

c：〇

d：✕ 全身の作用や副作用が生じることがある。

第3章 主な医薬品とその作用

問59 口腔咽喉薬、うがい薬（含嗽薬）及びそれらの配合成分に関する記述の正誤について、正しい組み合わせはどれか。

a　クロルヘキシジングルコン酸塩が配合された含嗽薬は、口腔内に傷やひどいただれがある人では、強い刺激を生じるおそれがあるため、使用を避ける必要がある。

b　バセドウ病や橋本病などの甲状腺疾患の診断を受けた人では、ヨウ素系殺菌消毒成分が配合された含嗽薬を使用する前に、その使用の適否について、治療を行っている医師等に相談するなどの対応が必要である。

c　ベンゼトニウム塩化物は、喉の粘膜を刺激から保護する目的で配合される。

d　炎症を生じた粘膜組織の修復を促す作用を期待して、アズレンスルホン酸ナトリウム（水溶性アズレン）が配合されている場合がある。

	a	b	c	d			a	b	c	d
1	誤	正	正	誤		2	正	誤	正	正
3	誤	正	誤	正		4	正	誤	正	誤
5	正	正	誤	正						

(2020　北陸・東海　問30)

答59　**5**

a：〇
b：〇
c：✗　ベンゼトニウム塩化物は口腔内の殺菌消毒に用いる。
d：〇

178

胃の薬（制酸、健胃、消化）

問60 制酸薬、健胃薬及び消化薬に関する以下の記述の正誤について、正しい組み合わせはどれか。

a 消化薬は、炭水化物、脂質、タンパク質等の分解に働く酵素を補う等により、胃や腸の内容物の消化を助けることを目的とする医薬品である。

b 制酸薬の配合成分として、胃酸の働きを強めるもの、胃液の分泌を促すものなどが用いられる。

c 消化不良、胃痛、胸やけなど症状がはっきりしている場合は、症状に合った成分のみが配合された製品を選択することが望ましい。

d 医薬部外品の健胃薬、消化薬は、人体に対する作用が緩和なものとして、配合できる成分やその上限量が定められている。

	a	b	c	d		a	b	c	d
1	誤	正	誤	誤	2	正	誤	正	正
3	正	正	誤	正	4	誤	誤	正	正
5	正	正	正	誤					

（2020　東北　問31）

答60 **2**

a：〇

b：✕　強める→弱める、促す→抑える

c：〇

d：〇

ここがポイント

胃の薬には、胃酸を抑える制酸薬、弱った胃の働きを高める健胃薬、消化を助ける消化薬などがあり、それらを組み合わせたものもある。

第3章　主な医薬品とその作用

問61 胃や腸の不調を改善する目的で用いられる漢方処方製剤に関する次の記述の正誤について、正しい組合せはどれか。

a　安中散は、体力中等度以下で、腹部は力がなくて、胃痛又は腹痛があって、ときに胸やけや、げっぷ、胃もたれ、食欲不振、吐きけ、嘔吐などを伴うものの神経性胃炎、慢性胃炎、胃腸虚弱に適するとされる。

b　大黄甘草湯は、体力に関わらず使用でき、便秘、便秘に伴う頭重、のぼせ、湿疹・皮膚炎、ふきでもの、食欲不振、腹部膨満、腸内異常発酵、痔などの症状の緩和に適すとされる。

c　構成生薬にダイオウを含む漢方処方製剤では、吸収された成分の一部が乳汁中に移行し、乳児に下痢を生じるおそれがあるため、母乳を与える女性では使用を避けるか、又は使用期間中の授乳を避ける必要がある。

d　六君子湯は、まれに重篤な副作用として、肝機能障害を生じることが知られている。

	a	b	c	d		a	b	c	d
1	正	正	正	正	2	誤	誤	誤	正
3	誤	誤	正	正	4	正	正	正	誤
5	正	誤	誤	誤					

(2023　南関東　問73)

答61 1

a：○
b：○
c：○
d：○

問62 次の表はある胃腸薬に含まれている成分の一覧である。

3包中	
ゲファルナート	150mg
アズレンスルホン酸ナトリウム	6mg
L-グルタミン	400mg
メタケイ酸アルミン酸マグネシウム	2268mg
ロートエキス散（10倍散）	300mg
ショウキョウ末	150mg

次の1〜5で示される配合成分のうち、透析を受けている人が使用を避ける必要がある成分はどれか。

1 ゲファルナート
2 アズレンスルホン酸ナトリウム
3 L-グルタミン
4 メタケイ酸アルミン酸マグネシウム
5 ロートエキス

(2021 東北 問32)

答62 4

長期投与により血中のアルミニウムが上昇し、アルミニウム脳症などを引き起こす可能性がある。

ここがポイント

181

問63 胃に作用する薬に関する記述について、正しいものの組合せを一つ選べ。

a　制酸成分を主体とする胃腸薬は、炭酸飲料での服用が望ましい。

b　アルジオキサ、スクラルファートは、透析を受けている人は使用を避ける。

c　ピレンゼピン塩酸塩は、排尿困難の症状のある人や緑内障の診断を受けた人でも問題なく使用できる。

d　アズレンスルホン酸ナトリウムは、胃粘膜保護・修復成分である。

1（a、b）　　2（a、c）
3（b、d）　　4（c、d）

(2019　関西連合　問33)

問64 次の記述は、健胃成分に関するものである。正しいものの組合せはどれか。

a　日本薬局方収載のセンブリ末は、健胃薬のほか止瀉薬としても用いられる。

b　生薬成分が配合された健胃薬は、散剤をオブラートで包む等、味や香りを遮蔽する方法で服用すると効果が期待できる。

c　カルニチン塩化物は、胃の働きの低下や食欲不振の改善を期待して、胃腸薬や滋養強壮保健薬に用いられる。

d　胆汁末や動物胆（ユウタンを含む。）は、心臓の働きを高める作用もある。

1（a、b）　　2（a、c）
3（b、d）　　4（c、d）　　(2019　北海道　問33)

答63 3

a：✕　中和作用が低下することが考えられるため、炭酸飲料等での服用は適当でない。

b：○

c：✕　抗コリン作用のため、使用する前にその適否につき、治療を行っている医師又は処方薬の調剤を行った薬剤師に相談がなされるべきである。

d：○

> 酸度の高い食品と一緒に使用すると胃酸に対する中和作用が低下することが考えられる。

ここがポイント

答64 2

a：○

b：✕　味や香りを遮蔽する方法で服用すると効果が期待できず、そのような服用の仕方は適当でない。

c：○

d：✕　健胃作用だが、消化補助成分として配合される場合もある。心臓の働きを高める作用はない。

問65 胃に作用する薬に関する記述について、正しいものの組合せを一つ選べ。

a メタケイ酸アルミン酸マグネシウムは、胃酸の中和作用のほか、胃粘膜を保護する作用もある。

b 乾燥酵母やカルニチン塩化物は、健胃成分として配合される場合がある。

c アルジオキサやスクラルファートは、健胃成分である。

d ピレンゼピン塩酸塩は、ノルアドレナリンの働きを抑える。

1 （a、b） 2 （a、c）
3 （b、d） 4 （c、d）

(2020 関西連合 問34)

問66 胃に作用する薬及びその配合成分に関する記述について、正しいものの組合せを一つ選べ。

a 消化成分のうち、胆汁分泌促進作用があるものは肝臓病の症状を悪化させるおそれがある。

b 制酸成分を主体とする胃腸薬については、酸度の高い食品と一緒に使用すると胃酸に対する中和作用が低下すると考えられている。

c 健胃薬は、炭水化物、脂質、タンパク質等の分解に働く酵素を補う等により、胃の内容物の消化を助けることを目的とする医薬品である。

d ピレンゼピン塩酸塩などの胃液分泌抑制成分は、副交感神経の伝達物質であるアセチルコリンの働きを促進する。

1 （a、b） 2 （a、d）
3 （b、c） 4 （c、d）

(2022 関西連合 問32)

答65 1

a：○
b：○
c：✕ 健胃成分→胃粘膜の保護成分
d：✕ ノルアドレナリン→アセチルコリン

答66 1

a：○
b：○
c：✕ 味覚や嗅覚を刺激して、反射的な唾液や胃液の分泌を促すことにより、弱った胃の働きを高める。
d：✕ アセチルコリンの働きを抑える。

第3章 主な医薬品とその作用

胃腸に作用する薬の配合成分に関する次の記述の正誤について、正しい組合せはどれか。

a　ソファルコンは、胃粘膜の保護・修復作用を期待して配合されている場合がある。

b　ピレンゼピン塩酸塩は、消化管の運動にはほとんど影響を与えずに胃液の分泌を抑える作用を示すとされる。

c　メチルメチオニンスルホニウムクロライドは、消化管内容物中に発生した気泡の分離を促すことを目的として配合されている。

d　トリメブチンマレイン酸塩は、消化管（胃及び腸）の平滑筋に直接作用して、消化管の運動を調整する作用があるとされている。

	a	b	c	d
1	誤	誤	誤	正
2	正	誤	正	誤
3	正	誤	正	正
4	正	正	誤	正
5	誤	正	誤	誤

(2021　南関東　問73)

答67　**4**

a：〇

b：〇

c：✕　メチルメチオニンスルホニウムクロライド（MMSC）ではなくジメチコンの説明である。

d：〇

問68 胃の薬及びその配合成分に関する次の記述のうち、正しいものの組合せはどれか。

a　ピレンゼピン塩酸塩は、消化管の運動にはほとんど影響を与えずに胃液の分泌を抑える作用を示すとされる。

b　ユウタンは、クマ科の *Ursus arctos* Linné 又はその他近縁動物の胆汁を乾燥したものを基原とする生薬で、香りによる健胃作用を期待して用いられる。

c　スクラルファートは、炭水化物、脂質、タンパク質、繊維質等の分解に働く酵素を補うことを目的として用いられる。

d　安中散は、体力中等度以下で、腹部は力がなくて、胃痛又は腹痛があって、ときに胸やけや、げっぷ、胃もたれ、食欲不振、吐きけ、嘔吐などを伴うものの神経性胃炎、慢性胃炎、胃腸虚弱に適するとされる。

1　（a、b）　　**2**　（a、c）
3　（a、d）　　**4**　（b、c）
5　（b、d）

(2022　南関東　問71　一部改題)

答68 **3**

a：○

b：✕　香りによる→苦みによる

c：✕　胃粘液の分泌を促進し、胃粘膜を覆って胃液による消化からの保護を目的として用いられる。

d：○

腸の薬（整腸、止瀉、瀉下）

腸の薬に関する以下の記述の正誤について、正しい組合せはどれか。

a 整腸薬は、腸の調子や便通を整える（整腸）、腹部膨満感、軟便、便秘に用いられることを目的とする医薬品である。

b 瀉下薬は、便秘症状及び便秘に伴う肌荒れ、頭重、のぼせ、吹き出物、食欲不振、腹部膨満、腸内異常発酵、痔の症状の緩和、又は腸内容物の排除に用いられることを目的とする医薬品である。

c 止瀉薬は、下痢、食あたり、吐き下し、水あたり、下り腹、軟便等に用いられることを目的とする医薬品である。

d 整腸薬は、医薬部外品として製造販売されている製品もあるが、それらは人体に対する作用が緩和なものとして、配合できる成分やその上限量が定められていない。

	a	b	c	d		a	b	c	d
1	正	正	正	誤	2	誤	誤	正	正
3	正	正	誤	正	4	正	誤	誤	正
5	誤	正	正	誤					

（2019 北海道 問34 一部改題）

答69 1
a：○
b：○
c：○
d：✕ 配合できる成分やその上限量が定められており、また、効能・効果の範囲も限定されている。

問70 止瀉成分に関する以下の記述のうち、誤っているものはどれか。

1　ビスマスを含む成分は、腸粘膜をひきしめる（収斂）ことにより、腸粘膜を保護することを目的として配合されている。

2　ロペラミド塩酸塩は、腸管の運動を低下させる作用を示し、胃腸鎮痛鎮痙薬との併用は避ける必要がある。

3　タンニン酸ベルベリンは、収斂作用を持つタンニン酸と抗菌作用を持つベルベリンの化合物であり、消化管内でタンニン酸とベルベリンに分かれる。

4　生薬成分のカオリンや薬用炭は、過剰な腸管の（蠕動）運動を正常化し、あわせて水分や電解質の分泌も抑える止瀉作用がある。

(2020　東北　問33)

答70 4

1：〇
2：〇
3：〇
4：✕　カオリンや薬用炭は、腸管内の異常発酵等によって生じた有害な物質を吸着させて、止瀉作用を示す。

問71 腸の薬の配合成分に関する記述の正誤について、正しい組み合わせはどれか。

a　ベルベリンは、生薬のオウバクやオウレンの中に存在する物質のひとつであり、抗菌作用のほか、抗炎症作用も併せ持つとされる。

b　木クレオソートは、瀉下作用のほか、局所麻酔作用もあるとされる。

c　乳酸カルシウムは、腸管内の異常発酵等によって生じた有害な物質を吸着させることを目的として配合されている場合がある。

d　ピコスルファートナトリウムは、胃や小腸では分解されないが、大腸に生息する腸内細菌によって分解されて、大腸への刺激作用を示すようになる。

	a	b	c	d		a	b	c	d
1	誤	正	正	誤	2	正	正	誤	正
3	正	誤	正	誤	4	誤	正	誤	正
5	正	誤	正	正					

(2023　北陸・東海　問32)

答71 5

a：〇
b：✕　瀉下作用→止瀉作用
c：〇
d：〇

小腸と大腸の役割の違いを理解しよう。

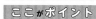

第3章　主な医薬品とその作用

問72 瀉下成分に関する記述の正誤について、正しい組合せを一つ選べ。

a マルツエキスの主成分は麦芽糖であり、主に乳幼児の便秘に用いられる。

b カルメロースナトリウムは、腸内容物の浸透圧を高めることで糞便中の水分量を増し、大腸を刺激して排便を促す。

c ビサコジルやピコスルファートナトリウムは、膨張性瀉下成分である。

d センノシドが配合された瀉下薬は、妊婦又は妊娠していると思われる女性は使用を避けるべきである。

	a	b	c	d		a	b	c	d
1	正	誤	正	誤	2	誤	正	正	誤
3	誤	誤	正	正	4	正	正	誤	誤
5	正	誤	誤	正					

(2019 関西連合 問36)

答72 5

a：〇

b：✗ 腸管内で水分を吸収して腸内容物に浸透し、糞便のかさを増やすとともに**糞便を柔らかくする**（膨潤性瀉下成分）。

c：✗ 膨張性瀉下成分→大腸刺激性瀉下成分

d：〇

問73 次の記述は、腸の薬の配合成分に関するものである。正しいものの組み合わせはどれか。

a タンニン酸ベルベリンは、牛乳にアレルギーがある人では使用を避ける必要がある。

b アクリノールは、抗菌作用を期待して用いられる。

c 酸化マグネシウムは、腸内容物の浸透圧を高めることで糞便中の水分量を増す作用がある。

d センナから抽出された成分であるセンノシドは、小腸を刺激して排便を促すことを目的として用いられる。

1	（a、c）	2	（a、d）
3	（b、c）	4	（b、d）

(2021 東北 問33)

答73 3

a：✗ タンニン酸アルブミンの説明である。

b：〇

c：〇

d：✗ 小腸→大腸

問74　止瀉成分に関する記述について、正しいものを一つ選べ。

1　ビスマスを含む成分は、妊婦または妊娠していると思われる女性に対して使用が推奨される。

2　タンニン酸アルブミンは、まれに重篤な副作用としてショック（アナフィラキシー）を生じることがある。

3　ロペラミド塩酸塩配合の止瀉薬は、食あたりや水あたりによる下痢に用いる。

4　ベルベリンは、腸管内に生じた有害物質の吸着成分である。

5　収斂成分を主体とする止瀉薬は、腸粘膜を弛緩させることにより、腸粘膜を保護することを目的としている。

（2020　関西連合　問36）

問75　腸の薬及びその配合成分に関する次の記述のうち、正しいものの組合せはどれか。

a　センノシドは、小腸でリパーゼの働きによって生じる分解物が、小腸を刺激することで瀉下作用をもたらすと考えられている。

b　次没食子酸ビスマスは、腸粘膜のタンパク質と結合して不溶性の膜を形成し、腸粘膜をひきしめる（収斂）ことにより、腸粘膜を保護することを目的として用いられる。

c　ロペラミド塩酸塩は、食あたりや水あたりによる下痢の症状に用いられることを目的として配合される。

d　日本薬局方収載のケツメイシ、ゲンノショウコは、煎薬として整腸（便通を整える。）、腹部膨満感等に用いられる。

1　（a、b）　　2　（a、c）　　3　（b、c）
4　（b、d）　　5　（c、d）　（2021　南関東　問75）

答74　2

1：✗　使用が推奨される→使用しない

2：○

3：✗　食あたりなど感染性の下痢には悪化させることもあり使用しない。

4：✗　ベルベリンは腸内の有害細菌の増殖を抑える。

5：✗　弛緩→収縮（ひきしめる）

答75　4

a：✗　センノシドではなくヒマシ油の説明である。

b：○

c：✗　食べ過ぎ・飲み過ぎによる下痢、寝冷えによる下痢が対象である。

d：○

ロペラミド塩酸塩は、食べすぎ・飲みすぎによる下痢、寝冷えによる下痢の症状に用いられることを目的としている。腸管の運動を低下させる作用や水分や電解質の分泌を抑える作用がある。

ここがポイント

胃腸鎮痛鎮痙薬

問76 胃腸鎮痛鎮痙薬に配合される成分に関する記述のうち、誤っているものはどれか。

1 抗コリン成分であるメチルベナクチジウム臭化物の副交感神経系の働きを抑える作用は消化管に限定されないため、散瞳による目のかすみや異常な眩しさ、顔のほてり、頭痛、眠気、口渇、便秘、排尿困難等の副作用が現れることがある。

2 パパベリン塩酸塩は、消化管の平滑筋に直接働いて胃腸の痙攣を鎮める作用を示すが、抗コリン成分と異なり、眼圧を上昇させる作用がないため、緑内障の症状の悪化を招くおそれはない。

3 鎮痛鎮痙作用を期待して、エンゴサク（ケシ科の *Corydalis turtschaninovii* Besser forma *yanhusuo* Y. H. Chou et C. C. Hsu）、シャクヤクが配合されている場合がある。

4 消化管の粘膜及び平滑筋に対する麻酔作用による鎮痛鎮痙の効果を期待して、アミノ安息香酸エチルが配合されている場合がある。

（2020 北陸・東海 問35 一部改題）

問77 胃腸鎮痛鎮痙薬の配合成分等に関する次の記述のうち、正しいものの組合せはどれか。

a パパベリン塩酸塩は、胃液分泌を抑える目的で使用される。

b エンゴサクは、ナス科ハシリドコロの根茎及び根を基原とし、鎮痛鎮痙作用を期待して配合される。

c オキセサゼインは、局所麻酔作用のほか、胃液分泌を抑える作用もあるとされている。

d ブチルスコポラミン臭化物については、まれに重篤な副作用としてショック（アナフィラキシー）を生じることが知られている。

1 （a、b）　2 （a、d）　3 （b、c）
4 （b、d）　5 （c、d） **（2023 南関東 問75）**

答76 2

1：○
2：✗ パパベリン塩酸塩は眼圧を上昇させることがあるので緑内障の人には使えない。
3：○
4：○

答77 5

a：✗ 消化管の平滑筋に直接働いて、胃腸の痙攣を鎮める作用を示すとされる。
b：✗ エンゴサク→ロートコン
c：○
d：○

問78 次の記述は胃腸鎮痛鎮痙薬に配合される成分に関するものである。正しいものの組合せはどれか。

a 抗コリン成分は、胃痛、腹痛、さしこみ（疝痛、癪）を鎮める（鎮痛鎮痙）効果を期待して使用される。

b パパベリン塩酸塩は、消化管の平滑筋に直接働いて胃液分泌を抑える作用を示す。

c ブチルスコポラミン臭化物は、まれに重篤な副作用としてショック（アナフィラキシー）を生じることが知られている。

d オキセサゼインは、胃液分泌を抑える作用はない。

1 （a、b）　　2 （a、c）
3 （b、d）　　4 （c、d）　　(2019 北海道 問37)

問79 胃腸鎮痛鎮痙薬に配合される成分に関する記述の正誤について、正しい組合せを一つ選べ。

a ブチルスコポラミン臭化物は、服用した後は、乗物又は機械類の運転操作を避ける必要がある。

b パパベリン塩酸塩は、自律神経系を介した作用ではないが、眼圧を上昇させる作用を示すことが知られている。

c アミノ安息香酸エチルは、メトヘモグロビン血症を起こすおそれがあるため、6歳未満の小児への使用は避ける。

d オキセサゼインは、局所麻酔作用により鎮痛効果を示すが、胃液分泌を抑える作用はない。

	a	b	c	d
1	正	正	正	誤
2	正	正	誤	正
3	正	正	誤	誤
4	誤	誤	正	誤
5	誤	正	誤	正

(2021 関西連合 問38)

答78 2

a：〇

b：✕　胃液分泌を抑える
　　　　→胃腸の痙攣を鎮める

c：〇

d：✕　ない→ある

> オキセサゼインは、局所麻酔作用のほか、胃液分泌を抑える作用もあるとされ、胃腸鎮痛鎮痙薬と制酸薬の両方の目的で使用される。

ここがポイント

答79 1

a：〇

b：〇

c：〇

d：✕　胃液分泌も抑えるので制酸薬としても用いられている。

浣腸薬

問80 浣腸薬及びその配合成分に関する次の記述のうち、正しいものの組合せはどれか。

a グリセリンが配合された浣腸薬は、グリセリンによる組織修復促進を期待して、肛門や直腸の粘膜に損傷があり出血している場合に使用される。

b グリセリンが配合された浣腸薬を使用すると、排便時に血圧低下を生じて、立ちくらみの症状が現れることがある。

c 注入剤を使用する場合は、薬液の放出部を肛門に差し込み、薬液だまりの部分を絞って、薬液を押し込むように注入する。

d ソルビトールは、直腸内で徐々に分解して炭酸ガスの微細な気泡を発生することで直腸を刺激する作用を期待して用いられる。

1 （a、b） 2 （a、c） 3 （b、c）
4 （b、d） 5 （c、d） **(2023 南関東 問77)**

問81 浣腸薬に関する記述のうち、正しいものの組み合わせはどれか。

a 浣腸薬は、繰り返し使用しても直腸の感受性の低下（いわゆる慣れ）が生じないため効果が弱くなることはない。

b 便秘については、便秘になりやすい食生活等の生活習慣の改善が図られることが重要であり、浣腸薬の使用は一時的なものにとどめるべきである。

c グリセリンが配合された浣腸薬では、排便時に血圧低下を生じて、立ちくらみの症状が現れるとの報告があり、そうした症状は体力の衰えている高齢者や心臓に基礎疾患がある人で特に現れやすい。

d 坐剤を挿入した後は、すぐに排便を試みる必要がある。

1 （a、c） 2 （b、c）
3 （b、d） 4 （a、d）

(2020 北陸・東海 問37)

答80 3

a：✗ 浸透圧の差によって腸管壁から水分を取り込んで直腸粘膜を刺激し、排便を促す効果を期待して使用される。

b：○

c：○

d：✗ 炭酸水素ナトリウムの説明。ソルビトールはグリセリンとほぼ同目的で使用される。

答81 2

a：✗ 浣腸薬は繰り返し使用することで効果が弱くなる。

b：○

c：○

d：✗ すぐに排便を試みる→医薬品の作用による便意が強まるまでしばらく我慢する

薬液を注入した後すぐに排便を試みると、薬液のみが排出されて効果が十分得られないことがある。

ここがポイント

問82 グリセリンが配合された浣腸薬の説明に関する記述のうち、正しいものの組み合わせはどれか。

a 本剤を人肌程度に温めておくと、注入時に不快感を生じることが少ない。

b 排便能力が低下している人は、便秘の予防のために本剤を繰り返し使用する必要がある。

c 効果を十分に得るために、薬液を注入した後すぐに排便を試みるとよい。

d 痔出血の症状があるときは、本剤の使用により赤血球の破壊（溶血）を引き起こす、また、腎不全を起こすおそれがあり、使用前に治療を行っている医師等に相談する必要がある。

1 （a、c） 2 （b、c）
3 （b、d） 4 （a、d）

答82 4

a：○

b：✗　繰り返し使用すると直腸の感受性が低下して効果が減弱する。

c：✗　注入した後は便意が強まるまでしばらく我慢する。

d：○

第3章　主な医薬品とその作用

駆虫薬

問83 駆虫薬に関する以下の記述の正誤について、正しい組合せはどれか。

a 一般用医薬品の駆虫薬が対象とする寄生虫は、回虫と吸虫である。

b 再度駆虫を必要とする場合には、1ヵ月以上間隔を置いてから使用することとされている。

c 複数の駆虫薬を併用すると駆虫効果が高まる。

d 消化管からの駆虫成分の吸収は好ましくない全身作用（頭痛、めまい等の副作用）を生じる原因となる。

	a	b	c	d		a	b	c	d
1	正	誤	正	誤	2	正	正	誤	正
3	誤	正	正	誤	4	誤	誤	正	正
5	誤	正	誤	正					

(2019 北海道 問38)

答83 5

a：✕ 回虫と吸虫→回虫と蟯虫

b：○

c：✕ 複数の駆虫薬を併用しても駆虫効果が高まることはなく、副作用が現れやすくなる、効果が減弱するなどが起きる。

d：○

> サナダ虫などの条虫や吸虫の駆除については、一般用医薬品では対応できないので、医療機関を受診する。

ここがポイント

問84 駆虫薬等に関する以下の記述の正誤について、正しい組み合わせはどれか。

a 駆虫薬は、一度に多く服用すると駆虫効果が高まる。

b 回虫や蟯虫の感染は、その感染経路から、通常、衣食を共にする家族全員にその可能性がある。

c 駆除した虫体や腸管内に残留する駆虫成分の排出を促すために併用される瀉下薬として、ヒマシ油が最適である。

d 回虫は、肛門から這い出してその周囲に産卵するため、肛門部の痒みやそれに伴う不眠、神経症を引き起こすことがある。

	a	b	c	d		a	b	c	d
1	誤	正	誤	誤	2	誤	誤	正	誤
3	誤	正	誤	正	4	正	誤	誤	正
5	正	誤	正	誤					

(2020 東北 問36)

答84 1

a：✕ のむ量の多少は効果に関係ない。

b：○

c：✕ 駆虫成分が体内に移行するのでヒマシ油の使用は避けること。

d：✕ 回虫→蟯虫

問85 駆虫薬及びその配合成分に関する次の記述の正誤について、正しい組合せはどれか。

a　一般用医薬品の駆虫薬が対象とする寄生虫は、回虫と旋毛虫である。

b　パモ酸ピルビニウムは、回虫の自発運動を抑える作用を示し、虫体を排便とともに排出させることを目的として用いられる。

c　サントニンは、服用後、一時的に物が黄色く見えたり、耳鳴り、口渇が現れることがある。

d　駆虫薬は、腸管内に生息する虫体のほか、虫卵にも作用する。

	a	b	c	d
1	正	正	正	正
2	正	誤	誤	正
3	正	誤	誤	誤
4	誤	誤	正	誤
5	誤	正	誤	正

(2021　南関東　問77)

問86 駆虫薬に関する記述のうち、正しいものはどれか。

1　一般用医薬品の駆虫薬が対象とする寄生虫は、回虫、蟯虫及び条虫（いわゆるサナダ虫など）である。

2　腸管内に生息する虫体にのみ作用し、虫卵や腸管内以外に潜伏した幼虫（回虫の場合）には駆虫作用が及ばない。

3　消化管内容物の消化・吸収に伴って駆虫成分の吸収が高まることから、食後に使用することとされているものが多い。

4　駆虫効果を高めるため、複数の駆虫薬を併用することが望ましい。

(2023　北陸・東海　問35)

答85 **4**

a：✕　回虫と旋毛虫→回虫と蟯虫

b：✕　サントニンの説明である。パモ酸ピルビニウムは蟯虫の呼吸や栄養代謝を止める。

c：○

d：✕　腸管内に生息する虫体のみ作用し、虫卵には効果が無い。

駆虫薬は、対象となる虫の種類と薬の作用についてそれぞれ整理して覚えよう！

ここがポイント

答86 **2**

1：✕　条虫（サナダ虫）には効果がない。

2：○

3：✕　消化管内容物の消化・吸収に伴って駆虫成分の吸収が高まること（副作用が生じやすくなる）から、空腹時に使用をするものが多い。

4：✕　併用しても駆虫効果が高まることはない。

強心薬

問87 強心薬に含まれている成分に関する次の記述の正誤について、正しい組合せはどれか。

a ジャコウは、シカ科のジャコウジカの雄の麝香腺分泌物を基原とする生薬であり、強心作用のほか、呼吸中枢を刺激して呼吸機能を高めたり、意識をはっきりさせる等の作用があるとされる。

b ロクジョウは、強心作用の他、強壮、血行促進等の作用があるとされる。

c リュウノウは、中枢神経系の刺激作用による気つけの効果を期待して用いられる。

	a	b	c		a	b	c
1	誤	正	正	2	正	正	誤
3	誤	誤	誤	4	正	正	正

(2023 北関東・甲信越 問73)

答87 4

a：○
b：○
c：○

問88 次の記述は、強心薬等に関するものである。正しいものの組み合わせはどれか。

a 白虎加人参湯は、体力中等度以下で、めまい、ふらつきがあり、ときにのぼせや動悸があるものの立ちくらみ、めまい、頭痛、耳鳴り、動悸、息切れ、神経症、神経過敏に適すとされる。

b ジャコウは、シカ科の*Cervus nippon* Temminck、*Cervus elaphus* Linné、*Cervus canadensis* Erxleben 又はその他同属動物の雄鹿の角化していない幼角を基原とする生薬で、強心作用の他、強壮、血行促進等の作用があるとされる。

c 気つけとは、心臓の働きの低下による一時的なめまい、立ちくらみ等の症状に対して、意識をはっきりさせたり、活力を回復させたりする効果のことである。

d センソは、有効域が比較的狭い成分であり、1日用量中センソ5mgを超えて含有する医薬品は劇薬に指定されている。

1 （a、b） 2 （a、c） 3 （b、d）
4 （c、d）

(2020 東北 問37 一部改題)

答88 4

a：✗ 白虎加人参湯→苓桂朮甘湯。利尿作用がある。

b：✗ ジャコウ→ロクジョウ

c：○
d：○

一般用医薬品で強心薬は、生薬と漢方のみ。

ここがポイント

問89 心臓の働き、動悸、息切れに関する記述の正誤について、正しい組合せを一つ選べ。

a　心臓は、通常、体性神経系によって意識的に調整がなされ、血液を全身に循環させるポンプの働きを担っている。

b　酸素の供給が過多となり、呼吸運動によって取り込む空気の量を減らすことで、息切れが起こる。

c　心臓の働きが低下して十分な血液を送り出せなくなり、脈拍数を増やすことによってその不足を補おうとして動悸が起こる。

d　正常な健康状態では、興奮したときも動悸、息切れは発生しない。

	a	b	c	d		a	b	c	d
1	正	誤	正	誤	**2**	正	誤	誤	正
3	誤	誤	正	誤	**4**	正	正	誤	誤
5	誤	誤	誤	正					

(2019　関西連合　問37)

答89 **3**

a：**✕**　体性神経系によって意識的に→自律神経系によって無意識に

b：**✕**　酸素の供給が低下し、呼吸運動によって取り込む空気の量を増やすことでそれを補おうとして、息切れが起こる。

c：**○**

d：**✕**　正常な健康状態でも発生する。

ここがポイント

心臓の動きは、自律神経系によって無意識のうちに調整がなされる。

第3章　主な医薬品とその作用

高コレステロール改善薬

問90 高コレステロール改善薬及びその配合成分に関する記述の正誤について、正しい組み合わせはどれか。

a 生活習慣の改善を図りつつ、しばらくの間（1～3か月）、高コレステロール改善薬の使用を続けてもなお、検査値に改善がみられない時には、遺伝的又は内分泌的要因も疑われるため、いったん使用を中止して医師の診療を受けるなどの対応が必要である。

b 大豆油不けん化物（ソイステロール）には、腸管におけるコレステロールの吸収を抑える働きがあるとされる。

c ビタミンEは、コレステロールからの過酸化脂質の生成を抑えるほか、末梢血管における血行を促進する作用があるとされ、血中コレステロール異常に伴う末梢血行障害（手足の冷え、痺れ）の緩和等を目的として用いられる。

d 高コレステロール改善薬は、ウエスト周囲径（腹囲）を減少させるなどの痩身効果を目的とした医薬品である。

	a	b	c	d			a	b	c	d
1	誤	誤	正	正		2	正	誤	誤	正
3	正	正	誤	誤		4	正	正	正	誤
5	誤	正	正	正						

（2020 北陸・東海 問38 一部改題）

答90 4

a：○
b：○
c：○
d：✕ 一般用医薬品に痩身効果はない。

問91 高コレステロール改善薬の配合成分に関する次の記述の正誤について、正しい組合せはどれか。

a　パンテチンは、低密度リポタンパク質（LDL）等の異化排泄を促進し、リポタンパクリパーゼ活性を高めて、高密度リポタンパク質（HDL）産生を高める作用があるとされる。

b　大豆油不けん化物（ソイステロール）は、腸管におけるコレステロールの吸収を抑える働きがあるとされる。

c　ビタミンEは、コレステロールの生合成抑制と排泄・異化促進作用、過酸化脂質分解作用を有すると言われている。

d　リノール酸は、コレステロールと結合して、代謝されやすいコレステロールエステルを形成するとされ、肝臓におけるコレステロールの代謝を促す効果を期待して用いられる。

	a	b	c	d		a	b	c	d
1	正	正	正	誤	2	正	正	誤	正
3	誤	正	誤	誤	4	誤	誤	正	正
5	誤	誤	誤	正					

(2023　南関東　問78)

答91 **2**

a：〇

b：〇

c：✕　ビタミンE→ビタミンB12

d：〇

> 低密度リポタンパク質（LDL）は、コレステロールを肝臓から末梢組織へと運び、高密度リポタンパク質（HDL）は、末梢組織のコレステロールを取り込んで肝臓へと運ぶよ。

ここがポイント

第3章　主な医薬品とその作用

問92 高コレステロール改善薬及びその配合成分に関する次の記述の正誤について、正しい組合せはどれか。

a 高コレステロール改善薬は、血中コレステロール異常の改善、血中コレステロール異常に伴う末梢血行障害（手足の冷え、痺れ）の緩和等を目的として使用される。

b 大豆油不けん化物（ソイステロール）は、低密度リポタンパク質（LDL）等の異化排泄を促進し、リポタンパクリパーゼ活性を高めて、高密度リポタンパク質（HDL）産生を高める作用があるとされる。

c リノール酸は、腸管におけるコレステロールの吸収を抑える効果を期待して用いられる。

d パンテチンは、コレステロールからの過酸化脂質の生成を抑えるほか、末梢血管における血行を促進する作用があるとされ、血中コレステロール異常に伴う末梢血行障害（手足の冷え、痺れ）の緩和等を目的として用いられる。

	a	b	c	d		a	b	c	d
1	正	正	正	正	**2**	正	誤	正	誤
3	正	誤	誤	誤	**4**	誤	正	誤	誤
5	誤	誤	正	正					

(2021 **南関東 問79 一部改題**)

答92 **3**

a：○

b：✕ パンテチンの説明である。

c：✕ 大豆油不けん化物（ソイステロール）の説明である。

d：✕ ビタミンEの説明である。

200

貧血用薬（鉄製剤）

問93 貧血用薬（鉄製剤）に関する以下の記述の正誤について、正しい組み合わせはどれか。

a 食生活を改善し、かつ鉄製剤の使用を2週間程度続けても症状の改善がみられない場合には、鉄製剤の使用を漫然と継続することは適当でない。

b 貧血の症状がみられる以前から予防的に鉄製剤を使用するべきである。

c 複数の貧血用薬と併用すると、胃腸障害や便秘等の副作用が起こりやすくなる。

d 胃への負担を軽減するため、腸溶性とした製品もある。

	a	b	c	d		a	b	c	d
1	誤	正	誤	正	2	正	誤	正	正
3	正	正	正	正	4	誤	正	正	誤
5	正	誤	誤	誤					

(2020 東北 問39)

答93 2

a：○

b：✕ 予防的に医薬品を使用すべきではない。

c：○

d：○

問94 貧血用薬（鉄製剤）及びその配合成分に関する記述の正誤について、正しい組合せを一つ選べ。

a 赤血球ができる過程で必要不可欠なビタミンB12の構成成分である銅が配合されている場合がある。

b 消化管内で鉄が吸収されやすい状態に保つことを目的として、ビタミンCが配合されていることがある。

c 服用後、便が黒くなる場合には、重大な副作用の可能性があるため直ちに服用を中止する。

d 貧血の症状がみられる以前から予防的に使用することが適当である。

	a	b	c	d		a	b	c	d
1	正	正	誤	誤	2	正	誤	正	正
3	誤	正	誤	誤	4	正	誤	正	誤
5	誤	誤	正	正					

(2023 関西連合 問41)

答94 3

a：✕ 銅→コバルト

b：○

c：✕ 便が黒くなる程度では中止の目安とならない。

d：✕ 予防的に使用すべきではない。

> スポーツ選手の鉄剤の服用は、ドーピング違反になる可能性もあるよ。

ここがポイント

次の記述は、貧血用薬に関するものである。正しいものの組み合わせはどれか。

a　フマル酸第一鉄は、不足した鉄分を補充することを目的として用いられる。

b　鉄製剤を服用すると便が黒くなることがあるが、使用の中止を要する副作用等の異常ではなく、服用前の便の状況との対比は不要である。

c　銅は、ヘモグロビンの産生過程で、鉄の代謝や輸送に重要な役割を持つため、補充した鉄分を利用してヘモグロビンが産生されるのを助ける目的で、硫酸銅が配合されている場合がある。

d　マンガンは、赤血球ができる過程で必要不可欠なビタミンB12の構成成分であり、骨髄での造血機能を高める目的で、硫酸マンガンが配合されている場合がある。

1　（a、b）　　**2**　（a、c）
3　（b、d）　　**4**　（c、d）

(2023　北海道・東北　問39)

答95　**2**

a：○

b：✗　服用前の便の状況との変化は確認すべきである。

c：○

d：✗　マンガン→コバルト。硫酸コバルトが配合される場合がある。

貧血に関連するビタミンCとB12を混同しないように！

ここが ポイント

その他の循環器用薬

問96 循環器用薬及びその配合成分に関する記述の正誤について、正しい組み合わせはどれか。

a ユビデカレノンは、心筋の酸素利用効率を高めて収縮力を高めることによって血液循環の改善効果を示すとされ、15歳未満の小児向けの製品もある。

b 三黄瀉心湯（さんおうしゃしんとう）を鼻血に用いる場合には、漫然と長期の使用は避け、5〜6回使用しても症状の改善がみられないときは、いったん使用を中止して専門家に相談がなされるなどの対応が必要である。

c イノシトールヘキサニコチネートは、ニコチン酸が遊離し、そのニコチン酸の働きによって末梢の血液循環を改善する作用を示すとされ、ビタミンEと組み合わせて用いられる場合が多い。

d 七物降下湯（しちもつこうかとう）は、体力中等度以下で、顔色が悪くて疲れやすく、胃腸障害のないものの高血圧に伴う随伴症状（のぼせ、肩こり、耳鳴り、頭重）に適すとされるが、15歳未満の小児への使用は避ける必要がある。

	a	b	c	d		a	b	c	d
1	正	正	正	誤	2	正	正	誤	正
3	正	誤	正	正	4	誤	正	正	正
5	正	正	正	正

(2023 北陸・東海 問40)

答96 **4**

a：✗ 15歳未満の小児向けの製品はない。

b：○

c：○

d：○

ここがポイント

小児において心疾患による動悸、息切れ、むくみの症状があるような場合には、医師の診療を受けることが優先されるべき。15歳未満の小児向けの製品はない。循環器用薬のユビデカレノンは頻出。

問97 循環器用薬及びその配合成分に関する次の記述の正誤について、正しい組合せはどれか。

a 七物降下湯は、体力中等度以下で、顔色が悪くて疲れやすく、胃腸障害のないものの高血圧に伴う随伴症状（のぼせ、肩こり、耳鳴り、頭重）に適すとされる。

b ルチンは、ビタミン様物質の一種で、高血圧等における毛細血管の補強、強化の効果を期待して用いられる。

c ヘプロニカートは、ニコチン酸を遊離し、そのニコチン酸の働きによって末梢の血液循環を改善する作用を示すとされる。

d ユビデカレノンは、肝臓や心臓などの臓器に多く存在し、エネルギー代謝に関与する酵素の働きを助ける成分で、摂取された栄養素からエネルギーが産生される際にビタミンB群とともに働く。

	a	b	c	d		a	b	c	d
1	正	正	正	正	2	正	誤	誤	誤
3	正	誤	正	誤	4	誤	正	正	正
5	誤	誤	誤	正					

(2023 南関東 問80)

答97 1
a：〇
b：〇
c：〇
d：〇

問98 以下の循環器用薬の漢方処方製剤である三黄瀉心湯の記述について、（　）の中に入れるべき字句の正しい組み合わせはどれか。

体力中等度以上で、（ a ）気味で顔面紅潮し、精神不安、みぞおちのつかえ、便秘傾向などのあるものの高血圧の随伴症状、鼻血、痔出血、便秘、更年期障害、血の道症に適すとされるが、体の虚弱な人、胃腸が弱く下痢しやすい人、だらだら出血が長引いている人では不向きとされる。構成生薬として（ b ）を含む。

（ c ）に用いる場合には、漫然と長期の使用は避け、5～6回使用しても症状の改善がみられないときは、いったん使用を中止する。

	a	b	c
1	のぼせ	ダイオウ	更年期障害
2	貧血	マオウ	鼻血
3	貧血	ダイオウ	更年期障害

	a	b	c
4	のぼせ	マオウ	更年期障害
5	のぼせ	ダイオウ	鼻血

(2020 東北 問40)

答98 5

漢字の「黄」が入っている漢方は、おおよそダイオウの成分と判断してよい。
ただし麻黄湯は例外である。

ここがポイント

痔の薬

問99 痔及び痔疾用薬に関する記述の正誤について、正しい組み合わせはどれか。

a 裂肛は、肛門に存在する細かい血管群が部分的に拡張し、肛門内にいぼ状の腫れが生じたもので、出血や痛みを生じる。

b 痔は、肛門部に過度の負担をかけることやストレス等により生じる生活習慣病である。

c 内用痔疾用薬には、止血効果を期待してカルバゾクロムが配合されている場合がある。

d 痔の悪化等により細菌感染が起きると、異なる種類の細菌の混合感染が起こり、膿瘍や痔瘻を生じ、その周囲の組織に重大なダメージをもたらすことがある。

	a	b	c	d
1	誤	誤	正	正
3	正	正	誤	誤
5	誤	正	正	正

	a	b	c	d
2	正	誤	誤	正
4	正	正	正	誤

(2020 北陸・東海 問41)

答99 5

a：✗ いぼ状の腫れがあるものはいぼ痔である。

b：○

c：○

d：○

痔核はいぼ痔、裂肛はきれ痔、痔瘻は肛門内部のくぼみで炎症や化膿が生じた状態のことを指す。

ここがポイント

問100 内用痔疾用薬及びその配合成分に関する記述の正誤について、正しい組み合わせはどれか。

a　カルバゾクロムは、新陳代謝促進、殺菌、抗炎症等の作用を期待して用いられる。

b　カイカは、主に止血効果を期待して内用痔疾用薬に配合される。

c　セイヨウトチノミは、主に抗炎症作用を期待して内用痔疾用薬に配合される。

d　内用痔疾用薬は、比較的緩和な抗炎症作用、血行改善作用を目的とする成分のほか、瀉下・整腸成分等が配合されたもので、外用痔疾用薬と併せて用いると効果的なものである。

	a	b	c	d			a	b	c	d
1	誤	誤	正	正		**2**	正	誤	誤	正
3	正	正	誤	誤		**4**	正	正	正	誤
5	誤	正	正	正						

(2022　北陸・東海　問41)

問101 痔の薬及びその配合成分等に関する次の記述のうち、正しいものの組合せはどれか。

a　プレドニゾロン酢酸エステルが配合された坐剤及び注入軟膏では、その含有量によらず長期連用を避ける必要がある。

b　クロルヘキシジン塩酸塩は、痔に伴う痛み・痒みを和らげることを期待して配合されている。

c　セイヨウトチノミは、トチノキ科のセイヨウトチノキ（マロニエ）の種子を用いた生薬で、主に抗炎症作用を期待して用いられる。

d　コウカは、マメ科のエンジュの蕾を基原とする生薬で、主に止血効果を期待して用いられる。

1　（a、b）　　**2**　（a、c）　　**3**　（b、c）
4　（b、d）　　**5**　（c、d）(2023　南関東　問81)

答100 **5**

a：✖　カルバゾクロムは毛細血管を補強・強化して出血を抑える働きがある。

b：〇

c：〇

d：〇

答101 **2**

a：〇

b：✖　殺菌消毒成分で、痔疾患に伴う局所の感染防止に用いる。

c：〇

d：✖　コウカ→カイカ

痔は生活習慣病で、長時間座ることを避ける、軽い運動をする、便通を良くするなどでも予防できるよ。

ここがポイント

問102 次の表はある外用痔疾用薬に含まれている成分の一覧である。

ヒドロコルチゾン酢酸エステル	5 mg
テトラヒドロゾリン塩酸塩	1 mg
リドカイン	60mg
l-メントール	10mg
アラントイン	20mg
トコフェロール酢酸エステル	60mg
クロルヘキシジン塩酸塩	5 mg

　この一般用医薬品に関する以下の記述の正誤について、正しい組み合わせはどれか。

a リドカインは、局所の感染を防止することを目的として配合される殺菌消毒成分である。

b テトラヒドロゾリン塩酸塩は、血管収縮作用による止血効果を期待して配合されるアドレナリン作動成分である。

c クロルヘキシジン塩酸塩は、肛門部の創傷の治癒を促す効果を期待して配合される組織修復成分である。

d アラントインは、痛みや痒みを和らげることを目的として配合される局所麻酔成分である。

	a	b	c	d			a	b	c	d
1	正	誤	誤	誤		**2**	誤	正	誤	正
3	正	正	正	誤		**4**	正	誤	正	正
5	誤	正	誤	誤						

(2020　東北　問41)

答102 **5**

a：✗ リドカイン→クロルヘキシジン塩酸塩

b：○

c：✗ クロルヘキシジン塩酸塩→アラントイン

d：✗ アラントイン→リドカイン

頻出問題。サービス問題なので必ず正解できるようにしておこう。

ここがポイント

問103 痔の薬及びその配合成分に関する記述の正誤について、正しい組み合わせはどれか。

a　局所への穏やかな刺激によって痒みを抑える効果を期待して、熱感刺激を生じさせるクロタミトンが配合されている場合がある。

b　酸化亜鉛は、粘膜表面に不溶性の膜を形成することによる、粘膜の保護・止血を目的として、外用痔疾用薬に配合されている場合がある。

c　組織修復成分であるアラントインは、痔による肛門部の創傷の治癒を促す効果を期待して、外用痔疾用薬に配合されている場合がある。

d　カイカクは、主に麻酔作用を期待して内用痔疾用薬に配合されている場合がある。

	a	b	c	d			a	b	c	d
1	誤	誤	正	正	**2**		正	誤	誤	正
3	正	正	誤	誤	**4**		正	正	正	誤
5	誤	正	正	正						

(2023 北陸・東海 問41)

答103 4

a：○
b：○
c：○
d：✕　麻酔作用→止血作用

その他の泌尿器用薬

問104 泌尿器用薬及びその配合成分等に関する次の記述の正誤について、正しい組合せはどれか。

a　サンキライは、クワ科のマグワの樹皮を基原とする生薬で、利尿作用のほかに、経口的に摂取した後、尿中に排出される分解代謝物が抗菌作用を示し、尿路の殺菌消毒効果を期待して用いられる。

b　日本薬局方収載のカゴソウは、煎薬として残尿感、排尿に際して不快感のあるものに用いられる。

c　竜胆瀉肝湯（りゅうたんしゃかんとう）は、体力中等度以上で、下腹部に熱感や痛みがあるものの排尿痛、残尿感、尿の濁り、こしけ（おりもの）、頻尿に適すとされる。

d　猪苓湯（ちょれいとう）は、体力に関わらず使用でき、排尿異常があり、ときに口が渇くものの排尿困難、排尿痛、残尿感、頻尿、むくみに適すとされる。

	a	b	c	d		a	b	c	d
1	正	正	正	正	2	正	誤	誤	正
3	誤	正	正	正	4	正	正	誤	誤
5	誤	誤	正	誤					

(2023　南関東　問82)

答104 **3**

a：✘　サンキライ→ソウハクヒ

b：〇

c：〇

d：〇

ここがポイント

代表的な生薬と漢方製剤はおさえておこう。

第3章　主な医薬品とその作用

209

問105 第1欄の記述は、泌尿器用薬として用いられる漢方処方製剤に関するものである。該当する漢方処方製剤は第2欄のどれか。

第1欄

体力中等度以下で、疲れやすくて、四肢が冷えやすく尿量減少し、むくみがあり、ときに口渇があるものの下肢痛、腰痛、しびれ、高齢者のかすみ目、痒み、排尿困難、頻尿、むくみ、高血圧に伴う随伴症状の改善（肩こり、頭重、耳鳴り）に適すとされるが、胃腸が弱く下痢しやすい人、のぼせが強く赤ら顔で体力の充実している人では、胃部不快感、腹痛、のぼせ、動悸等の副作用が現れやすい等、不向きとされる。

第2欄

1　牛車腎気丸
2　猪苓湯
3　当帰芍薬散
4　葛根湯加川芎辛夷
5　十味敗毒湯

(2020　北陸・東海　問42)

問106 1～5で示される生薬成分のうち、ツツジ科のクマコケモモの葉を基原とし、利尿作用のほかに、尿路の殺菌消毒効果を期待して用いられるものはどれか。

1　カゴソウ
2　ブクリョウ
3　モクツウ
4　ウワウルシ
5　ソウハクヒ

(2021　北陸・東海　問42)

答105 1

牛車腎気丸は医療用医薬品でも泌尿器用薬でよく出る漢方製剤。

ここがポイント

答106 4

カゴソウ：煎薬として残尿感、利尿作用がある。
モクツウ：アケビ科のアケビまたはミツバアケビのつる性の茎を使用し、尿量増加（利尿）作用がある。

ここがポイント

問107 第1欄の記述は、泌尿器用薬として使用される漢方処方製剤に関するものである。該当する漢方処方製剤は**第2欄**のどれか。

第1欄

　体力に関わらず使用でき、排尿異常があり、ときに口が乾くものの排尿困難、排尿痛、残尿感、頻尿、むくみに適すとされる。

第2欄

1　八味地黄丸
　<ruby>はちみじおうがん<rt></rt></ruby>
2　竜胆瀉肝湯
　<ruby>りゅうたんしゃかんとう<rt></rt></ruby>
3　猪苓湯
　<ruby>ちょれいとう<rt></rt></ruby>
4　牛車腎気丸
　<ruby>ごしゃじんきがん<rt></rt></ruby>
5　六味丸
　<ruby>ろくみがん<rt></rt></ruby>

(2023　北陸・東海　問42)

婦人薬

問108 女性の月経に関する以下の記述の正誤について、正しい組合せはどれか。

a　血の道症とは、臓器・組織の形態的異常があり、抑うつや寝つきが悪くなる、神経質、集中力の低下等の精神神経症状が現れる病態のことである。

b　月経前症候群は、加齢とともに卵巣からの女性ホルモンの分泌が減少していき、やがて月経が停止して、妊娠可能な期間が終了することをいう。

c　月経周期は、扁桃体で産生されるホルモンと、卵巣で産生される女性ホルモンが関与する。

d　女性の月経は、子宮の内壁を覆っている膜（子宮内膜）が剥がれ落ち、血液（経血）と共に排出される生理現象である。

	a	b	c	d			a	b	c	d
1	正	誤	誤	誤		2	誤	正	正	誤
3	正	正	誤	誤		4	誤	誤	誤	正
5	誤	誤	正	正						

(2019　北海道　問42　一部改題)

答107 3

1：✖　八味地黄丸は体力中等度以下。

2：✖　竜胆瀉肝湯は体力中等度以上。

3：〇

4：✖　牛車腎気丸は体力中等度以下。

5：✖　六味丸は体力中等度以下。

> 泌尿器科の漢方は、体力と構成生薬を中心に覚えよう。
>
> **ここが**ポイント

答108 4

a：✖　臓器・組織の形態的異常があり→臓器・組織の形態的異常がなく

b：✖　月経前症候群→閉経

c：✖　扁桃体→視床下部や下垂体

d：〇

> 月経開始前に現れ、月経開始と共に消失する腹部膨満感、頭痛、乳房痛などの身体症状や感情の不安定、興奮、抑うつなどの精神症状を主体とするものを、月経前症候群という。
>
> **ここが**ポイント

婦人薬及び月経等に関する記述のうち、正しいものの組み合わせはどれか。

a 月経前症候群は、月経の約10〜3日前に現れ、月経開始と共に消失する腹部膨満感、頭痛、乳房痛などの身体症状が現れるが、精神症状は現れない。

b 閉経の前後には、更年期（閉経周辺期）と呼ばれる移行的な時期があり、体内の女性ホルモンの量が大きく変動することがある。

c 月経周期は、種々のホルモンの複雑な相互作用によって調節されており、視床下部や下垂体で産生されるホルモンと、卵巣で産生される女性ホルモンが関与する。

d 人工的に合成された女性ホルモンの一種であるエチニルエストラジオールは、膣粘膜に適用されるものがあるが、この場合、女性ホルモン成分は、循環血液中に移行することはない。

1 （a、b）　　2 （b、c）
3 （c、d）　　4 （a、d）

(2020 北陸・東海 問43)

答109 2

a： ✕ 身体症状以外に精神症状が出ることもある。

b： 〇

c： 〇

d： ✕ 局所に用いる製剤であっても循環血液中に移行するので注意が必要である。

問110 婦人薬及びその配合成分に関する次の記述の正誤について、正しい組合せはどれか。

a　エチニルエストラジオールは、人工的に合成された女性ホルモンの一種であり、妊娠中の女性ホルモンの補充のために用いられる。

b　女性の月経や更年期障害に伴う諸症状の緩和に用いられる主な漢方処方製剤として、温経湯、加味逍遙散、柴胡桂枝乾姜湯があり、これらは構成生薬としてカンゾウを含む。

c　桃核承気湯は、体力中等度以上で、のぼせて便秘しがちなものの月経不順、月経困難症、月経痛、月経時や産後の精神不安、腰痛、便秘、高血圧の随伴症状（頭痛、めまい、肩こり）、痔疾、打撲症に適すとされ、構成生薬としてダイオウを含む。

d　五積散は、体力中等度又はやや虚弱で、冷えがあるものの胃腸炎、腰痛、神経痛、関節痛、月経痛、頭痛、更年期障害、感冒に適すとされ、構成生薬としてマオウを含む。

	a	b	c	d		a	b	c	d
1	正	正	誤	誤	2	正	誤	正	正
3	誤	正	誤	誤	4	誤	正	正	正
5	誤	誤	正	誤					

(2023　南関東　問83)

問111 婦人薬として用いられる漢方処方製剤のうち、カンゾウを含むものの組合せを一つ選べ。

a　当帰芍薬散
b　加味逍遙散
c　桂枝茯苓丸
d　桃核承気湯

1　（a、b）　　2　（a、d）　　3　（b、c）
4　（b、d）　　5　（c、d）

(2023　関西連合　問43)

答110 4

a：✘　胎児の先天異常の報告があるので、妊娠中には使用しない。

b：○

c：○

d：○

> ホルモン製剤などは、必要なときにだけ、使用することが望ましい。

ここがポイント

答111 4

a：✘　構成生薬はない。

b：○

c：✘　構成生薬はない。

d：○

第1欄の記述は、婦人薬として使用される漢方処方製剤に関するものである。第1欄の記述に該当する漢方処方製剤として正しいものは第2欄のどれか。

第1欄

　体力中等度で、皮膚はかさかさして色つやが悪く、のぼせるものの月経不順、月経困難、血の道症、更年期障害、神経症、湿疹・皮膚炎に適すとされるが、胃腸が弱く下痢しやすい人では胃部不快感、下痢等の副作用が現れやすい等、不向きとされる。

第2欄

1　桂枝茯苓丸　　2　柴胡桂枝乾姜湯
3　温清飲　　　　4　四物湯
5　当帰芍薬散　　　　　　（2020　東北　問43　一部改題）

答112 3

婦人科用の漢方は種類は多くないのでしっかりと覚えよう。

ここがポイント

問113 婦人薬として使用される漢方処方製剤に関する以下の記述の正誤について、正しい組み合わせはどれか。

a 桃核承気湯は、体力虚弱で、冷え症で皮膚が乾燥、色つやの悪い体質で胃腸障害のないものの月経不順、月経異常、更年期障害、血の道症、冷え症、しもやけ、しみ、貧血、産後あるいは流産後の疲労回復に適すとされる。

b 桂枝茯苓丸は、体力中等度以下で、のぼせ感があり、肩がこり、疲れやすく、精神不安やいらだちなどの精神神経症状、ときに便秘の傾向のあるものの冷え症、虚弱体質、月経不順、月経困難、更年期障害、血の道症、不眠症に適すとされる。

c 五積散は、体力中等度又はやや虚弱で、冷えがあるものの胃腸炎、腰痛、神経痛、関節痛、月経痛、頭痛、更年期障害、感冒に適すとされる。

d 柴胡桂枝乾姜湯は、体力中等度以下で、冷え症、貧血気味、神経過敏で、動悸、息切れ、ときにねあせ、頭部の発汗、口の渇きがあるものの更年期障害、血の道症、不眠症、神経症、動悸、息切れ、かぜの後期の症状、気管支炎に適すとされる。

	a	b	c	d
1	正	誤	正	誤
2	誤	誤	正	正
3	正	正	誤	正
4	正	誤	誤	正
5	誤	正	正	誤

(2021 東北 問44 一部改題)

答113 2

a：✕ 四物湯の説明である。

b：✕ 加味逍遙散の説明である。

c：〇

d：〇

内服アレルギー用薬

問114 一般用医薬品のアレルギー用薬及びアレルギー症状の治療に関する記述の正誤について、正しい組合せを一つ選べ。

a 鼻炎用内服薬と鼻炎用点鼻薬は、同じ成分または同種の作用を有する成分が重複することもあり、医薬品の販売等に従事する専門家はそれらが併用されることのないよう注意が必要である。

b アトピー性皮膚炎が疑われる場合やその診断が確定している場合は、医師の受診を勧めることが重要である。

c 皮膚感染症による湿疹の痒み症状に対しては、アレルギー用薬を使用して症状の緩和を図るのではなく、皮膚感染症そのものへの対処を優先する必要がある。

d 医療機関での検査によりアレルゲンを厳密に特定した場合は、医師の指導の下、減感作療法が行われることがある。

	a	b	c	d		a	b	c	d
1	誤	正	正	誤	2	正	誤	正	正
3	正	正	正	正	4	正	誤	正	誤
5	誤	正	誤	正					

(2022 関西連合 問44)

答114 3
a：○
b：○
c：○
d：○

問115 アレルギーに関する記述の正誤について、正しい組合せを一つ選べ。

a　アレルゲンが体内に入り込むと、その物質を特異的に認識した免疫アルブミンにより肥満細胞が刺激される。

b　アレルギーの発症に関わるマスト細胞は、肥満細胞ともいい、肥満症にも関与している。

c　肥満細胞から遊離したヒスタミンは、血管拡張や血管透過性亢進等の作用を示し、アレルギー症状を引き起こす。

d　蕁麻疹については、アレルゲンとの接触以外に、皮膚への物理的な刺激等によって生じるものも知られている。

	a	b	c	d		a	b	c	d
1	正	誤	正	誤	2	誤	正	正	誤
3	誤	誤	正	正	4	正	正	誤	誤
5	正	誤	誤	正					

(2020　関西連合　問42　一部改題)

答115 3

a：✘　免疫アルブミン→グロブリン

b：✘　肥満症とは関係がない。

c：〇

d：〇

第3章

主な医薬品とその作用

217

問116 内服アレルギー用薬に含まれている成分に関する次の記述のうち、正しいものの組合せはどれか。

a　フェキソフェナジン塩酸塩は、交感神経系を刺激して鼻粘膜の血管を収縮させることによって鼻粘膜の充血や腫れを和らげることを目的として配合されている。

b　メキタジンは、まれに重篤な副作用としてショック（アナフィラキシー）、肝機能障害、血小板減少を生じることがある。

c　フェニレフリン塩酸塩は、ヒスタミンの働きを抑える作用を示す成分として用いられる。

d　ベラドンナ総アルカロイドは、鼻腔内の粘液分泌腺からの粘液の分泌を抑えるとともに、鼻腔内の刺激を伝達する副交感神経系の働きを抑えることによって、鼻汁分泌やくしゃみを抑えることを目的として配合されている場合がある。

1	（a、b）	2	（a、d）	3	（b、c）
4	（b、d）	5	（c、d）		

(2023　北関東・甲信越　問77)

答116 4

a：✘　フェキソフェナジン塩酸塩には交感神経刺激作用ではなく抗ヒスタミン作用がある。

b：○

c：✘　フェニレフリン塩酸塩には抗ヒスタミン作用ではなく交感神経刺激作用がある。

d：○

> フェキソフェナジン塩酸塩は、令和4年の手引きの改訂で新しく追加された薬剤だよ。しっかり押さえておこう。

ここがポイント

218

問117 鼻炎用内服薬及びその配合成分に関する記述の正誤について、正しい組合せを一つ選べ。

a　メチルエフェドリン塩酸塩は、依存性がある抗コリン成分であり、長期間にわたって連用された場合、薬物依存につながるおそれがある。

b　ロラタジンは、肥満細胞から遊離したヒスタミンが受容体と反応するのを妨げることにより、ヒスタミンの働きを抑える作用を示す。

c　トラネキサム酸は、皮膚や鼻粘膜の炎症を和らげることを目的として用いられる。

d　クレマスチンフマル酸塩が配合された内服薬を服用した後は、乗物又は機械類の運転操作を避けることとされている。

	a	b	c	d		a	b	c	d
1	正	正	正	誤	**2**	正	正	誤	正
3	正	誤	正	正	**4**	誤	正	正	正
5	正	正	正	正

(2023　関西連合　問45)

答117 **4**

a：✕　抗コリン成分→アドレナリン成分

b：〇

c：〇

d：〇

令和4年の手引きの改訂で内服アレルギー用薬に
● ケトチフェンフマル酸塩
● エピナスチン塩酸塩
● フェキソフェナジン塩酸塩
● ロラタジン
が追加されているよ。過去問題はチェックしておこう。

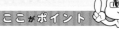
ここが ポイント

問118 内服アレルギー用薬及びその配合成分に関する記述の正誤について、正しい組み合わせはどれか。

a　ジフェンヒドラミン塩酸塩は、母乳を与える女性は使用を避けるか、使用する場合には授乳を避ける必要がある。

b　メキタジンは、まれに重篤な副作用として血小板減少を生じることがある。

c　生薬成分であるサイシンは、鼻づまり（鼻閉）への効果を期待して用いられる。

d　プソイドエフェドリン塩酸塩は、高血圧の診断を受けた人では症状を悪化させるおそれがあるため、使用を避ける必要がある。

	a	b	c	d		a	b	c	d
1	正	正	正	誤	**2**	正	正	誤	正
3	正	誤	正	正	**4**	誤	正	正	正
5	正	正	正	正

(2023　北陸・東海　問45)

答118 **5**

a：〇

b：〇

c：〇

d：〇

プソイドエフェドリン塩酸塩は交感神経系を刺激して血管を収縮させるよ。

ここが ポイント

第3章　主な医薬品とその作用

問119 パーキンソン病の治療のために医療機関でセレギリン塩酸塩を処方されて治療を受けている人が鼻炎用内服薬を探し、医薬品の販売業の店舗に来店した。セレギリン塩酸塩等のモノアミン酸化酵素阻害剤と併用することで、副作用が現れやすくなる恐れが高く、使用を避ける必要がある鼻炎用内服薬の配合成分は次のうちどれか。

1 ロラタジン
2 プソイドエフェドリン塩酸塩
3 ベラドンナ総アルカロイド
4 トラネキサム酸
5 ジフェンヒドラミン塩酸塩

(2023　北関東・甲信越　問78)

答119 2

1： ✖
2： ○　セレギリン塩酸塩等モノアミン酸化酵素阻害剤が、プソイドエフェドリン塩酸塩の代謝を妨げるため、副作用が現れやすくなる。
3： ✖
4： ✖
5： ✖

鼻に用いる薬

問120 一般用医薬品の鼻炎用点鼻薬及びその配合成分に関する記述の正誤について、正しい組合せを一つ選べ。

a　クロモグリク酸ナトリウムは、肥満細胞からヒスタミンの遊離を抑えることにより、鼻アレルギー症状を緩和することを目的として、配合されている場合がある。

b　クロルフェニラミンマレイン酸塩は、肥満細胞から遊離したヒスタミンとヒスタミン受容体との結合を妨げることにより、鼻アレルギー症状を緩和することを目的として、配合されている場合がある。

c　テトラヒドロゾリン塩酸塩は、鼻粘膜を通っている血管を拡張させる作用を示すため、鼻粘膜症状の緩和を目的として配合されている場合がある。

d　アドレナリン作動成分を含む鼻炎用点鼻薬は、長期連用は避けることとされており、3日間位使用しても症状の改善がみられない場合には、使用を中止して医療機関を受診するなどの対応が必要である。

	a	b	c	d		a	b	c	d
1	正	正	誤	正	**2**	正	正	誤	誤
3	誤	正	正	誤	**4**	誤	正	誤	正
5	誤	誤	正	誤					

(2022　関西連合　問45)

答120 1

a：○

b：○

c：✕　血管を拡張させる
　　　→血管を収縮させる

d：○

ここがポイント

アドレナリン作動成分の連用で、効果がみられなくなることをタキフィラキシーと呼ぶよ（薬剤師国家試験レベルの内容）。

第3章　主な医薬品とその作用

221

問121 鼻炎用点鼻薬に含まれる成分に関する記述の正認について、正しい組合せを一つ選べ。

a　ナファゾリン塩酸塩は、アドレナリン作動成分であり、鼻粘膜の充血や腫れを和らげることを目的として用いられる。

b　フェニレフリン塩酸塩が配合された点鼻薬は、過度に使用されると鼻粘膜の血管が反応しなくなり、逆に鼻づまり（鼻閉）がひどくなりやすい。

c　グリチルリチン酸二カリウムは、アレルギー性鼻炎にも用いられるが、かぜ薬や胃薬、鎮咳去痰薬などにも含まれている可能性があるので、総摂取量が継続して過剰にならないよう注意を促す必要がある。

d　リドカイン塩酸塩は、粘膜の神経伝導を不可逆的に遮断することで鼻汁の分泌を抑える。

	a	b	c	d		a	b	c	d
1	正	正	正	誤	2	正	正	誤	正
3	正	誤	正	正	4	誤	正	正	正
5	正	正	正	正					

(2020　関西連合　問44)

答121 1

a：○
b：○
c：○
d：✕　鼻粘膜の過敏性や痛みや痒みをおさえる目的の局所麻酔成分。

問122 鼻炎用内服薬に配合される成分に関する記述の正誤について、正しい組み合わせはどれか。

a　プソイドエフェドリン塩酸塩は、鼻粘膜の充血や腫れを和らげることを目的として配合されている場合がある。

b　ジフェンヒドラミン塩酸塩等のジフェンヒドラミンを含む成分については、吸収されたジフェンヒドラミンの一部が乳汁に移行して乳児に昏睡を生じるおそれがあるため、母乳を与える女性は使用を避けるか、使用する場合には授乳を避ける必要がある。

c　排尿困難の症状がある人、緑内障の診断を受けた人では、クレマスチンフマル酸塩が配合された内服薬の服用により、症状の悪化を招くおそれがあるため、使用する前にその適否につき、治療を行っている医師又は処方薬の調剤を行った薬剤師に相談がなされるべきである。

d　ケイガイは、シソ科のケイガイの花穂を基原とする生薬で、発汗、解熱、鎮痛等の作用を有するとされ、鼻閉への効果を期待して用いられる。

	a	b	c	d		a	b	c	d
1	正	正	正	誤	2	正	正	誤	正
3	正	誤	正	正	4	誤	正	正	正
5	正	正	正	正					

(2020　北陸・東海　問44)

答122 5

a：○
b：○
c：○
d：○

すべて正しい、すべて誤りの問題はひっかけの可能性もあるのでよく注意すること。

ここがポイント

第3章　主な医薬品とその作用

223

問123 鼻炎用点鼻薬の配合成分に関する次の記述の正誤について、正しい組合せはどれか。

a　フェニレフリン塩酸塩は、交感神経系を刺激して鼻粘膜を通っている血管を収縮させることにより、鼻粘膜の充血や腫れを和らげることを目的として配合されている。

b　クロルフェニラミンマレイン酸塩は、ヒスタミンの働きを抑えることにより、くしゃみや鼻汁等の症状を緩和することを目的として配合されている。

c　セチルピリジニウム塩化物は、鼻粘膜の過敏性や痛みや痒みを抑えることを目的として配合されている。

d　リドカインは、黄色ブドウ球菌、溶血性連鎖球菌又はカンジダ等の真菌類に対する殺菌消毒作用を示す。

	a	b	c	d		a	b	c	d
1	誤	正	正	正	**2**	正	正	誤	正
3	誤	誤	正	誤	**4**	正	正	誤	誤
5	誤	誤	誤	正					

(2022　南関東　問83)

答123 **4**

a：○

b：○

c：✕　セチルピリジニウム塩化物→リドカイン。セチルピリジニウム塩化物は殺菌消毒成分。

d：✕　リドカイン→ベンザルコニウム塩化物。リドカインは局所麻酔成分。

他の分野でよく出る成分もあるので、しっかり覚えておこう！

ここがポイント

眼科用薬

問124 点眼薬の使用にあたっての一般的な注意に関する以下の記述の正誤について、正しい組み合わせはどれか。

a 容器の先端が眼瞼（まぶた）や睫毛（まつげ）に触れないように点眼する。

b 結膜嚢内に行き渡らせることにより効果が増すため、一度に何滴も点眼する。

c 開封されてから長期間を経過した製品は、使用期限内であっても使用を避けるべきである。

d 点眼後は、目頭を押さえると、薬液が鼻腔内へ流れ込むのを防ぐことができ、効果的とされる。

	a	b	c	d		a	b	c	d
1	正	誤	誤	誤	2	誤	正	正	誤
3	正	誤	正	正	4	正	正	誤	正
5	誤	正	正	正					

（2020 東北 問45）

問125 眼科用薬に関する記述について、正しいものを一つ選べ。

1 眼科用薬は、網膜の内側と眼球の間の空間に適用する外用薬である。

2 コンタクトレンズ装着液は、あらかじめ定められた範囲内の配合成分のみを含む等の基準に当てはまる製品については、医薬部外品として認められている。

3 人工涙液は、涙液中の抗菌作用を補うことを目的とするもので、コンタクトレンズ装着時の不快感等に用いられる。

4 点眼薬は、一般に、1滴の薬液量が少なめに調製されているため、一度に数滴点眼する方が効果が増す。

5 薬液を行き渡らせるため、点眼直後に、まばたきを数回行うと効果的とされる。

（2021 関西連合 問46）

答124 3

a：○

b：✕ 結膜嚢のスペースは狭く薬液は1滴で十分効果がある。

c：○

d：○

> 1滴の薬液の量は約50μL、結膜嚢の容積は約30μLは覚えておこう。

ここがポイント

答125 2

1：✕ 網膜→結膜で覆われた眼瞼

2：○

3：✕ 涙液中の抗菌作用を補う→涙液成分を補う

4：✕ 結膜嚢内に入る薬液量は少ないので1滴で十分である。

5：✕ まばたきをすると作用が十分発揮できない。

第3章 主な医薬品とその作用

問126 眼科用薬に関する記述の正誤について、正しい組み合わせはどれか。

a 一般用医薬品の点眼薬は、その主たる配合成分から、人工涙液、一般点眼薬、抗菌性点眼薬、アレルギー用点眼薬、緑内障用点眼薬に大別される。

b 点眼薬の1滴の薬液の量は、結膜嚢（のう）の容積よりも少ないため、副作用を抑えて、より高い効果を得るには、薬液が結膜嚢内に行き渡るよう一度に数滴点眼することが効果的とされる。

c 洗眼薬は、目の洗浄や眼病予防に用いられるものであり、抗炎症成分や抗ヒスタミン成分が配合されているものはない。

d 1回使い切りタイプとして防腐剤を含まない点眼薬では、ソフトコンタクトレンズ装着時にも使用できるものがある。

	a	b	c	d		a	b	c	d
1	正	正	誤	誤	2	誤	正	正	誤
3	誤	誤	正	正	4	誤	誤	誤	正
5	正	誤	誤	誤					

(2023 北陸・東海 問47)

答126 **4**

a：✘ 一般用医薬品には緑内障用点眼薬はない。

b：✘ 一度に一滴で十分に結膜嚢に行きわたる。

c：✘ 抗炎症性分や抗ヒスタミン成分が配合されているものもある。

d：○

問127 眼科用薬に関する記述の正誤について、正しい組合せを一つ選べ。

a 一般用医薬品の点眼薬には、緑内障の症状を改善できるものはない。

b 点眼薬は、結膜嚢（結膜で覆われた眼瞼の内側と眼球の間の空間）に適用するものであるが、1滴の薬液量は結膜嚢の容積の50％程度に設定されている。

c 点眼薬は無菌的に製造されるが、法の規定により必ず防腐剤が配合されている。

d 点眼後は、しばらくまばたきを繰り返して、薬液を結膜嚢内に行き渡らせるとよい。

	a	b	c	d		a	b	c	d
1	正	正	誤	誤	2	誤	正	正	誤
3	誤	誤	正	正	4	誤	誤	誤	正
5	正	誤	誤	誤					

(2022 関西連合 問46)

答127 **5**

a：○

b：✘ 50％→167％（計算式50/30）

c：✘ 1回使い切りタイプのものは防腐剤を使用していない。

d：✘ まばたきを繰り返して→眼瞼（まぶた）を閉じて

1滴の薬液の量は約50μL、結膜嚢の容積は約30μLは覚えておこう。

ここがポイント

問128 眼科用薬の配合成分に関する次の記述のうち、正しいものの組合せはどれか。

a　コンドロイチン硫酸ナトリウムは、炎症を生じた眼粘膜の組織修復を促す作用を期待して配合されている。

b　スルファメトキサゾールは、ウイルスや真菌の感染による結膜炎やものもらい（麦粒腫）、眼瞼炎などの化膿性の症状の改善を目的として用いられる。

c　ナファゾリン塩酸塩は、結膜を通っている血管を収縮させて目の充血を除去することを目的として配合されている。

d　アスパラギン酸カリウムは、新陳代謝を促し、目の疲れを改善する効果を期待して配合されている。

1　（a、b）　　2　（a、c）　　3　（a、d）
4　（b、c）　　5　（c、d）

(2022　南関東　問85)

答128 5

a：✕　角膜の乾燥を防ぐ目的で用いられる。

b：✕　ウイルスや真菌→ブドウ球菌や連鎖球菌

c：◯

d：◯

問129 点眼薬に関して相談を受けた際の登録販売者の対応に関する記述の正誤について、正しい組合せを一つ選べ。

a 緑内障の改善を希望する人には、一般用医薬品には希望に添える薬剤はないので、医療機関を受診し、専門医の診療を受けるように促した。

b 目の痛みが激しいと訴える人には、抗炎症成分や組織修復成分を含有する点眼薬を勧めた。

c 視力の異常を訴える人には、アドレナリン作動成分含有の点眼薬を勧めた。

d 鶏卵によるアレルギーがある人には、グリチルリチン酸二カリウムを含有する点眼剤を勧めてはいけない。

	a	b	c	d		a	b	c	d
1	正	正	誤	誤	2	正	正	誤	正
3	正	誤	誤	誤	4	誤	誤	正	正
5	誤	誤	正	誤					

(2020　関西連合　問46)

答129 3

a：○

b：✕　一般用医薬品での対応が難しく医療機関への受診を勧める。

c：✕　一般用医薬品での対応が難しく医療機関への受診を勧める。

d：✕　鶏卵アレルギーの経歴は関係がない。

問130 次の表は、ある点眼薬に含まれている成分の一覧である。

クロルフェニラミンマレイン酸塩	0.03%
グリチルリチン酸二カリウム	0.25%
イプシロン－アミノカプロン酸	1.0%
テトラヒドロゾリン塩酸塩	0.03%
タウリン	1.0%
パンテノール	0.1%

　この点眼薬に関する以下の記述の正誤について、正しい組み合わせはどれか。

a　クロルフェニラミンマレイン酸塩は、炎症を生じた眼粘膜の組織修復を促す作用を期待して用いられる。

b　グリチルリチン酸二カリウムは、比較的緩和な抗炎症作用を示す成分として用いられる。

c　イプシロン－アミノカプロン酸は、炎症の原因となる物質の生成を抑える作用を示し、目の炎症を改善する効果を期待して用いられる。

d　パンテノールは、末梢の微小循環を促進させることにより、結膜充血、疲れ目の症状を改善する効果を期待して用いられる。

	a	b	c	d
1	誤	正	誤	正
2	正	正	誤	誤
3	誤	誤	正	誤
4	誤	正	正	誤
5	正	誤	誤	正

(2021　東北　問48)

答130 4

a：✖　アラントインやアズレンスルホン酸ナトリウムの説明である。クロルフェニラミンマレイン酸塩は抗ヒスタミン薬で痒みを抑える。

b：○

c：○

d：✖　酢酸トコフェロールの説明である。パンテノール、パントテン酸カルシウム等は自律神経系の伝達物質の産生に重要な成分であり、目の調節機能の回復を促す効果を期待して用いられる。

問131 ものもらい（麦粒腫）の症状を改善するために、スルファメトキサゾール含有の点眼薬を購入したいという顧客に対し、登録販売者が行う説明として、正しいものの組合せを一つ選べ。

a　この点眼薬には、抗菌作用があるサルファ剤という薬が配合されています。

b　この点眼薬は、すべての細菌に対して効果があるわけではありません。

c　この点眼薬は、ウイルスには効果がありませんが、真菌には有効な薬です。

d　20日ほど使用しても症状が改善しない場合は、眼科専門医の診療を受けてください。

1　（a、b）　　2　（a、c）
3　（b、d）　　4　（c、d）

問132 次の記述は、目に用いる医薬品等に関するものである。正しいものの組み合わせはどれか。

a　1滴の薬液の量は約50μLであるのに対して、結膜嚢（のう）の容積は30μL程度とされており、一度に何滴も点眼しても効果が増すわけではない。

b　アドレナリン作動成分は、緑内障と診断された人では、眼圧の上昇をまねき、緑内障を悪化させたり、その治療を妨げるおそれがある。

c　ハードコンタクトレンズは水分を含みやすく、防腐剤などの配合成分がレンズに吸着されて、角膜に障害を引き起こす原因となるおそれがあるため、装着したままの点眼は避けることとされている製品が多い。

d　サルファ剤は、ブドウ球菌、連鎖球菌及びウイルスに対して効果がある。

1　（a、b）　　2　（a、c）
3　（b、d）　　4　（c、d）　　（2021　東北　問49）

答131 1

a：○

b：○

c：✗　真菌には効果がなく、細菌感染（ブドウ球菌や連鎖球菌）による化膿性症状を改善する。

d：✗　3〜4日使用しても症状の改善がみられない場合には、眼科専門医の診療を受ける。

答132 1

a：○

b：○

c：✗　ハードコンタクトレンズではなくソフトコンタクトレンズの説明である。

d：✗　ウイルスには効果がない。

1滴の薬液の量は約50μL、結膜嚢の容積は約30μLは覚えておこう。

ここがポイント

問133 眼科用薬及びその配合成分に関する以下の記述の正誤について、正しい組み合わせはどれか。

a 点眼薬を一定期間使用して症状の改善がみられない場合には、副作用の可能性も考慮し、漫然と使用を継続せずに、専門家に相談すべきである。

b 結膜や角膜の乾燥を防ぐことを目的として、ホウ酸が配合される。

c 点眼薬は、結膜嚢に使用するものであり、通常、無菌的に製造されている。

d 目のかすみが緑内障による症状であった場合、配合されている成分によっては、緑内障の悪化につながるおそれがある。

	a	b	c	d		a	b	c	d
1	正	誤	誤	誤	2	誤	正	正	誤
3	正	誤	正	正	4	正	正	誤	正
5	誤	正	正	正					

(2020 東北 問46)

答133 **3**

a：○

b：✘ ホウ酸→コンドロイチン硫酸ナトリウムや精製ヒアルロン酸ナトリウム

c：○

d：○

ホウ酸やベンザルコニウム塩化物およびパラオキシ安息香酸ナトリウムなどは、防腐剤として添加されている。

ここがポイント

第3章 主な医薬品とその作用

231

皮膚に用いる薬

問134 きず口等の殺菌消毒薬の配合成分に関する記述の正誤について、正しい組み合わせはどれか。

a　オキシドール（過酸化水素水）は、作用の持続性が乏しく、組織への浸透性も低い。

b　エタノール（消毒用エタノール）は、比較的皮膚刺激性が低く、創傷面の殺菌・消毒に用いる場合は、脱脂綿やガーゼに浸し患部に貼付して使用することとされている。

c　ポビドンヨードは、外用薬として用いた場合でも、まれにショック（アナフィラキシー）のような全身性の重篤な副作用を生じることがある。

d　ベンゼトニウム塩化物は、石けんと混合すると相乗効果によって殺菌消毒効果が高まる。

	a	b	c	d		a	b	c	d
1	正	誤	誤	正	2	誤	正	誤	誤
3	正	誤	正	誤	4	誤	正	誤	正
5	誤	誤	正	誤					

(2023　北陸・東海　問49)

問135 皮膚に用いる薬の配合成分に関する次の記述のうち、正しいものの組合せはどれか。

a　皮膚に温感刺激を与え、末梢血管を拡張させて患部の血行を促す効果を期待して、ニコチン酸ベンジルエステルが配合されている場合がある。

b　ノニル酸ワニリルアミドは、きり傷、擦り傷等の創傷面の痛みや、湿疹、皮膚炎等による皮膚の痒みを和らげる局所麻酔成分として配合されている場合がある。

c　バシトラシンは、細菌のDNA合成を阻害することにより抗菌作用を示す。

d　サリチル酸は、角質成分を溶解することにより角質軟化作用を示す。

1　（a、b）　2　（a、c）　3　（a、d）
4　（b、c）　5　（c、d）　(2023　南関東　問90)

答134 3

a：〇

b：✕　皮膚刺激性が高いので創傷面の殺菌には不適切である。

c：〇

d：✕　効果が相殺されて消毒殺菌効果が低下する。

> エタノールは刺激性が強いので、目の周りなどには使用しない。
>
> **ここがポイント**

答135 3

a：〇

b：✕　局所麻酔成分→局所刺激成分、温感刺激成分

c：✕　DNA合成→細胞壁の合成

d：〇

232

問136 一般的な創傷への対応に関する以下の記述の正誤について、正しい組み合わせはどれか。

a　出血しているときは、創傷部に清潔なガーゼやハンカチ等を当てて圧迫し、止血するが、このとき、創傷部を心臓より高くして圧迫すると、止血効果が高い。

b　火傷（熱傷）の場合は、できるだけ早く、水道水などで熱傷部を冷やすことが重要である。

c　火傷（熱傷）による水疱（水ぶくれ）は、ただちに滅菌した器具で破り内容物を取り除く必要がある。

d　殺菌消毒成分により組織修復が妨げられて、かえって治癒しにくくなったり、状態を悪化させることがある。

	a	b	c	d		a	b	c	d
1	正	誤	誤	正	2	誤	誤	正	正
3	誤	正	正	誤	4	正	正	誤	正
5	正	正	正	誤					

(2020　東北　問49)

問137 きず口等の殺菌消毒成分に関する記述の正誤について、正しい組合せを一つ選べ。

a　ヨウ素の殺菌力は、石けんと併用すると低下する。

b　ベンザルコニウム塩化物は、結核菌を含む一般細菌類、真菌類、ウイルスに対して殺菌消毒作用を示す。

c　消毒用エタノールは、手指・皮膚の消毒、器具類の消毒のほか、粘膜（口唇等）の消毒にも適している。

d　オキシドールの作用は、持続性に乏しく、組織への浸透性も低い。

	a	b	c	d		a	b	c	d
1	正	誤	正	誤	2	誤	正	正	誤
3	誤	誤	正	正	4	正	正	誤	誤
5	正	誤	誤	正					

(2020　関西連合　問47　一部改題)

答136　4

a：〇

b：〇

c：✕　熱傷による水ぶくれは破らずそのままにしておく。

d：〇

> 傷の治療は日々進化しているので、常に最新の情報を自分でチェックしてみよう！
> **ここがポイント**

答137　5

a：〇

b：✕　結核菌やウイルスには効果がない。

c：✕　粘膜への使用は刺激が強いので避ける。

d：〇

> オキシドールは刺激が強いので、目の周りなどには使用しない。
> **ここがポイント**

第3章　主な医薬品とその作用

問138 きず口等の殺菌消毒成分に関する次の記述の正誤について、正しい組合せはどれか。

a　ヨードチンキは、ヨウ素及びヨウ化カリウムをエタノールに溶解させたもので、化膿（のう）している部位の消毒に用いる。

b　アクリノールは、黄色の色素で、結核菌を含む一般細菌類、真菌類、ウイルスに対して殺菌消毒作用を示す。

c　エタノール（消毒用エタノール）は、皮膚刺激性が強いため、患部表面を軽く清拭するにとどめ、脱脂綿やガーゼに浸して患部に貼付することは避けるべきとされている。

	a	b	c			a	b	c
1	正	正	誤		2	正	誤	正
3	正	正	正		4	誤	正	誤
5	誤	誤	正					

(2021　南関東　問88)

答138 5

a：✕　化膿している部位には使用しない。

b：✕　アクリノールは、一般細菌類の一部には殺菌消毒作用を示すが、真菌や結核菌、ウイルスには効果を示さない。

c：○

アクリノールは、一般細菌類に効果を示すが、真菌、結核菌、ウイルスに対しては効果がない。

ここが ポイント

問139 外皮用薬及びその配合成分に関する記述の正誤について、正しい組み合わせはどれか。

a ヘパリン類似物質には、血液凝固を抑える働きがあるため、出血しやすい人、出血が止まりにくい人、出血性血液疾患（血友病、血小板減少症等）の診断を受けた人では、使用を避ける必要がある。

b ステロイド性抗炎症成分が配合された一般用医薬品の外皮用薬を使用して症状が抑えられた場合には、長期間にわたって使用することが適切である。

c 紫外線により、使用中又は使用後しばらくしてから重篤な光線過敏症が現れることがあるため、ケトプロフェンが配合された外皮用薬を使用している間及び使用後も当分の間は、天候にかかわらず、戸外活動を避けるとともに、日常の外出時も塗布部を衣服、サポーター等で覆い、紫外線に当たるのを避ける必要がある。

d きり傷、擦り傷等の創傷面の痛みや、あせも、虫さされ等による皮膚の痒みを和らげることを目的として、局所麻酔成分であるポリエチレンスルホン酸ナトリウムが配合されている場合がある。

	a	b	c	d
1	誤	正	正	誤
2	正	誤	正	正
3	誤	正	誤	正
4	正	誤	正	誤
5	正	正	誤	正

(2021 北陸・東海 問49)

答139 4

a：〇

b：✖ 長期にわたって使用するのは控える。

c：〇

d：✖ ポリエチレンスルホン酸ナトリウム→ジブカイン塩酸塩やリドカイン、アミノ安息香酸エチル、テシットデシチン等

問140 外皮用薬として用いられる非ステロイド性抗炎症成分に関する記述の正誤について、正しい組合せを一つ選べ。

a　プロスタグランジンの産生を抑制することで作用を発揮する。

b　外皮用薬として使用する場合、内服薬とは違い喘息の副作用を起こすことはない。

c　筋肉痛や関節痛等に対して、繰り返し使用することで鎮痛効果が増すことが期待できる。

d　殺菌作用はないため、皮膚感染症に対しては効果がなく、痛みや腫れを鎮めることでかえって皮膚感染が自覚されにくくなるおそれがある。

	a	b	c	d			a	b	c	d
1	正	誤	正	誤		2	正	誤	誤	正
3	誤	誤	正	誤		4	正	正	誤	誤
5	誤	誤	誤	正						

(2019　関西連合　問48)

答140 2

a：〇

b：✖　内服薬と同様に喘息の副作用を引き起こす可能性がある。

c：✖　過度に使用しても鎮痛効果が増すことはない。

d：〇

> 鎮痛効果のある塗り薬又はエアゾール剤については1週間あたり50g（又は50mL）を超えての使用、貼付剤については連続して2週間以上の使用は避けることとされている製品が多い。

ここがポイント

問141 外皮用薬及びその配合成分に関する記述の正誤について、正しい組合せを一つ選べ。

a　分子内にステロイド骨格を持たない非ステロイド性抗炎症成分として、デキサメタゾンがある。

b　ケトプロフェンを主薬とする外皮用薬では、紫外線により、使用中又は使用後しばらくしてから重篤な光線過敏症が現れることがある。

c　フェルビナクを主薬とする外皮用薬は、皮膚感染症に対して効果がなく、痛みや腫れを鎮めることでかえって皮膚感染が自覚されにくくなるおそれがある。

d　インドメタシンを主薬とする外皮用薬は、妊婦又は妊娠していると思われる女性にも使用を推奨できる。

	a	b	c	d			a	b	c	d
1	正	正	誤	正		2	正	正	誤	誤
3	誤	正	正	誤		4	誤	正	誤	正
5	誤	誤	正	誤						

(2023　関西連合　問50)

答141 3

a：✖　デキサメタゾンはステロイド性抗炎症成分である。

b：〇

c：〇

d：✖　胎児に対する安全性が確立されていないので、使用を避ける。

問142 皮膚に用いる薬に配合される成分に関する以下の記述の正誤について、正しい組み合わせはどれか。

a ケトプロフェンが配合された貼付剤を使用している間及び使用後も当分の間は、天候にかかわらず、戸外活動を避けるとともに、貼付部に紫外線が当たるのを避ける必要がある。

b フェルビナクは、過度に使用しても鎮痛効果が増すことはなく、その場合の安全性は確認されていないため、貼付剤については連続して2週間以上の使用は避けることとされている製品が多い。

c サリチル酸メチルは、主として局所刺激により患部の血行を促し、また、末梢の知覚神経に軽い麻痺を起こすことにより、鎮痛作用をもたらすと考えられている。

d ニコチン酸ベンジルエステルが配合された貼付剤は、入浴後、皮膚がほてっているうちに貼付することが望ましい。

	a	b	c	d			a	b	c	d
1	正	正	正	誤		**2**	誤	正	誤	誤
3	正	誤	正	正		**4**	誤	誤	正	誤
5	正	誤	誤	正						

（2023　北海道・東北　問49）

答142 1

a：〇
b：〇
c：〇
d：✕　入浴前後の使用も適当でなく、入浴1時間前には剥がし、入浴後は皮膚のほてりが鎮まってから貼付するべきである。

第3章　主な医薬品とその作用

問143 外皮用薬及びその配合成分に関する次の記述の正誤について、正しい組合せはどれか。

a イブプロフェンピコノールは、吹き出物に伴う皮膚の発赤や腫れを抑えるほか、吹き出物（面皰）の拡張を抑える作用があるとされる。

b ケトプロフェンが配合された外皮用薬を使用している間及び使用後も当分の間は、天候にかかわらず、戸外活動を避けるとともに、日常の外出時も塗布部を衣服、サポーター等で覆い、紫外線に当たるのを避ける必要がある。

c ステロイド性抗炎症成分をコルチゾンに換算して1g又は1mL中に0.025mgを超えて含有する外皮用薬では、特に長期連用を避ける必要がある。

d 主なステロイド性抗炎症成分としては、デキサメタゾン、プレドニゾロン吉草酸エステル酢酸エステル、ピロキシカム等がある。

	a	b	c	d		a	b	c	d
1	正	正	正	正	2	正	正	正	誤
3	正	誤	誤	正	4	誤	正	誤	誤
5	誤	誤	正	正					

(2021 南関東 問89)

答143 2

a：○
b：○
c：○
d：✕ ピロキシカムは非ステロイド性抗炎症薬である。

ケトプロフェン＝光線過敏症は、よく出る問題なのでしっかり覚えよう。

ここがポイント

問144 外皮用薬の配合成分に関する記述の正誤について、正しい組合せを一つ選べ。

a　インドメタシンは、肥満細胞から遊離したヒスタミンとその受容体タンパク質との結合を妨げる。

b　ノニル酸ワニリルアミドは、皮膚表面に冷感刺激を与え、軽い炎症を起こして反射的な血管の拡張による患部の血行を促す効果を期待して用いられる。

c　酸化亜鉛は、患部のタンパク質と結合して皮膜を形成し、皮膚を保護する作用を示す。

d　ヘパリン類似物質は、創傷面に浸透して、その部位を通っている血管を収縮させることによる止血効果を期待して用いられる。

	a	b	c	d		a	b	c	d
1	正	正	誤	誤	**2**	正	誤	正	誤
3	正	誤	誤	正	**4**	誤	誤	正	正
5	誤	誤	正	誤

(2021　関西連合　問50)

答144 5

a：✖　インドメタシンではなくクロルフェニラミンマレイン酸塩など抗ヒスタミン成分の説明である。

b：✖　冷感刺激ではなく温感刺激である。

c：◯

d：✖　ヘパリンではなくナファゾリン塩酸塩の説明である。

問145 肌の角質化、かさつきを改善する成分に関する記述の正誤について、正しい組合せを一つ選べ。

a　いぼに用いる製品は、医薬品としてのみ認められており、原因となるウイルスに対する抑制作用を有している。

b　サリチル酸は、角質成分を溶解することにより角質軟化作用を示す。

c　尿素は、角質層を構成するケラチンを変質させることにより角質軟化作用を示す。

d　オリブ油は、角質層の水分保持量を高め、皮膚の乾燥を改善する。

	a	b	c	d		a	b	c	d
1	正	正	誤	正	**2**	正	正	誤	誤
3	誤	正	正	誤	**4**	誤	正	誤	正
5	誤	誤	正	誤

(2019　関西連合　問49)

答145 4

a：✖　いぼの原因となるウイルスに対する抑制作用はなく、いぼが悪化したような場合には、医師の診療を受けるなどの対応が必要である。

b：◯

c：✖　尿素→イオウ

d：◯

> イオウは皮膚の角質層を構成するケラチンを変質させることにより、角質軟化作用を示す。併せて抗菌、抗真菌作用も期待され、にきび用薬等に配合されている場合もある。
>
> **ここがポイント**

問146 みずむし・たむし及びその治療に関する記述の正誤について、正しい組み合わせはどれか。

a　たむしは、皮膚に常在する黄色ブドウ球菌が繁殖することで起こる疾患である。

b　剤形は、皮膚が厚く角質化(こう)している部分には、液剤よりも軟膏が適している。

c　爪に発生する白癬(せん)（爪白癬(せん)）は難治性のため、医療機関（皮膚科）における全身的な治療（内服抗真菌薬の処方）を必要とする場合が少なくない。

d　みずむしやたむしに対する基礎的なケアと併せて、一般用医薬品を2週間位使用しても症状が良くならない場合には、他の一般用医薬品と併用することが望ましい。

	a	b	c	d		a	b	c	d
1	正	誤	誤	正	2	誤	誤	正	誤
3	誤	正	誤	正	4	正	誤	正	誤
5	誤	正	誤	誤					

(2023　北陸・東海　問51)

問147 抗真菌作用を有する外皮用薬及びその配合成分に関する記述のうち、正しいものの組み合わせはどれか。

a　一般的に、じゅくじゅくと湿潤している患部には、軟膏が適すとされる。

b　ブテナフィン塩酸塩は、菌の呼吸や代謝を妨げることにより、皮膚糸状菌の増殖を抑える。

c　湿疹か皮膚糸状菌による皮膚感染かはっきりしない場合、抗真菌成分が配合された医薬品を使用することが適当である。

d　生薬成分であるモクキンピ（アオイ科のムクゲの幹皮を基原とする生薬）のエキスは、皮膚糸状菌の増殖を抑える作用を期待して用いられる。

1　（a、b）　　2　（b、c）
3　（c、d）　　4　（a、d）

(2022　北陸・東海　問50)

答146 2

a：✘　黄色ブドウ球菌→皮膚糸状菌

b：✘　角質化している部分には軟膏より液剤が適する。

c：○

d：✘　他の一般用医薬品と併用する→医療機関を受診する

皮膚が厚く角質化している部分には、液剤が適している。

ここがポイント

答147 4

a：○

b：✘　皮膚糸状菌の細胞膜を構成する成分の産生を妨げることで、増殖を抑える。

c：✘　かえって湿疹の悪化を招くこともあり適当ではない。

d：○

問148 次の記述は、みずむし等に対する剤形の選択及び抗真菌作用を有する配合成分に関するものである。正しいものの組合せはどれか。

a 皮膚が厚く角質化している部分には、クリーム剤が適している。

b 液剤は有効成分の浸透性が高いが、患部に対する刺激が強い。

c 患部が化膿している場合には、抗菌成分を含んだ外用剤を使用する等、化膿が治まってから使用することが望ましい。

d 湿疹か皮膚糸状菌による皮膚感染かはっきりしない場合には、抗真菌成分が配合された医薬品を使用すべきである。

1 （a、b）　　2 （a、d）
3 （b、c）　　4 （c、d）　　(2019 北海道 問51)

答148 **3**

a ：✕　クリーム剤→液剤
b ：〇
c ：〇
d ：✕　はっきりしない場合に抗真菌成分が配合された医薬品を使用することは適当ではない。

> 液剤は有効成分の浸透性が高い。
> **ここが ポイント**

問149 にきびと吹き出物の治療に関する記述について、（　）の中に入れるべき字句の正しい組合せを一つ選べ。

にきびは、最も一般的に生じる化膿性皮膚疾患である。その発生要因の一つとしては、老廃物がつまった毛穴の中で皮膚常在菌である（ a ）が繁殖することが挙げられる。

また、バシトラシンは、細菌の（ b ）を阻害することにより抗菌作用を示すことで、吹き出物の治療に使用される。

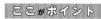

	a	b
1	アクネ菌	タンパク質合成
2	アクネ菌	細胞壁合成
3	黄色ブドウ球菌	DNA合成
4	黄色ブドウ球菌	細胞壁合成
5	白癬菌	タンパク質合成

(2019 関西連合 問50)

答149 **2**

> 正しい洗顔方法の指導もあわせて行う。
> **ここが ポイント**

問150 毛髪用薬及びその配合成分に関する記述の正誤について、正しい組合せを一つ選べ。

a 効能・効果に「壮年性脱毛症」や「円形脱毛症」等の疾患名を掲げた製品の中には、医薬部外品として販売されているものもある。

b カシュウは、タデ科のツルドクダミの塊根を基原とする生薬で、頭皮における脂質代謝を高めて、余分な皮脂を取り除く作用を期待して用いられる。

c エストラジオール安息香酸エステルは、女性ホルモンによる脱毛抑制効果を期待して配合されている場合がある。

d ヒノキチオールは、ヒノキ科のタイワンヒノキ、ヒバ等から得られた精油成分で、抗菌、抗炎症などの作用を期待して用いられる。

	a	b	c	d		a	b	c	d
1	正	誤	正	誤	2	正	誤	誤	正
3	誤	正	正	正	4	誤	正	誤	正
5	誤	誤	正	正					

(2023 関西連合 問52)

答150 3

a ： ✘ すべて医薬品に該当する。

b ： 〇

c ： 〇

d ： 〇

> ヒノキチオールはヒノキ科のタイワンヒノキ、ヒバ等から得られた精油成分で、抗菌、抗炎症作用などを期待して用いられるよ。

ここがポイント

歯や口中に用いる薬

問151 歯槽膿漏薬に関する以下の記述の正誤について、正しい組合せはどれか。

a 炎症を起こした歯周組織からの出血を抑える作用を期待して、トコフェロールコハク酸エステルカルシウムが用いられる。

b 歯肉溝での細菌の繁殖を抑えることを目的として、セチルピリジニウム塩化物が配合されている場合がある。

c 歯周組織の炎症を和らげることを目的として、フィトナジオンが用いられる。

d 炎症を起こした歯周組織の修復を促す作用を期待して、アラントインが配合されている場合がある。

	a	b	c	d		a	b	c	d
1	正	誤	正	正	2	正	誤	誤	誤
3	誤	誤	正	正	4	誤	正	誤	正
5	誤	正	正	誤					

(2019 北海道 問52)

答151 4

a：✗ トコフェロールコハク酸エステルはビタミンEで歯周組織の血行を促す効果がある。

b：○

c：✗ フィトナジオンはビタミンK1で、血液の凝固機能を正常に保つことから、炎症を起こした歯周組織からの出血を抑える作用を期待して配合される。

d：○

> 止血効果を期待して配合されているのはカルバゾクロムやフィトナジオン。

ここがポイント

問152 口内炎及び口内炎用薬の配合成分に関する記述の正誤について、正しい組み合わせはどれか。

a 口内炎は、口腔粘膜に生じる炎症で、口腔の粘膜上皮に水疱や潰瘍ができて痛み、ときに口臭を伴う。

b 一般用医薬品の副作用として口内炎を生じることはない。

c 口内炎は、通常であれば1〜2週間で自然寛解するが、一度に複数箇所に発生して食事に著しい支障を来すほどの状態であれば、医療機関を受診するなどの対応が必要である。

d 口腔粘膜の炎症を和らげることを目的として、グリチルレチン酸が配合されている場合がある。

	a	b	c	d		a	b	c	d
1	誤	正	正	誤	2	正	誤	正	正
3	誤	正	誤	正	4	正	誤	正	誤
5	正	正	誤	正					

(2020 北陸・東海 問49)

答152 2

a：○

b：✗ 医療用医薬品、一般用医薬品ともに口内炎の副作用が出るものがある。

c：○

d：○

問153 歯槽膿漏薬の配合成分とその配合目的としての作用に関する記述の正誤について、正しい組合せを一つ選べ。

	配合成分	配合目的としての作用
a	グリチルリチン酸二カリウム	歯肉溝での細菌の繁殖を抑える
b	カルバゾクロム	歯周組織の血行を促す
c	フィトナジオン（ビタミンK1）	歯周組織からの出血を抑える
d	銅クロロフィリンナトリウム	歯周組織の修復を促す

	a	b	c	d
1	正	正	誤	誤
2	正	正	誤	正
3	正	誤	誤	誤
4	誤	誤	正	正
5	誤	誤	正	誤

(2021 関西連合 問52 一部改題)

答153 4

a : ✖ グリチルリチン酸二カリウム→セチルピリジニウム塩化物やクロルヘキシジングルコン酸など。

b : ✖ カルバゾクロム→トコフェロールコハク酸エステルカルシウム（ビタミンE）、トコフェロールコハク酸エステルカルシウム、トコフェロール酢酸エステル。

c : ◯

d : ◯

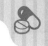

問154 口内炎及びその治療に関する記述のうち、正しいものの組み合わせはどれか。

a 口内炎は、栄養摂取の偏り、ストレスや睡眠不足、唾液分泌の低下、口腔内の不衛生などが要因となって生じることが多いとされ、通常であれば1〜2週間で自然寛解する。

b 口内炎が再発を繰り返す場合には、ベーチェット病などの可能性も考えられるので、医療機関を受診するなどの対応が必要である。

c ステロイド性抗炎症成分であるアズレンスルホン酸ナトリウムは、その含有量によらず長期連用を避ける必要がある。

d シコンは、ムラサキ科のムラサキの葉を基原とする生薬で、患部からの細菌感染を防止することを期待して口内炎用薬に用いられる。

1 （a、b）　　2 （b、c）
3 （c、d）　　4 （a、d）

(2023　北陸・東海　問53)

問155 歯や口中に用いる薬とその成分に関する次の記述の正誤について、正しい組合せはどれか。

a 歯痛薬（外用）は、歯痛を鎮め、歯の齲蝕（う しょく）を修復することを目的とする一般用医薬品である。

b 歯周炎（歯槽膿漏（のう））には、歯肉溝での細菌の繁殖を抑えることを目的として、セチルピリジニウム塩化物等の殺菌消毒成分が配合されている場合がある。

c 口内炎用薬は口腔内（くう）を清浄にしてから使用することが重要であり、口腔咽喉薬（くう）、含嗽薬（そう）などを使用する場合には、十分な間隔を置くべきである。

	a	b	c		a	b	c
1	誤	正	正	2	誤	正	誤
3	誤	誤	正	4	正	正	正
5	正	誤	誤				

(2023　北関東・甲信越　問94)

答154 1

a：○

b：○

c：✕ ステイロイド性抗炎症成分→口腔粘膜の組織修復成分

d：✕ ムラサキ科のムラサキの葉→ムラサキ科のムラサキの根。シコンは漢字だと「紫根」と書く。

答155 1

a：✕ 歯の齲蝕を修復することを目的とする一般用医薬品はない。

b：○

c：○

齲蝕（う しょく）とは：
むし歯のこと。

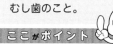
ここがポイント

問156 口内炎及び歯痛・歯槽膿漏に関する記述の正誤について、正しい組合せを一つ選べ。

a　口内炎は、疱疹ウイルスの口腔内感染や医薬品の副作用が原因となって生じる場合がある。

b　漢方処方製剤である茵蔯蒿湯は、口内炎治療に用いられる場合がある。

c　歯槽膿漏は、歯肉炎が重症化して、炎症が歯周組織全体に広がったものである。

d　歯痛薬は、歯の齲蝕による歯痛を応急的に鎮めることを目的とする一般用医薬品であり、齲蝕自体を修復する作用はない。

	a	b	c	d
1	正	正	正	誤
2	正	正	誤	正
3	正	誤	正	正
4	誤	正	正	正
5	正	正	正	正

(2020　関西連合　問51)

答156 5

a：○
b：○
c：○
d：○

すべて正しい、すべて誤りの問題はひっかけの可能性もあるのでよく注意すること。

ここがポイント

問157 歯痛・歯槽膿漏薬の配合成分に関する次の記述の正誤について、正しい組合せはどれか。

a　フェノールは、歯痛薬（外用）に配合されている場合があるが、粘膜刺激を生じることがあるため、歯以外の口腔粘膜や唇に付着しないように注意が必要である。

b　アミノ安息香酸エチルは、齲蝕（むし歯）により露出した歯髄を通っている知覚神経の伝達を遮断して痛みを鎮めることを目的として用いられる。

c　カンフルは、冷感刺激を与えて知覚神経を麻痺させることによる鎮痛・鎮痒の効果を期待して配合されている。

d　チモールは、炎症を起こした歯周組織の修復を促す作用を期待して配合されている。

	a	b	c	d
1	正	正	正	誤
2	正	正	誤	正
3	正	誤	正	誤
4	誤	正	誤	誤
5	誤	誤	誤	正

(2021　南関東　問92)

答157 **1**

a：○
b：○
c：○
d：✕　アラントインの説明である。

禁煙補助剤

問158 禁煙補助剤に関する記述の正誤について、正しい組合せを一つ選べ。

a 咀嚼剤の禁煙補助剤は、噛むことで放出されたニコチンが口腔粘膜から吸収されて循環血液に移行するため、唾液が十分に分泌されるようにしっかり噛むことが必要である。

b 禁煙達成には時間を要することが多いが、禁煙補助剤は、添付文書で定められた期限を超える使用は避けるべきである。

c 禁煙達成はニコチン摂取量と関係するため、咀嚼剤の禁煙補助剤であれば1度に2個以上の使用が必要である。

d 禁煙補助剤は喫煙を完全に止めたうえで使用する。

	a	b	c	d		a	b	c	d
1	正	誤	正	誤	2	正	誤	誤	正
3	誤	正	正	正	4	誤	正	誤	正
5	誤	誤	正	正

(2019 関西連合 問52)

問159 禁煙補助剤及びその配合成分に関する次の記述の正誤について、正しい組合せはどれか。

a 咀嚼剤は、菓子のガムのように噛み、口腔内に放出されたニコチンを唾液とともに徐々に飲み込み摂取するものである。

b 禁煙補助剤は、喫煙を完全に止めたうえで使用することとされている。

c うつ病と診断されたことのある人では、禁煙時の離脱症状により、うつ症状を悪化させることがあるため、禁煙補助剤の使用が効果的である。

d ニコチンは、アドレナリン作動成分が配合された医薬品との併用により、その作用を減弱させるおそれがある。

	a	b	c	d		a	b	c	d
1	誤	正	誤	誤	2	誤	正	正	正
3	正	正	誤	誤	4	正	誤	誤	正
5	正	誤	正	誤

(2023 南関東 問93)

答158 4

a：✘ 唾液が多く分泌されるとニコチンを飲みこんでしまい口腔粘膜から十分吸収されないため、ゆっくりと断続的に噛む。

b：◯

c：✘ ニコチン過剰摂取による副作用のおそれがあるため、1度に2個以上の使用は避ける。

d：◯

> お菓子のガムのようにしっかり噛むと、唾液が多く分泌され、ニコチンが唾液と共に飲みこまれてしまう。

ここがポイント

答159 1

a：✘ 菓子のガムのように噛むと唾液が多く分泌され、ニコチンが唾液とともに飲み込まれてしまい、口腔粘膜からの吸収が十分なされず、また、吐きけや腹痛等の副作用が現れやすくなるため、ゆっくりと断続的に噛むこととされている。

b：◯

c：✘ 使用が効果的である→使用を避ける

d：✘ 作用を減弱させる→作用を増強させる

問160 禁煙補助剤に関する次の記述の正誤について、正しい組合せはどれか。

a 禁煙補助剤は、ニコチン置換療法に使用される、ニコチンを有効成分とする医薬品である。

b 禁煙補助剤には、噛むことにより口腔内でニコチンが放出され、口腔粘膜から吸収されて循環血液中に移行する咀嚼剤と、1日1回皮膚に貼付することによりニコチンが皮膚を透過して血中に移行するパッチ製剤がある。

c 口腔内が酸性になるとニコチンの吸収が増加するため、咀嚼剤は口腔内を酸性にする食品を摂取した後しばらくは使用を避けることとされている。

d 心臓疾患、脳血管障害、腎臓病などの診断を受けた人では、使用している治療薬の効果に影響を生じたり、症状を悪化させる可能性があるため、禁煙補助剤を使用する前にその適否につき、治療を行っている医師又は処方薬を調剤した薬剤師に相談するなどの対応が必要である。

	a	b	c	d		a	b	c	d
1	誤	正	正	誤	2	正	誤	正	正
3	誤	正	誤	正	4	正	誤	誤	誤
5	正	正	誤	正					

(2023 北関東・甲信越 問95)

答160 5

a：○
b：○
c：✕ 口腔内が酸性になるとニコチンの吸収は低下する。
d：○

口腔内が酸性になると、ニコチンの吸収が低下するよ。

ここがポイント

一般用医薬品の禁煙補助剤のうち咀嚼剤に関する記述の正誤について、正しい組み合わせはどれか。

a 菓子のガムのように噛むことで唾液が多く分泌され、ニコチンが唾液とともに飲み込まれてしまい、吐きけや腹痛等の副作用が現れやすくなるため、ゆっくりと断続的に噛むこととされている。

b コーヒーや炭酸飲料など口腔内を酸性にする食品を摂取した後、しばらくは使用を避けることとされている。

c 妊婦又は妊娠していると思われる女性であっても、使用を避ける必要はない。

d 喫煙を完全に止めたうえで使用することとされており、特に、使用中又は使用直後の喫煙は避ける必要がある。

	a	b	c	d		a	b	c	d
1	誤	正	正	誤	2	正	誤	正	正
3	誤	正	誤	正	4	正	誤	正	誤
5	正	正	誤	正					

(2020 北陸・東海 問50)

答161 5

a：○

b：○

c：✕ 妊婦は使用を避けること。喫煙と同じで胎児に影響がある。

d：○

禁煙に伴うイライラ感、集中困難、落ち着かないなどニコチン離脱症状は通常禁煙開始から1〜2週間の間に起きることが多い。

ここがポイント

問162 一般用医薬品の禁煙補助剤に関する記述の正誤について、正しい組合せを一つ選べ。

a ニコチン置換療法は、喫煙しながら禁煙補助剤を使用し、段階的に喫煙量を減らして、最終的に禁煙に導く方法である。

b 禁煙補助剤には、咀嚼剤とパッチ製剤があり、ニコチンが口腔粘膜から吸収又は皮膚を透過して血中に移行する。

c 咀嚼剤は、ゆっくりと断続的に噛むこととされているが、噛みすぎて唾液が出過ぎたときは、飲み込まずにティッシュ等に吐き出すとよい。

d ニコチンは、インスリンの血糖降下作用に拮抗して、効果を妨げるおそれがあるため、インスリン製剤を使用している人は使用前に医師等に相談する必要がある。

	a	b	c	d
1	正	誤	正	誤
2	正	誤	誤	正
3	誤	正	正	正
4	誤	正	誤	正
5	誤	誤	正	正

(2021 関西連合 問53)

答162 3

a：✕ 喫煙しながらではなく完全に禁煙して治療を行う。

b：〇

c：〇

d：〇

日常生活では日々感じるストレスに対して喫煙以外のリラックス法を実践することが有益とされている。

ここがポイント

第3章 主な医薬品とその作用

251

滋養強壮保健薬

問163 滋養強壮保健薬に含まれる成分とその特徴の記述について、正しい組合せを一つ選べ。

	[成分]	[特　徴]
1	ビタミンB2	夜間視力の維持や、皮膚や粘膜の機能を正常に保つ作用がある。
2	ビタミンE	過剰摂取により、高カルシウム血症、異常石灰化を引き起こすことがある。
3	システイン	赤血球の形成に必須で、神経機能を正常に保つ作用がある。
4	アミノエチルスルホン酸(タウリン)	体のあらゆる部分に存在し、細胞の機能が正常に働くために重要な物質である。

(2019　関西連合　問53　一部改題)

答163 4

1： ✘　ビタミンB2は、脂質の代謝に関与し、皮膚や粘膜の機能を正常に保つ。

2： ✘　ビタミンEは、体内の脂質を酸化から守り、細胞の活動を助ける栄養素であり、血流を改善させる作用もある。

3： ✘　システインは、髪、爪、肌などに存在し、皮膚の新陳代謝を活発にしてメラニンの排出を促し、肝臓においてアルコールを分解する酵素の働きを助け、アセトアルデヒドの代謝を促す働きがある。

4： ○

ビタミンはその成分名と役割を覚えよう。

ここがポイント

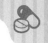

問164 滋養強壮保健薬に関する記述の正誤について、正しい組合せを一つ選べ。

a　滋養強壮保健薬は、体調不良を生じやすい状態や体質の改善、特定の栄養素の不足による症状の改善などを目的として用いられる。

b　筋肉痛や関節痛の改善を促す作用を期待し、コンドロイチン硫酸ナトリウムとビタミンB1が配合されている保健薬が販売されている。

c　ロクジョウが配合された滋養強壮保健薬は、ロクジョウの含有量により医薬部外品である場合もある。

d　脂溶性ビタミンが配合された滋養強壮保健薬を摂取する場合は、過剰摂取とならないように注意する。

	a	b	c	d			a	b	c	d
1	正	正	正	誤		2	正	正	誤	正
3	正	正	誤	誤		4	誤	誤	正	誤
5	誤	正	誤	正						

(2020　関西連合　問53　一部改題)

答164 2

a：〇

b：〇

c：✕　ロクジョウ含有のものはすべて医薬品として販売される。

d：〇

ビタミンAと、ビタミンDの過剰摂取は実際にもよくあるので注意が必要だよ。

ここがポイント

問165 滋養強壮保健薬及びその配合成分に関する記述のうち、正しいものの組み合わせはどれか。

a 十全大補湯は、体力虚弱で、元気がなく、胃腸の働きが衰えて、疲れやすいものの虚弱体質、疲労倦怠、病後・術後の衰弱、食欲不振、ねあせ、感冒に適すとされ、まれに重篤な副作用として、間質性肺炎、肝機能障害を生じることが知られている。

b システインは、髪や爪、肌などに存在するアミノ酸の一種で、皮膚におけるメラニンの生成を抑えるとともに、皮膚の新陳代謝を活発にしてメラニンの排出を促す働きがあるとされる。

c アミノエチルスルホン酸（タウリン）は、筋肉や脳、心臓、目、神経等、体のあらゆる部分に存在し、肝臓機能を改善する働きがあるとされる。

d グルクロノラクトンは、米油及び米胚芽油から見出された抗酸化作用を示す成分で、ビタミンE等と組み合わせて配合されている場合がある。

1 （a、b）　　**2** （b、c）
3 （c、d）　　**4** （a、d）

(2020　北陸・東海　問54　一部改題)

答165 2

a ： ✘　十全大補湯→補中益気湯
b ： ◯
c ： ◯
d ： ✘　グルクロノラクトン→ガンマ-オリザノール

グルクロノラクトンは、肝臓の働きを助け、肝血流を促進する働きがあり、全身倦怠感や疲労時の栄養補給を目的として配合されている場合がある。

ここがポイント

問166 ビタミンB2に関する記述について、（　　）の中に入れるべき字句の正しい組合せを一つ選べ。

　（　a　）に関与し、皮膚や粘膜の機能を正常に保つために重要な栄養素である。ビタミンB2主薬製剤は、（　b　）などが主薬として配合された製剤で、口角炎や口内炎の症状の緩和に有効である。ビタミンB2の摂取により、尿が（　c　）色になることがある。

	a	b	c
1	脂質の代謝	リボフラビン酪酸エステル	黄
2	ヘモグロビンの合成	アスコルビン酸	赤
3	脂質の代謝	アスコルビン酸	赤
4	脂質の代謝	アスコルビン酸	黄
5	ヘモグロビンの合成	リボフラビン酢酸エステル	赤

（2020　関西連合　問54　一部改題）

問167 滋養強壮保健薬とその成分に関する次の記述のうち、正しいものの組合せはどれか。

a　ビタミンA主薬製剤は、妊娠・授乳期、病中病後の体力低下時、発育期等のビタミンAの補給に用いられる。

b　ビタミンC主薬製剤は、歯ぐきからの出血・鼻血の予防、肉体疲労時、病中病後の体力低下時、老年期におけるビタミンCの補給に用いられる。

c　ビタミンD主薬製剤は、ピリドキシン塩酸塩又はピリドキサールリン酸エステルが主薬として配合された製剤で、骨歯の発育不良、くる病の予防、老年期のビタミンDの補給に用いられる。

d　ビタミンEの過剰症としては、高カルシウム血症、異常石灰化が知られている。

1　（a、b）　　2　（a、c）　　3　（a、d）
4　（b、c）　　5　（c、d）

（2023　北関東・甲信越　問96）

答166 1

ビタミンB2の基本性状は試験によく出るよ。

ここがポイント

答167 1

a：○
b：○
c：✕　ビタミンD主薬製剤はピリドキシン塩酸塩ではなく、エルゴカルシフェロール又はコレカルシフェロールが主薬として配合された製剤である。
d：✕　ビタミンE→ビタミンD

ビタミンDは、腸管でのカルシウム吸収及び尿細管でのカルシウム再吸収を促して、骨の形成を助ける。

ここがポイント

問168 滋養強壮保健薬及びそれに含まれる成分に関する記述の正誤について、正しい組合せを一つ選べ。

a ビタミンCの過剰摂取による歯ぐきからの出血や鼻血に注意が必要である。

b ある程度継続して使用されることによって効果が得られる性質の医薬品であるため、効果が現れなくとも3か月位服用することが必要である。

c ビタミンが配合された保健薬のうち、1日最大量が既定値を超えるものは、医薬品としてのみ販売されている。

d ビタミンB1を過剰に摂取していたと思われる妊婦から生まれた新生児において、先天異常の割合が上昇したとの報告がある。

	a	b	c	d		a	b	c	d
1	正	正	誤	誤	2	正	正	誤	正
3	正	誤	誤	誤	4	誤	誤	正	正
5	誤	誤	正	誤

(2019 関西連合 問54 一部改題)

答168 5

a：✗ ビタミンCは歯ぐきからの出血・鼻血の予防に用いられる。

b：✗ 1ヶ月位服用しても症状の改善がみられない場合には、栄養素の不足以外の要因が考えられるため、漫然と使用を継続しない。

c：◯

d：✗ ビタミンB1→ビタミンA

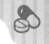

問169 滋養強壮保健薬とその配合成分に関する以下の記述の正誤について、正しい組み合わせはどれか。

a　ビタミンB1は、脂質の代謝に関与し、皮膚や粘膜の機能を正常に保つために用いられる。

b　ビオチンは、皮膚や粘膜などの機能を維持することを助ける栄養素として配合されている場合がある。

c　グルクロノラクトンは、生体におけるエネルギーの産生効率を高めるとされ、骨格筋に溜まった乳酸の分解を促す等の働きを期待して用いられる。

d　補中益気湯（ほちゅうえっきとう）は、体力虚弱で、元気がなく、胃腸の働きが衰えて、疲れやすいものの虚弱体質、疲労倦怠（けん）、病後・術後の衰弱、食欲不振、ねあせ、感冒に適すとされる。

	a	b	c	d			a	b	c	d
1	誤	正	誤	正		2	正	正	誤	誤
3	誤	誤	正	誤		4	誤	正	正	誤
5	正	誤	誤	正						

(2021　東北　問55　一部改題)

答169　**1**

a：✘　ビタミンB1→ビタミンB2

b：◯

c：✘　グルクロノラクトン→アスパラギン酸ナトリウム

d：◯

> **ここがポイント**
> ビタミンB1は炭水化物からエネルギーを産生するために不可欠な栄養素である。

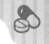

第3章　主な医薬品とその作用

257

問170 ビタミンD及びビタミンD主薬製剤に関する記述について、（　）の中に入れるべき字句の正しい組み合わせはどれか。ただし、同じ記号の（　）には、同じ字句が入る。

　ビタミンDは、（ a ）での（ b ）吸収及び尿細管での（ b ）再吸収を促して、骨の形成を助ける栄養素である。ビタミンD主薬製剤は、骨歯の発育不良、（ c ）の予防、また、妊娠・授乳期、発育期、老年期のビタミンDの補給に用いられる。

　ビタミンDの過剰症としては、高（ b ）血症、異常石灰化が知られている。

	a	b	c
1	胃	カルシウム	くる病
2	胃	マグネシウム	脚気
3	腸管	マグネシウム	脚気
4	腸管	カルシウム	脚気
5	腸管	カルシウム	くる病

(2021　北陸・東海　問53　一部改題)

答170 5

問171 滋養強壮保健薬及び配合される生薬成分に関する記述の正誤について、正しい組合せを一つ選べ。

a　インヨウカクは、強壮、血行促進、強精等の作用を期待して用いられる。

b　タイソウは、主に強壮作用を期待して配合されている場合がある。

c　数種類の生薬をアルコールで抽出した薬用酒は、手術や出産の直後等の滋養強壮を目的として用いられる。

d　ヨクイニンは、肌荒れやいぼに用いられる。

	a	b	c	d			a	b	c	d
1	誤	正	正	誤		2	正	誤	正	正
3	誤	正	誤	正		4	正	誤	正	誤
5	正	正	誤	正						

(2021　関西連合　問54)

答171 5

a：○

b：○

c：✖　血行を促進させる作用があることから、手術や出産の直後等で出血しやすい人では使用を避ける必要がある。

d：○

問172 滋養強壮保健薬の配合成分及び生薬成分に関する記述の正誤について、正しい組合せを一つ選べ。

a ヘスペリジンは、ビタミン様物質のひとつで、骨格筋に溜まった乳酸の分解を促す等の働きを期待して、滋養強壮保健薬に配合されている場合がある。

b ハンピは、強壮、血行促進、性機能の亢進等の作用を期待して用いられる。

c グルクロノラクトンは、肝臓の働きを助け、肝血流を促進する働きがあるとされる。

d アミノエチルスルホン酸（タウリン）は、筋肉にのみ存在し、細胞の機能が正常に働くために重要な物質である。

	a	b	c	d
1	正	誤	正	誤
2	誤	正	正	誤
3	誤	誤	正	正
4	正	正	誤	誤
5	正	誤	誤	正

(2022 関西連合 問55)

答172 2

a：✖ ヘスペリジンはビタミンCの吸収を助ける等の作用があるため、滋養強壮保健薬のほか、かぜ薬等にも配合されている場合がある。

b：〇

c：〇

d：✖ 筋肉や脳、心臓、目、神経など、体のあらゆる部分に存在する。

漢方処方製剤

問173 漢方の特徴・漢方薬使用における基本的な考え方に関する記述について、正しいものの組合せを一つ選べ。

a 日本の漢方医学に基づく漢方薬は、現代中国で利用されている中医学に基づく中薬、韓国の韓医学に基づく韓方薬とすべて考え方は同じで、区別されてはいない。

b 漢方の病態認識には、気血水は含まれていない。

c 漢方処方製剤の用法用量において、適用年齢の下限が設けられていない場合であっても、生後3か月未満の乳児には使用しないこととされている。

d 一般の生活者では「漢方薬は作用が穏やかで、副作用が少ない」などという認識がなされていることがあるが、まれに肝機能障害や間質性肺炎のような重篤な副作用が起きることがある。

1（a、b）　　2（a、c）
3（b、d）　　4（c、d）　(2019 関西連合 問55)

答173 4

a：✕　中薬、韓方薬と漢方薬とは別物で、区別されている。

b：✕　漢方の病態認識には虚実、陰陽、気血水、五臓などがある。

c：◯

d：◯

問174 漢方処方製剤に関する記述の正誤について、正しい組合せを一つ選べ。

a すべての漢方処方製剤は、作用が穏やかで、長期間（1ヶ月位）継続して服用しないと効果が得られない。

b 漢方処方製剤を利用する場合、「証」の概念を良く理解し、漢方処方製剤が使用される人の体質と症状を十分に踏まえ、処方が選択されることが重要となる。

c すべての漢方処方製剤は、処方に基づく生薬混合物の浸出液を濃縮して調製された乾燥エキス製剤を散剤等に加工して市販されている。

d 漢方薬は、現代中国で利用されている中医学に基づく薬剤と同じものである。

	a	b	c	d		a	b	c	d
1	正	正	誤	誤	2	正	誤	正	正
3	誤	正	誤	誤	4	正	誤	正	誤
5	誤	誤	正	正

(2020 関西連合 問55)

答174 3

a：✗ 芍薬甘草湯のように比較的早期に効果が現れるものもある。

b：○

c：✗ エキス製剤ではなく生薬本体を用いたものや煎薬の形態もある。

d：✗ 中医学が起源であっても日本において独自に発達したものである。

漢方処方製剤には
● 軟エキス剤
● 伝統的な煎剤用の刻み生薬の混合物
● 処方に基づいて調製された丸剤
などもあるよ。

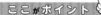

第3章 主な医薬品とその作用

261

生薬及び漢方処方製剤の副作用に関する記述の正誤について、正しい組合せを一つ選べ。

a 加味逍遥散又は黄連解毒湯の長期服用で、まれに副作用として腸間膜静脈硬化症が起こることが知られている。

b かぜ薬の葛根湯、麻黄湯、小青竜湯には、構成生薬としてマオウが含まれており、その副作用によって心臓病、高血圧や甲状腺機能亢進症の診断を受けた人では、症状を悪化させるおそれがある。

c カンゾウは多くの漢方処方製剤に配合されており、また甘味料として一般食品等にも広く用いられるため、摂取されるグリチルリチン酸の総量が継続して多くならないよう注意が必要である。

d 小柴胡湯は、インターフェロン製剤で治療を受けている人では、間質性肺炎の副作用が現れるおそれが高まるため、使用を避ける必要がある。

	a	b	c	d
1	誤	正	正	誤
2	正	誤	正	正
3	正	正	正	正
4	正	誤	正	誤
5	誤	正	誤	正

(2020 関西連合 問56 一部改題)

答175 3
a：○
b：○
c：○
d：○

カンゾウは、偽アルドステロン症を起こすことがあるので注意する。

ここがポイント

問176 漢方の特徴、漢方薬使用時における基本的な考え方に関する記述の正誤について、正しい組合せを一つ選べ。

a 漢方処方製剤は、用法用量において特に適用年齢に定めがない場合は、乳児であっても月齢に関係なく使用できる。

b 漢方薬は、現代中国で利用されている中医学に基づく中薬とは、考え方等が異なっている。

c 漢方処方は、処方全体としての適用性等、その性質からみて処方自体が一つの有効成分として独立したものという見方をすべきものである。

d 漢方処方製剤は、患者の「証」に合わないものが選択された場合、副作用を生じやすくなる。

	a	b	c	d
1	正	誤	正	誤
2	正	誤	正	正
3	正	正	誤	誤
4	誤	正	正	正
5	誤	正	誤	正

(2021 関西連合 問56 一部改題)

答176 4

a：✖ 3ヶ月未満の乳児には使用しない。

b：○

c：○

d：○

漢方製剤について葛根湯のように身近なもの、よく見かけるものから覚えていくとよい。

ここがポイント

漢方処方製剤に関する記述のうち、誤っているものはどれか。

1 漢方処方製剤の使用により、間質性肺炎や肝機能障害のような重篤な副作用が起きることがある。

2 漢方処方製剤の多くは、処方に基づく生薬混合物の浸出液を濃縮して調製された乾燥エキス製剤を散剤等に加工して市販されているが、軟エキス剤、伝統的な煎剤用の刻み生薬の混合物、処方に基づいて調製された丸剤等も存在する。

3 一般用医薬品の効能効果において、漢方独自の病態認識で言う「肝陽上亢」は、「胃腸虚弱で」と表現される。

4 一般の生活者が一般用医薬品として漢方薬を購入する際には、漢方処方製剤を使用しようとする人の「証」（体質及び症状）を理解し、その「証」にあった漢方処方を選択することが出来るよう、医薬品の販売等に従事する専門家が助言を行い、漢方処方製剤の適正使用を促していくことが重要である。

(2021 北陸・東海 問55 一部改題)

答177 3

1 ： 〇

2 ： 〇

3 ： ✕ 脾胃虚弱の説明である。肝陽上亢はいらいらして落ち着きがない様子を示す。

4 ： 〇

問178 次の記述は代表的な生薬成分に関するものである。これらの適用となる薬用部位と期待する効果を示す生薬の名称について、正しいものの組合せはどれか。

a　キンポウゲ科のハナトリカブト又はオクトリカブトの塊根を減毒加工して製したものを基原とする生薬であり、心筋の収縮力を高めて血液循環を改善する作用を持つ。

b　マメ科のクズの周皮を除いた根を基原とする生薬で、解熱、鎮痙等の作用を期待して用いられる。

c　サルノコシカケ科のマツホドの菌核で、通例、外層をほとんど除いたものを基原とする生薬で、利尿、健胃、鎮静等の作用を期待して用いられる。

d　アケビ科のアケビ又はミツバアケビの蔓性の茎を、通例、横切りしたものを基原とする生薬で、利尿作用を期待して用いられる。

	a	b	c	d
1	ブクリョウ	モクツウ	ブシ	カッコン
2	モクツウ	ブクリョウ	カッコン	ブシ
3	ブシ	カッコン	ブクリョウ	モクツウ
4	カッコン	ブシ	モクツウ	ブクリョウ

(2019　北海道　問57)

答178 3

漢方の特徴・漢方薬使用における基本的な考え方に関する次の記述の正誤について、正しい組合せはどれか。

a 漢方処方製剤は、症状の原因となる体質の改善を主眼としているものが多く、比較的長期間（1ヶ月位）継続して服用されることがある。

b 漢方薬を使用する場合、漢方独自の病態認識である「証」に基づいて用いることが、有効性及び安全性を確保するために重要である。

c 一般用漢方製剤に用いることが出来る漢方処方は、現在 300 処方程度である。

d 漢方処方製剤は、処方に基づく生薬混合物の浸出液を濃縮して調製された乾燥エキス製剤を散剤等に加工したもののみ市販されている。

	a	b	c	d		a	b	c	d
1	正	正	誤	正	2	誤	正	誤	誤
3	誤	誤	正	正	4	正	正	正	誤

（2023　北関東・甲信越　問97）

答179 4

a：○

b：○

c：○

d：✖　軟エキス剤や、伝統的な煎剤用の刻み生薬の混合物、処方に基づいて調整された丸剤等も存在する。

問180 漢方及び漢方処方製剤等に関する記述のうち、誤っているものはどれか。

1 漢方の病態認識には、虚実、陰陽、気血水、五臓などがある。

2 漢方処方製剤は、用法用量において適用年齢の下限が設けられていない場合であっても、生後3か月未満の乳児には使用しないこととされている。

3 現代中国で利用されている中医学に基づく薬剤は、中薬と呼ばれる。

4 生薬製剤は、生薬成分を組み合わせて配合された医薬品で、漢方処方製剤と同様に、使用する人の体質や症状その他の状態に適した配合を選択するという考え方に基づくものである。

（2020　北陸・東海　問55）

答180 4

1：○

2：○

3：○

4：✖　基づくものである→基づくものではない

漢方の起源については、どのエリアでも頻出。

ここが ポイント

問181 漢方処方製剤の「適用となる症状・体質」と「重篤な副作用」に関する次の記述のうち、<u>誤っているもの</u>はどれか。

答181 1

	漢方処方製剤	適用となる症状・体質	重篤な副作用
1	黄連解毒湯 (おうれんげどくとう)	体力虚弱で、元気がなく、胃腸の働きが衰えて、疲れやすいものの虚弱体質、疲労倦怠、病後・術後の衰弱、食欲不振、ねあせ、感冒	肝機能障害 間質性肺炎 偽アルドステロン症
2	防已黄耆湯 (ぼういおうぎとう)	体力中等度以下で、疲れやすく、汗のかきやすい傾向があるものの肥満に伴う関節の腫れや痛み、むくみ、多汗症、肥満症	肝機能障害 間質性肺炎 偽アルドステロン症
3	防風通聖散 (ぼうふうつうしょうさん)	体力充実して、腹部に皮下脂肪が多く、便秘がちなものの高血圧や肥満に伴う動悸・肩こり・のぼせ・むくみ・便秘、蓄膿症（副鼻腔炎）、湿疹・皮膚炎、ふきでもの（にきび）、肥満症	肝機能障害 間質性肺炎 偽アルドステロン症 腸間膜静脈硬化症
4	大柴胡湯 (だいさいことう)	体力が充実して、脇腹からみぞおちあたりにかけく苦しく、便秘の傾向があるものの胃炎、常習便秘、高血圧や肥満に伴う肩こり・頭痛・便秘、神経症、肥満症	肝機能障害 間質性肺炎
5	清上防風湯 (せいじょうぼうふうとう)	体力中等度以上で、赤ら顔で、ときにのぼせがあるもののにきび、顔面・頭部の湿疹・皮膚炎、赤鼻（酒さ）	肝機能障害 偽アルドステロン症 腸間膜静脈硬化症

(2023　南関東　問97)

1：✗　補中益気湯の説明である。

2：○

3：○

4：○

5：○

黄連解毒湯はカンゾウを含まないので、重篤な副作用欄に偽アルドステロン症があることが分かれば、誤りを導くことができるよ。

ここがポイント

肥満症に用いられる漢方処方製剤に関する記述の正誤について、正しい組合せを一つ選べ。

a 肥満症向けの漢方処方製剤は非常に効果があるため、服用中は糖質や脂質を多く含む食品を過剰に摂取しても差し支えない。

b 大柴胡湯は、体力が充実して、脇腹からみぞおちあたりにかけて苦しく、この傾向があるものの胃炎、神経症、肥満症に用いられる。

c 防風通聖散は、小児に対する適用はない。

d 防已黄耆湯は、防風通聖散と同じく体力が充実している人の肥満症に用いられる。

	a	b	c	d		a	b	c	d
1	正	正	誤	正	2	正	正	誤	誤
3	誤	正	正	誤	4	誤	正	誤	正
5	誤	誤	正	誤					

(2019 関西連合 問56)

答182 3

a ： ✖ 基本的に肥満症には、糖質や脂質を多く含む食品の過度の摂取を控える、日常生活に適度な運動を取り入れる等、生活習慣の改善が図られることが重要である。

b ： ◯ 構成生薬としてダイオウを含む。

c ： ◯ 構成生薬としてカンゾウ、マオウ、ダイオウを含む。

d ： ✖ 体力中等度以下で、疲れやすく、汗のかきやすい傾向があるものの肥満に伴う関節の腫れや痛み、むくみ、多汗症、肥満症（筋肉にしまりのない、いわゆる水ぶとり）に適すとされる。構成生薬としてカンゾウを含む。

公衆衛生用薬

問183 消毒薬に関する以下の記述の正誤について、正しい組合せはどれか。

a 消毒薬が微生物を死滅させる仕組み及び効果は、殺菌消毒成分の種類、濃度、温度、時間、消毒対象物の汚染度、微生物の種類や状態などによって異なる。

b クレゾール石ケン液は、結核菌を含む一般細菌類、真菌類に対して比較的広い殺菌消毒作用を示すが、大部分のウイルスに対する殺菌消毒作用はない。

c イソプロパノールは、結核菌を含む一般細菌類、真菌類に対して殺菌消毒作用を示すが、ウイルスに対する殺菌消毒作用はない。

d 次亜塩素酸ナトリウムは強い酸化力により、一般細菌類、真菌類、ウイルス全般に対して殺菌消毒作用を示す。

	a	b	c	d		a	b	c	d
1	正	正	正	誤	2	正	誤	正	正
3	誤	正	正	誤	4	正	正	誤	正
5	誤	誤	誤	正					

(2019 北海道 問58 一部改題)

答183 4

a：〇

b：〇

c：✕ イソプロパノールは結核菌を含む一般細菌類、真菌類、ウイルスに対する殺菌消毒作用を示す。

d：〇

イソプロパノールのウイルスに対する不活性効果は、エタノールよりも低い。

ここがポイント

問184 消毒薬及びその配合成分に関する以下の記述の正誤について、正しい組み合わせはどれか。

a 消毒薬による消毒は、生存する微生物の数を減らすために行われる処置であるが、生息条件が整えば消毒薬の溶液中で生存、増殖する微生物もいる。

b 消毒を目的とする製品は医薬部外品として流通可能であるが、手指又は皮膚の消毒を目的とする製品は、医薬部外品としては製造販売されていない。

c クレゾール石ケン液は、一般細菌類、真菌類に対して比較的広い殺菌消毒作用を示すが、結核菌や大部分のウイルスに対する殺菌消毒作用はない。

d 次亜塩素酸ナトリウムは、一般細菌類、真菌類、ウイルス全般に対する殺菌消毒作用を示し、皮膚刺激性が弱いことから、手指の消毒によく用いられる。

	a	b	c	d		a	b	c	d
1	正	正	正	誤	2	誤	正	誤	誤
3	正	誤	誤	正	4	誤	誤	正	正
5	正	誤	誤	誤					

(2023 北海道・東北 問57)

答184 5

a：〇

b：✕ 配合成分やその濃度等があらかじめ定められた範囲内である製品については、医薬部外品として流通することが認められている。

c：✕ クレゾール石ケン液は、結核菌を含む一般細菌類、真菌類には殺菌消毒効果がある。ウイルスに効果はない。

d：✕ 皮膚刺激性が強いので手指の消毒には用いない。

殺菌・消毒は生存する微生物の数を減らすために行われる処置のこと。滅菌は物質中のすべての微生物を殺滅又は除去すること。

ここがポイント

問185 消毒薬とその成分に関する次の記述の正誤について、正しい組合せはどれか。

a イソプロパノールのウイルスに対する不活性効果は、エタノールよりも低い。

b クレゾール石ケン液は、結核菌を含む一般細菌類、真菌類、ウイルス全般に対する殺菌消毒作用を示す。

c 有機塩素系殺菌消毒成分は、塩素臭や刺激性、金属腐食性が比較的抑えられている。

d 消毒薬を誤飲した場合の一般的な家庭における応急処置として、多量の牛乳を飲ませる方法がある。

	a	b	c	d		a	b	c	d
1	正	誤	正	正	2	正	誤	正	誤
3	誤	正	誤	誤	4	正	正	誤	正
5	誤	正	正	誤					

(2023 北関東・甲信越 問99)

答185 1

a：◯

b：✕ クレゾール石ケン液は、結核菌を含む一般細菌類、真菌類には殺菌・消毒効果がある。ウイルスに効果はない。

c：◯

d：◯

問186 消毒薬及びその配合成分に関する記述の正誤について、正しい組み合わせはどれか。

a 殺菌・消毒は、生存する微生物の数を減らすために行われる処置であり、また滅菌は物質中のすべての微生物を殺滅又は除去することである。

b 次亜塩素酸ナトリウムは、強い還元力により一般細菌類、真菌類、ウイルス全般に対する殺菌消毒作用を示す。

c 消毒薬が誤って皮膚に付着した場合は、流水をかけながら着衣を取り、石けんを用いて流水で皮膚を十分に（15分間以上）水洗する。

d クレゾール石ケン液は結核菌を含む一般細菌類、真菌類、ウイルス全般に対する殺菌消毒作用を示す。

	a	b	c	d		a	b	c	d
1	正	誤	誤	正	2	誤	誤	正	誤
3	誤	正	誤	正	4	正	誤	正	誤
5	誤	正	誤	誤					

(2020 北陸・東海 問57 一部改題)

答186 4

a：◯

b：✕ 還元力→酸化力

c：◯

d：✕ 大部分のウイルスに対する効果はない。

消毒薬とその配合成分に関する記述の正誤について、正しい組合せを一つ選べ。

a 器具等の殺菌・消毒を目的とする消毒薬は、配合成分やその濃度等があらかじめ定められた範囲内であれば、医薬部外品として流通することが認められている。

b イソプロパノールは、エタノールよりも粘膜刺激性が低いため、粘膜面や傷がある皮膚の殺菌・消毒によく用いられる。

c 有機塩素系殺菌消毒成分は、塩素臭や刺激性、金属腐食性が比較的抑えられており、プール等の大型設備の殺菌・消毒に用いられることが多い。

d アルカリ性の消毒薬が誤って皮膚に付着した場合には、水洗するよりも、できるだけ早く酸で中和することが重要である。

	a	b	c	d
1	正	正	誤	正
2	誤	誤	正	誤
3	正	正	正	誤
4	正	誤	正	誤
5	誤	正	誤	正

(2021 関西連合 問58)

答187 2

a：✖ 医薬部外品として流通することが認められているのは、「手指又は皮膚の殺菌・消毒を目的とする消毒薬」のみ。

b：✖ イソプロパノールにも粘膜刺激性があり、粘膜面や傷がある皮膚への使用は避けるべきである。また、ウイルスに対する不活性化効果はエタノールより低い。

c：〇

d：✖ 中和熱が発生して危険であるので中和は行ってはならない。

手指用消毒薬はニーズが高いのでしっかり覚えよう。

ここがポイント

問188 消毒薬の殺菌消毒成分に関する次の記述のうち、正しいものの組合せはどれか。

a 日本薬局方に収載されているクレゾール石けん液（クレゾール石ケン液）は、原液を水で希釈して用いられるが、刺激性が強いため、原液が直接皮膚に付着しないようにする必要がある。

b エタノールのウイルスに対する不活性効果は、イソプロパノールよりも低い。

c 次亜塩素酸ナトリウムは、強い還元力により一般細菌類、真菌類、ウイルス全般に対する殺菌消毒作用を示す。

d トリクロロイソシアヌル酸は、塩素臭や刺激性、金属腐食性が比較的抑えられており、プール等の大型設備の殺菌・消毒に用いられることが多い。

1 （a、b）　　2 （a、d）　　3 （b、c）
4 （b、d）　　5 （c、d）

（2021　南関東　問96　一部改題）

答188 2

a：○

b：✕　低い→高い

c：✕　還元力→酸化力

d：○

第3章

主な医薬品とその作用

273

問189 次の記述は、衛生害虫及び殺虫剤・忌避剤に関するものである。正しいものの組み合わせはどれか。

a　忌避剤は、人体に直接使用することで、蚊やノミ等が吸血するのを防止する効果と虫さされによる痒みや腫れなどの症状を和らげる効果を持つ。

b　イエバエは、様々な病原体を媒介する衛生害虫であり、幼虫（ウジ）が人の体内や皮膚などに潜り込むことで、人体に直接的な健康被害を与えることがある。

c　チャバネゴキブリの殺虫のために使用する空間噴射の燻蒸剤は、成虫、幼虫及び卵の全てに殺虫効果を示す。

d　ツツガムシは、ツツガムシ病リケッチアを媒介するダニの一種である。

1　（a、b）　　2　（a、c）
3　（b、d）　　4　（c、d）

(2023　北海道・東北　問58)

答189 3

a：✖　忌避剤に痒みや腫れを和らげる効果はない。

b：〇

c：✖　燻蒸剤の成分が卵の殻には浸透しないため、効果がない。

d：〇

問190 殺虫剤・忌避剤に関する次の記述の正誤について、正しい組合せはどれか。

a 殺虫補助成分とは、それ自体の殺虫作用は弱いか、又はほとんどないが、殺虫成分とともに配合されることにより殺虫効果を高める成分であり、ピリプロキシフェンやジフルベンズロンなどがある。

b スプレータイプの忌避剤を使用した場合、塗りむらがあると忌避効果が落ちるため、手で塗り拡げるなどして、必要以上に使用しないことが重要である。

c 蒸散剤は空間噴射の殺虫剤であり、容器中の医薬品を煙状又は霧状にして一度に全量放出させて使用する。

d 乳剤タイプの殺虫剤は原液を水で希釈して使用するもので、包装単位が大きい製品が多く、通常、個人で用いるよりも地域ぐるみの害虫駆除で使用される。

	a	b	c	d		a	b	c	d
1	正	正	誤	誤	2	正	誤	誤	正
3	誤	正	正	誤	4	誤	正	誤	正

（2023　北関東・甲信越　問100）

答190 **4**

a：✗　ピペニルブトキシド（PBO）やチオシアノ酢酸イソボルニル（IBTA）が殺虫補助成分である。

b：○

c：✗　蒸散剤→燻蒸剤

d：○

問191 衛生害虫と殺虫剤・忌避剤及びその配合成分に関する記述の正誤について、正しい組み合わせはどれか。

a　燻蒸処理は、ゴキブリの卵に対して殺虫効果を示さない。

b　シラミの防除には、殺虫成分としてフェノトリンが配合されたシャンプーやてんか粉が用いられる。

c　ハエの防除の基本は、ウジの防除であり、ウジの防除法としては、通常、有機リン系殺虫成分が配合された殺虫剤が用いられる。

d　ツツガムシは、ヒトへの吸血によって皮膚に発疹や痒みを引き起こすほか、日本脳炎、マラリア、黄熱、デング熱等の重篤な病気を媒介する。

	a	b	c	d		a	b	c	d
1	正	正	正	誤	2	正	正	誤	正
3	正	誤	正	正	4	誤	正	正	正
5	正	正	正	正					

(2020　北陸・東海　問59)

答191 1

a：○

b：○

c：○

d：✗　ツツガムシではなく蚊（アカイエカやシナハマダラカ等）である。

一般用検査薬

問192 一般用検査薬に関する記述について、誤っているものを一つ選べ。

1 検査に用いる検体は、採取に際して侵襲のないことが原則であるが、自己血糖測定においては、必要量が微量であるため、穿刺血が検体として認められている。

2 悪性腫瘍に関わる検査項目については、現在一般用検査薬の対象とされていない。

3 販売時には薬剤師や登録販売者により検査薬の使い方や保管上の注意についてわかり易く説明することが求められる。

4 検体中の対象物質の濃度が極めて低い場合には検出反応が起こらずに陰性の結果が出ることがある。 (2020 関西連合 問59 一部改題)

問193 一般用検査薬等に関する次の記述の正誤について、正しい組合せはどれか。

a 般用検査薬は、薬局においてのみ取り扱うことが認められている。

b 尿中のヒト絨毛性性腺刺激ホルモン（hCG）の検出反応は、温度の影響を受けない。

c 尿糖検査の場合、原則として早朝尿（起床直後の尿）を検体とし、尿タンパク検査の場合、食後2～3時間を目安に採尿を行う。

d 通常、尿は弱アルカリ性であるが、食事その他の影響で弱酸性～中性に傾くと、正確な検査結果が得られなくなることがある。

	a	b	c	d		a	b	c	d
1	正	正	正	誤	2	正	正	誤	正
3	誤	正	誤	誤	4	誤	誤	正	正
5	誤	誤	誤	誤					

(2022 南関東 問100)

答192 1

1：✗ 穿刺血を使用するものは認められていない。

2：〇

3：〇

4：〇

答193 5

a：✗ 薬局または医薬品の販売業（店舗販売業・配置販売業）において取り扱うことが認められている。

b：✗ 抗体や酵素を用いた反応のため、温度の影響を受ける。

c：✗ 尿糖検査では食後1～2時間後に、尿タンパク検査では早朝に尿を採尿する。

d：✗ 尿は弱酸性であるが、中性～弱アルカリ性に傾くと正確な結果が得られなくなることがある。

問194 一般用検査薬を販売する際の説明内容として、必ずしも必要ではないものを一つ選べ。
1 検査薬が製品化されるまでの学術的論争
2 検査薬の使い方や保管上の注意
3 検査を妨害する物質及びそれが検査結果に与える影響
4 検体の採取時間とその意義
5 検査結果の判定　　　　　　　(2019　関西連合　問59)

答194 1

このほか、
● 適切な受診勧奨（特に医療機関を受診中の場合は、通院治療を続けるよう説明する）
● 専門的診断におきかわるものでないことを説明する。

ここが ポイント

問195 尿タンパク及び尿タンパク検査薬に関する記述の正誤について、正しい組合せを一つ選べ。
a 尿中のタンパク値に異常を生じる要因に尿路結石や腎炎などがある。
b 腎臓に病気がなければ、激しい運動をした後に尿タンパクが出ることはない。
c 正確な検査結果を得るため、検査薬を長い間尿に浸しておく必要がある。
d 検査結果で尿タンパクが陰性であれば、症状があっても、医療機関の受診を考える必要はない。

	a	b	c	d		a	b	c	d
1	誤	正	正	誤	2	正	誤	正	誤
3	正	正	誤	正	4	正	誤	誤	誤
5	誤	誤	誤	誤					

(2019　関西連合　問60)

答195 4

a：○
b：✕　激しい運動の直後は避ける。
c：✕　長い間尿に浸していると検出成分が溶け出してしまい、正確な検査結果が得られなくなることがある。
d：✕　結果が陰性でも、何らかの症状がある場合は、再検査するか又は医療機関を受診して医師に相談するなどの対応が必要。

問196 尿糖・尿タンパク検査薬の使用に関する以下の記述のうち、誤っているものはどれか。
1　激しい運動の直後は、尿タンパク検査を避ける必要がある。
2　中間尿を採取して検査することが望ましい。
3　採尿後は、速やかに検査することが望ましい。
4　検査薬を長時間尿に浸す必要がある。

（2022　北海道・東北　問60）

問197 一般用検査薬に関する記述のうち、正しいものはどれか。
1　専ら疾病の診断に使用されることが目的とされる医薬品のうち、人体に直接使用されるものを体外診断用医薬品という。
2　尿タンパク検査の場合、原則として早朝尿（起床直後の尿）を検体とする。
3　通常、尿は弱アルカリ性であるが、食事その他の影響で中性〜弱酸性に傾くと、正確な検査結果が得られなくなることがある。
4　対象とする生体物質を特異的に検出するよう設計されていることから、偽陰性・偽陽性を完全に排除することができる。

（2022　北陸・東海　問60）

答196 4
検出成分が尿に溶け出して正確な結果が得られなくなることがある。

答197 2
1：人体に直接使用されるもの→人体に直接使用しないもの
3：尿は弱酸性であり、中性〜アルカリ性に傾くと正確な検査結果が得られなくなることがある。
4：完全に排除することができる→排除することはできない

問198 一般用検査薬の妊娠検査薬に関する記述の正誤について、正しい組合せを一つ選べ。

a 妊娠検査薬は、通常、実際に妊娠が成立してから4週目前後の尿中のヒト絨毛性性腺刺激ホルモン濃度を検出感度としている。

b 一般的な妊娠検査薬は、月経予定日を過ぎて概ね1週目以降に検査することが推奨されている。

c 妊娠検査薬の検出反応は、検出対象となる物質と特異的に反応する抗体や酵素を用いたものであるため、検査操作を行う場所の室温が極端に高温の場合には影響を受けるが、室温が極端に低温の場合には影響を受けにくい。

d 経口避妊薬や更年期障害治療薬などのホルモン剤を使用している人では、妊娠していなくても検査結果が陽性となることがある。

	a	b	c	d		a	b	c	d
1	誤	正	正	誤	**2**	正	正	誤	正
3	正	誤	正	誤	**4**	誤	正	誤	正
5	正	誤	正	正					

(2022 関西連合 問60)

答198 2

a：〇

b：〇

c：✕ 室温が極端に高いか、または低い場合、正確な結果が得られない。

d：〇

問199 妊娠及び妊娠検査薬に関する記述の正誤について、正しい組み合わせはどれか。

a　妊娠の初期に比べると、妊娠の後期は、胎児の脳や内臓などの諸器官が形づくられる重要な時期であり、母体が摂取した物質等の影響を受けやすい時期でもある。

b　妊娠検査薬は、尿中のヒト絨毛性性腺刺激ホルモン（hCG）の有無を調べるものであり、通常、実際に妊娠が成立してから1週目前後の尿中hCG濃度を検出感度としている。

c　妊娠検査薬の検体は、尿中hCGが検出されやすい早朝尿（起床直後の尿）が向いているが、尿が濃すぎると、かえって正確な結果が得られないこともある。

d　閉経期に入っている人では、妊娠検査薬の検査結果が陽性となることがある。

	a	b	c	d		a	b	c	d
1	誤	誤	正	正	2	正	誤	誤	正
3	正	正	誤	誤	4	正	正	正	誤
5	誤	正	正	正					

（2023　北陸・東海　問60）

答199 1

a：✕　妊娠の初期⇔妊娠の後期

b：✕　1週目→4週目

c：○

d：○

問200 一般用検査薬等に関する記述のうち、誤っているものはどれか。

1 尿糖の検査薬は、尿中の糖の有無を調べるものであり、その結果をもって直ちに疾患の有無や種類を判断することはできない。

2 経口避妊薬や更年期障害治療薬などのホルモン剤を使用している人では、妊娠していなくても尿中ヒト絨毛性性腺刺激ホルモン（hCG）が検出されることがある。

3 尿中hCGの検出反応は、hCGと特異的に反応する抗体や酵素を用いた反応であるため、温度の影響を受けない。

4 尿中のタンパク値に異常を生じる要因については、腎臓機能障害によるものとして腎炎やネフローゼ、尿路に異常が生じたことによるものとして尿路感染症、尿路結石、膀胱炎等がある。

(2020 北陸・東海 問60)

答200 3

1：○

2：○

3：✕ 温度による影響を受けるため検体の温度や検査キットの温度に注意する。

4：○

検査に影響する要因について、整理して覚えよう。
温度や検体をとるタイミングが重要だよ！

ここがポイント

第 **4** 章 薬事関係法規・制度

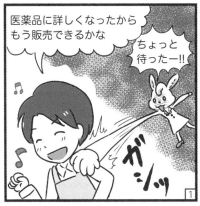

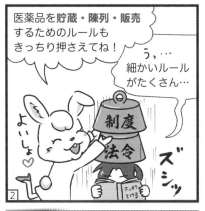

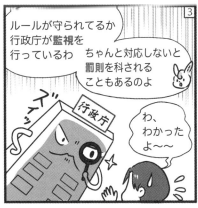

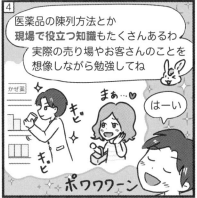

出題のポイント

第4章からは、20問出題されます。

法律用語は聞き慣れない言葉も多く、簡単には覚えられないかもしれません。現場を想像しながら、またこの問題は何をひっかけようとしているかを考えながら問題を解くことをおススメします。法律が改正されることもありますので、最新の教材で学習しましょう。

医薬品医療機器等法

以下の医薬品医療機器等法第1条の条文について、（　　）の中に入れるべき字句の正しい組み合わせはどれか。なお、2箇所の（ a ）内は、いずれも同じ字句が入る。

　この法律は、医薬品、医薬部外品、化粧品、医療機器及び再生医療等製品の品質、有効性及び安全性の確保並びにこれらの使用による（ a ）上の危害の発生及び拡大の防止のために必要な規制を行うとともに、指定薬物の規制に関する措置を講ずるほか、医療上特にその（ b ）が高い医薬品、医療機器及び再生医療等製品の（ c ）の促進のために必要な措置を講ずることにより、（ a ）の向上を図ることを目的とする。

	a	b	c
1	国民生活	必要性	研究開発
2	国民生活	信頼性	安全使用
3	保健衛生	必要性	研究開発
4	保健衛生	信頼性	安全使用
5	保健衛生	信頼性	研究開発

（2023　北海道・東北　問21）

答1　**3**

薬機法第1条の冒頭は、医薬品、医薬部外品、化粧品、医療機器、再生医療等製品のすべてが対象であることが述べられているよ。

ここがポイント

問2 医薬品医療機器等法の総則に関する以下の記述のうち、<u>誤っているもの</u>を一つ選びなさい。

1　この法律は、医薬品及び医療機器の品質、有効性及び安全性の確保並びにこれらの使用による保健衛生上の危害の発生及び拡大の防止のために必要な規制を行うことが目的であって、再生医療等製品は対象ではない。

2　医薬関係者は、医薬品等の有効性及び安全性その他これらの適正な使用に関する知識と理解を深めるとともに、これらの使用の対象者及びこれらを購入し、又は譲り受けようとする者に対し、これらの適正な使用に関する事項に関する正確かつ適切な情報の提供に努めなければならない。

3　国民は、医薬品等を適正に使用するとともに、これらの有効性及び安全性に関する知識と理解を深めるよう努めなければならない。

4　登録販売者は、購入者等に対して正確かつ適切な情報提供が行えるよう、日々最新の情報の入手、自らの研鑽に努める必要がある。

(2020　九州　問101)

答2　**1**

1：✕　再生医療等製品も対象である。

2：◯

3：◯

4：◯

医薬関係者だけではなく、国民にも努力することが求められているんだね。

ここがポイント

問3 次の記述は、医薬品医療機器等法第1条の条文である。（　）の中に入れるべき字句の正しい組合せはどれか。なお、2箇所の（ a ）内にはどちらも同じ字句が入る。

この法律は、医薬品、医薬部外品、化粧品、医療機器及び再生医療等製品（以下「医薬品等」という。）の品質、有効性及び安全性の確保並びにこれらの使用による（ a ）上の危害の発生及び（ b ）のために必要な規制を行うとともに、（ c ）の規制に関する措置を講ずるほか、医療上特にその必要性が高い医薬品、医療機器及び再生医療等製品の研究開発の促進のために必要な措置を講ずることにより、（ a ）の向上を図ることを目的とする。

	a	b	c
1	保健衛生	拡大の防止	麻薬
2	公衆衛生	まん延の予防	麻薬
3	保健衛生	まん延の予防	麻薬
4	保健衛生	拡大の防止	指定薬物
5	公衆衛生	拡大の防止	指定薬物

(2021　南関東　問41)

答3 4

ここがポイント

薬機法第1条穴埋めは頻出！　対象や目的が穴埋めとして出題されることが多いよ。

286

問4 次の記述は、医薬品医療機器等法第1条の5第1項の条文の抜粋である。（　）の中に入れるべき字句の正しい組合せはどれか。なお、2箇所の（ b ）内にはどちらも同じ字句が入る。

医師、歯科医師、薬剤師、（ a ）その他の医薬関係者は、医薬品等の有効性及び安全性その他これらの（ b ）に関する知識と理解を深めるとともに、これらの使用の対象者（略）及びこれらを購入し、又は譲り受けようとする者に対し、これらの（ b ）に関する事項に関する（ c ）な情報の提供に努めなければならない。

	a	b	c
1	獣医師	適正な使用	正確かつ適切
2	登録販売者	適正な使用	わかりやすく詳細
3	登録販売者	具体的な使用方法	正確かつ適切
4	登録販売者	具体的な使用方法	わかりやすく詳細
5	獣医師	具体的な使用方法	わかりやすく詳細

(2023　南関東　問41)

答4　**1**

登録販売者は医薬関係者に含まれ、購入者等に対して正確かつ適切な情報提供が行えるよう、日々最新の情報の入手や自らの研鑽に努める必要があると法律で定められている。

販売従事登録

登録販売者に関する記述の正誤について、正しい組合せを一つ選べ。

a 薬局開設者は、その薬局において業務に従事する登録販売者に対し、厚生労働大臣に届出を行った研修実施機関が行う研修を、毎年度受講させなければならない。

b 販売従事登録を受けようと申請する者が、精神機能の障害により業務を適正に行うに当たって必要な認知、判断及び意思疎通を適切に行うことができないおそれがある場合は、当該申請者に係る精神の機能の障害に関する医師の診断書を、申請書に添えなければならない。

c 二以上の都道府県において一般用医薬品の販売又は授与に従事しようとする者は、いずれか一の都道府県知事の販売従事登録のみを受けることができる。

d 登録販売者は、一般用医薬品の販売又は授与に従事しようとしなくなったときは、30日以内に、登録販売者名簿の登録の消除を申請しなければならない。

	a	b	c	d
1	正	正	正	誤
2	正	正	誤	正
3	正	誤	正	正
4	誤	正	正	正
5	正	正	正	正

(2023 関西連合 問82)

答5 5

a：○ 薬局開設者とは、会社の社長のこと。

b：○

c：○

d：○

登録を受けることができるのは1つの都道府県のみ！

ここがポイント

問6 登録販売者に関する記述のうち、誤っているものはどれか。

1 購入者等に対して正確かつ適切な情報提供が行えるよう、日々最新の情報の入手、自らの研鑽に努める必要がある。

2 販売従事登録を受けようとする者は、申請書を医薬品の販売又は授与に従事する薬局又は医薬品の販売業の店舗の所在地の都道府県知事（配置販売業にあっては、配置しようとする区域をその区域に含む都道府県の知事）に提出しなければならない。

3 2以上の都道府県において一般用医薬品の販売又は授与に従事しようとする者は、いずれか1の都道府県知事の販売従事登録のみを受けることができる。

4 一般用医薬品の販売又は授与に従事しようとしなくなったときは、60日以内に、登録販売者名簿の登録の消除を申請しなければならない。

(2022 北陸・東海 問22)

答6 **4**

1：○
2：○
3：○
4：✕ 60日以内→30日以内

変更届は30日以内に届け出るよ。

ここがポイント

問7 医薬品医療機器等法施行規則第159条の9の規定に基づき、登録販売者が、登録販売者名簿の登録事項の変更の届出が必要となる事項として、正しいものはどれか。

1 住所の変更
2 勤務先の変更
3 本籍地都道府県名（日本国籍を有していない者については、その国籍）の変更
4 過去5年間のうち、登録販売者として業務に従事した期間が通算して2年の有無の変更

(2018 北関東 問2)

答7 **3**

1：✕ 届出事項ではない
2：✕ 届出事項ではない
3：○
4：✕ 届出事項ではない

医薬品の定義と範囲

問8 医薬品医療機器等法で定める医薬品の定義等に関する以下の記述の正誤について、正しい組み合わせはどれか。

a 日本薬局方とは、医薬品の性状及び品質の適正を図るため、薬事・食品衛生審議会が必要な規格・基準及び標準的試験法等を定めたものである。

b 一般用医薬品として販売されている医薬品は、日本薬局方に収載されない。

c 人の疾病の診断に使用されることを目的とするものであっても、人の身体に直接使用されないものは、医薬品に該当しない。

d 無承認無許可医薬品は、医薬品に該当する。

	a	b	c	d		a	b	c	d
1	正	正	正	誤	**2**	誤	誤	正	誤
3	誤	正	誤	正	**4**	誤	誤	誤	正
5	正	誤	正	正					

(2022 北海道・東北 問23)

問9 次の記述は、医薬品医療機器等法第2条第1項の条文の一部である。（　）の中に入れるべき字句の正しい組合せはどれか。

この法律で「医薬品」とは、次に掲げる物をいう。

一 （ a ）に収められている物
二 （省略）
三 （ b ）の身体の（ c ）に影響を及ぼすことが目的とされている物であつて、機械器具等でないもの（医薬部外品、化粧品及び再生医療等製品を除く。）

	a	b	c
1	日本薬局方	人又は動物	形態
2	日本薬局方	人又は動物	構造又は機能
3	日本薬局方	人	構造又は機能
4	医薬品の範囲に関する基準	人又は動物	形態
5	医薬品の範囲に関する基準	人	構造又は機能

(2021 南関東 問43)

答8 **4**

a : ✘ 薬事・食品衛生審議会→厚生労働大臣

b : ✘ 日本薬局方には一般用医薬品として販売されているものも収載されている。

c : ✘ 該当しない→該当するものもある（例：殺虫剤や検査薬など）

d : ○

日本薬局方とは：
医薬品の性状や品質の適正を図るため、厚生労働大臣が成分や製剤の規格や試験法を規定しているもの。

ここがポイント

答9 **2**

薬機法第2条には、医薬品の定義が規定されている。

ここがポイント

問10 一般用医薬品及び要指導医薬品に関する次の記述の正誤について、正しい組合せはどれか。

a 一般用医薬品及び要指導医薬品における効能効果の表現は、診断疾患名（例えば、胃炎、胃・十二指腸潰瘍等）で示されている。

b 毒薬又は劇薬は、要指導医薬品に該当することがある。

c 卸売販売業者は、配置販売業者に対し、一般用医薬品及び要指導医薬品を販売又は授与することができる。

d 検査薬において、検体の採取に身体への直接のリスクを伴うものであって、血液を検体とするものは、一般用医薬品としては認められていないが、要指導医薬品としては認められているものがある。

	a	b	c	d
1	正	誤	誤	正
2	誤	正	誤	誤
3	正	誤	正	誤
4	誤	誤	誤	正
5	正	正	正	誤

(2023 南関東 問43)

答10 5

a：○
b：○
c：○
d：✕ 一般用医薬品、要指導医薬品ともに認められているものはない。

卸売販売業者は、店舗販売業者には一般用医薬品と要指導医薬品以外の医薬品を、配置販売業者には一般用医薬品以外の医薬品を販売又は授与してはならない、とされているよ。

ここがポイント

問11 要指導医薬品に関する次の記述の正誤について、正しい組合せを選びなさい。

a 要指導医薬品は、当該医薬品の製造販売業者の意見を聴いたうえで、薬事・食品衛生審議会が指定する。

b 卸売販売業者から配置販売業者に対し要指導医薬品を販売、授与することはできない。

c 要指導医薬品は、医師又は歯科医師が診察をして患者の容態に合わせて処方量を決めるものである。

d 要指導医薬品における効能効果の表現は、診断疾患名ではなく、一般の生活者が判断できる症状で示されている。

	a	b	c	d		a	b	c	d
1	正	誤	正	正	2	誤	正	誤	誤
3	誤	正	正	誤	4	誤	正	誤	正
5	正	誤	誤	誤					

(2020 四国 問86)

答11 4

a ： ✘ 厚生労働大臣が薬事・食品衛生審議会の意見を聴いて指定する。

b ： 〇

c ： ✘ 需要者の選択により使用されるため、医師などが処方量を決めない。

d ： 〇

効能効果は一般の生活者が判断できる症状で記載される。例えば、胃痛、胸やけ、むかつき、もたれなど。

ここがポイント

問12 要指導医薬品及び一般用医薬品に関する以下の記述の正誤について、正しい組み合わせを選びなさい。

ア 要指導医薬品は、薬剤師の対面による情報の提供及び薬学的知見に基づく指導が必要なものである。

イ 一般用医薬品には、医師等の診療によらなければ一般に治癒が期待できない疾患（例えば、がん、心臓病等）に対する効能効果が認められているものがある。

ウ 定められた期間を経過し、薬事・食品衛生審議会において、一般用医薬品として取り扱うことが適切であると認められた要指導医薬品は、その分類が一般用医薬品に変更される。

エ 一般用医薬品には、毒薬又は劇薬に該当するものはない。

	ア	イ	ウ	エ
1	正	止	正	正
2	正	正	誤	誤
3	正	誤	正	正
4	誤	正	正	誤
5	誤	誤	誤	正

(2020　九州　問103)

答12 　**3**

ア：○

イ：✕　医師等の診療によらなければ一般に治癒が期待できない疾患に対する効能効果は、一般用医薬品および要指導医薬品において認められていない。

ウ：○

エ：○

> **ここがポイント**
>
> 劇薬・毒薬に該当する一般用医薬品はないが、要指導医薬品はある。

第4章　薬事関係法規・制度

293

問13 一般用医薬品及び要指導医薬品に関する記述のうち、正しいものの組み合わせはどれか。

a 一般用医薬品及び要指導医薬品は、あらかじめ定められた用量に基づき、適正使用することによって効果を期待するものである。

b 配置販売業者は、一般用医薬品及び要指導医薬品の販売が認められている。

c 要指導医薬品には、注射等の侵襲性の高い使用方法のものがある。

d 要指導医薬品は、定められた期間を経過し、薬事・食品衛生審議会において、一般用医薬品として取り扱うことが適切であると認められたものについては、一般用医薬品に分類される。

1 （a、b）　　2 （b、c）
3 （c、d）　　4 （a、d）

(2021　北陸・東海　問82)

答13 4

a：〇

b：✕ 配置販売業は要指導医薬品の販売が認められていない。

c：✕ 一般用医薬品・要指導医薬品ともに注射等の侵襲性の高い使用方法は不可。

d：〇

「侵襲性が高い」とは、身体に及ぼす影響が大きいこと。

ここがポイント

問14 医薬品医療機器等法第2条第10項に規定される生物由来製品に関する記述の正誤について、正しい組み合わせはどれか。

a 生物由来製品の原料又は材料は、人その他の生物（植物を除く。）に由来するものである。

b 医薬部外品は、生物由来製品の指定の対象とならない。

c 現在のところ、生物由来製品として指定された一般用医薬品はないが、要指導医薬品では指定されたものがある。

d 生物由来製品は、製品の使用による感染症の発生リスクに着目して指定されている。

	a	b	c	d
1	誤	誤	正	正
2	正	誤	誤	正
3	正	正	誤	誤
4	正	正	正	誤
5	誤	正	正	正

(2021　北陸・東海　問87)

答14 2

a：〇

b：✕ 指定の対象とならない→指定の対象になる

c：✕ 要指導医薬品もない。

d：〇

医薬品、医薬部外品、化粧品、医療機器が生物由来製品の指定の対象。

ここがポイント

問15 生物由来製品に関する記述について、
[　]の中に入れるべき字句の正しい組合せを
一つ選べ。

　生物由来製品は、法第2条第10項において、
「人その他の生物（[a]を除く。）に由来する
ものを原料又は材料として製造をされる医薬品、
[b]のうち、保健衛生上特別の注意を要する
ものとして、厚生労働大臣が薬事・食品衛生審議
会の意見を聴いて指定するもの」と定義されてお
り、現在の科学的知見において、[c]の発生
リスクの蓋然性が極めて低いものについては、指
定の対象とならない。

	a	b	c
1	植物	医薬部外品、化粧品又は医療機器	感染症
2	植物	医薬部外品、化粧品又は医療機器	副作用
3	植物	医薬部外品又は医療機器	副作用
4	微生物	医薬部外品、化粧品又は医療機器	感染症
5	微生物	医薬部外品又は医療機器	副作用

（2023　関西連合　問85）

答15 1

a：植物
b：医薬部外品、化粧品又
　は医療機器
c：感染症

「厚生労働大臣が薬
事・食品衛生審議会の
意見を聴いて指定する
もの」も穴埋めとし
て出ることがある。

ここがポイント

問16 毒薬及び劇薬に関する記述の正誤について、正しい組合せを一つ選べ。

a　毒薬は、18歳未満の者その他安全な取扱いに不安のある者に交付してはならない。

b　劇薬を貯蔵、陳列する場所には、かぎを施さなければならない。

c　現在のところ、一般用医薬品には、毒薬又は劇薬に該当するものはない。

d　劇薬を一般の生活者に対して販売又は譲渡する際、当該医薬品を譲り受ける者から交付を受ける文書には、当該譲受人の職業の記載は不要である。

	a	b	c	d
1	誤	正	誤	正
2	誤	正	正	誤
3	正	誤	正	正
4	誤	誤	正	誤
5	正	正	誤	正

(2023　関西連合　問84)

問17 医薬品医療機器等法に基づく毒薬及び劇薬に関する記述のうち、正しいものの組み合わせはどれか。

a　要指導医薬品で劇薬に該当するものはない。

b　毒薬又は劇薬を、14歳未満の者その他安全な取扱いに不安のある者に交付することは禁止されている。

c　店舗管理者が登録販売者である店舗販売業者は、劇薬を開封して販売してはならない。

d　劇薬については、直接の容器又は被包に赤地に白枠、白字をもって、当該医薬品の品名及び「劇」の文字が記載されていなければならない。

1（a、b）　　2（b、c）
3（c、d）　　4（a、d）

(2023　北陸・東海　問24)

答16 4

a：✗　18歳未満→14歳未満

b：✗　劇薬→毒薬

c：○

d：✗　職業の記載も必要である。

> 業務上毒薬又は劇薬を取り扱うものは、それらを他の物と区別して貯蔵、陳列しなければならず、また、毒薬を貯蔵、陳列する場所には施錠しなければならない。

ここがポイント

答17 2

a：✗　該当するものはない→該当するものがある

b：○

c：○

d：✗　赤地に白枠、白字→白地に赤枠、赤字

> 店舗管理者が薬剤師である場合は、毒薬又は劇薬を開封して販売できるよ。

ここがポイント

問18 毒薬及び劇薬に関する以下の記述のうち、正しいものを一つ選びなさい。
1 毒薬又は劇薬を18歳未満の者に交付することは禁止されている。
2 一般用医薬品で毒薬又は劇薬に該当するものはない。
3 店舗管理者が登録販売者である店舗販売業者では、毒薬又は劇薬を開封して分割販売することができる。
4 劇薬を貯蔵、陳列する場所には、かぎを施さなければならない。 (2019 九州 問110)

答18 2
1：✕ 18歳未満→14歳未満
2：○
3：✕ 店舗管理者が登録販売者である店舗販売業者は、毒薬又は劇薬を開封して分割販売することができない。
4：✕ 劇薬を貯蔵・陳列する場所は施錠する必要はない。

> 店舗販売業者の管理者が薬剤師である場合と登録販売者である場合では、できることが異なる。
> **ここがポイント**

問19 一般用医薬品のリスク区分に関する次の記述の正誤について、正しい組合せはどれか。
a 第一類医薬品及び第二類医薬品は、配合されている成分又はその使用目的等に着目して指定されている。
b 第二類医薬品のうち、「特別の注意を要するものとして厚生労働大臣が指定するもの」を「指定第二類医薬品」としている。
c 第一類医薬品及び第二類医薬品以外の一般用医薬品は、全て第三類医薬品に分類される。
d 第三類医薬品に分類されている医薬品について、日常生活に支障を来す程度の副作用を生じるおそれがあることが明らかとなった場合には、第一類医薬品又は第二類医薬品に分類が変更されることがある。

	a	b	c	d			a	b	c	d
1	正	正	正	正		2	正	誤	正	誤
3	正	正	誤	正		4	誤	正	誤	誤
5	誤	誤	正	正						

(2021 南関東 問46)

答19 1
a：○
b：○
c：○
d：○

> 一般用医薬品のリスク区分の分類は、上がることも下がることもある。
> **ここがポイント**

問20 一般用医薬品のリスク区分に関する記述のうち、正しいものの組み合わせはどれか。

a 第2類医薬品のうち、「特別の注意を要するものとして厚生労働大臣が指定するもの」を「指定第2類医薬品」としている。

b 第3類医薬品は、保健衛生上のリスクが比較的低い一般用医薬品であるが、副作用等により身体の変調・不調が起こるおそれはある。

c 第3類医薬品は、保健衛生上のリスクが比較的低い一般用医薬品であるため、第2類医薬品に分類が変更されることはない。

d 第1類医薬品には、その副作用等により日常生活に支障を来す程度の健康被害が生ずるおそれがあるすべての一般用医薬品が指定される。

1（a、b）　　2（a、c）
3（b、d）　　4（c、d）

（2023 北陸・東海 問26）

答20 1

a：○
b：○
c：✗ リスク区分は上がることも下がることもある。
d：✗ すべての一般用医薬品が指定される→医薬品のうちその使用に関し特に注意が必要なものを厚生労働大臣が指定する

例えば、第三類医薬品に分類されている医薬品が日常生活に支障を来す程度の副作用を生じるおそれがあることが明らかとなった場合には、第一類医薬品または第二類医薬品に分類が変更されることもあるよ。

ここがポイント

問21　一般用医薬品のリスク区分に関する次の記述のうち、正しいものの組合せはどれか。

a　第一類医薬品は、その副作用等により日常生活に支障を来す程度の健康被害が生ずるおそれがあるすべての一般用医薬品が指定される。

b　第二類医薬品のうち、特別の注意を要するものとして厚生労働大臣が指定するものを指定第二類医薬品としている。

c　第三類医薬品は、保健衛生上のリスクが比較的低い一般用医薬品であるが、副作用等により身体の変調・不調が起こるおそれはある。

d　第三類医薬品に分類されている医薬品は、保健衛生上のリスクが比較的低い一般用医薬品であるため、第一類医薬品又は第二類医薬品に分類が変更されることはない。

1（a、b）　**2**（a、c）　**3**（a、d）
4（b、c）　**5**（b、d）

（2022　北関東・甲信越　問9）

答21　**4**

a：✖　すべての一般用医薬品が指定される→医薬品のうち、その使用に関し特に注意が必要なものを厚生労働大臣が指定する

b：○

c：○

d：✖　変更されることはない→変更されることもある

> 第一類、第二類、第三類の定義の違いは必ず覚えよう！

ここがポイント

問22　一般用医薬品のリスク区分に関する記述の正誤について、正しい組合せはどれか。

a　その副作用等により日常生活に支障を来す程度の健康被害が生ずるおそれがある医薬品のうちその使用に関し特に注意が必要なものとして厚生労働大臣が指定するものは、第一類医薬品に分類される。

b　第二類医薬品のうち、特別の注意を要するものとして厚生労働大臣が指定するものを指定第二類医薬品としている。

c　第三類医薬品は、第一類医薬品及び第二類医薬品以外の一般用医薬品で、副作用等により身体の変調・不調が起こるおそれはない。

	a	b	c		a	b	c
1	正	正	正	**2**	正	正	誤
3	誤	正	誤	**4**	正	誤	誤
5	誤	誤	正

（2018　中国　問45）

答22　**2**

a：○

b：○

c：✖　第三類医薬品であっても、副作用等が起こる可能性はある。

第4章　薬事関係法規・制度

医薬品等への表示

問23 医薬品の添付文書、容器等（直接の容器又は被包）又は外箱等（外部の容器又は被包）への記載事項に関する以下の記述の正誤について、正しい組み合わせはどれか。

a 医薬品の容器等が小売りのために包装されている場合において、医薬品医療機器等法で定められた容器等への記載が、外箱等を透かして容易に見ることができないときには、その外箱等にも同様の事項が記載されていなければならない。

b 医薬品の法定表示事項は、邦文を原則とするが、海外で製造された医薬品はこの限りではない。

c 要指導医薬品、一般用医薬品は、これに添付する文書又は、容器等若しくは外箱等に、当該医薬品に関する最新の論文その他により得られた知見に基づき、用法用量その他使用及び取扱い上必要な注意等が記載されていなければならない。

d 医薬品に添付する文書、その容器等又は外箱等に記載されていてはならない事項の一つに「保健衛生上危険がある用法、用量又は使用期間」がある。

	a	b	c	d			a	b	c	d
1	正	正	正	正		2	正	正	誤	誤
3	正	誤	正	正		4	誤	正	正	誤
5	誤	誤	誤	正						

(2020 東北 問85 一部改題)

答23 **3**

a：〇

b：✕ 海外で製造された医薬品についても、邦文で記載されていなければならない。

c：〇

d：〇

> どこで製造されていても、日本で販売される医薬品は邦文（日本語）で記載される。

ここがポイント

問24 次のうち、医薬品医療機器等法の規定による一般用医薬品の容器・外箱等への表示が義務付けられている事項として、<u>誤っているもの</u>はどれか。
1 製造販売業者の氏名又は名称及び住所
2 重量、容量又は個数等の内容量
3 配置販売品目以外の一般用医薬品にあっては、「配置不可」の文字
4 一般用医薬品のリスク区分を示す字句

(2022 北海道・東北 問26)

問25 次のうち、医薬品医療機器等法第50条に基づき、医薬品の直接の容器又は被包に記載されていなければならない事項として<u>誤っているもの</u>はどれか。ただし、厚生労働省令で定める表示の特例に関する規定は考慮しなくてよい。
1 製造番号又は製造記号
2 指定第二類医薬品にあっては、枠の中に「2」の数字
3 配置販売品目以外の一般用医薬品にあっては、「店舗専用」の文字
4 重量、容量又は個数等の内容量
5 製造業者の氏名又は名称及び住所

(2023 南関東 問46)

答24 3
1：○
2：○
3：✕ 「配置不可」→「店舗専用」
4：○

答25 5
1：○
2：○
3：○
4：○
5：✕ 製造業者→製造販売業者

製造業者とはいわゆる工場のこと。

ここがポイント

問26 法第50条の規定により、要指導医薬品及び一般用医薬品の直接の容器又は被包に記載されていなければならない事項について、正しいものの組合せを一つ選べ。

a 製造業者の氏名又は名称及び住所
b 製造番号又は製造記号
c 製造年月日
d 指定第二類医薬品にあっては、枠の中に「2」の数字

1 （a、b）　　2 （a、c）
3 （b、c）　　4 （b、d）

(2019　関西連合　問85)

答26 4

a：✕　直接の容器又は被包への法定表示事項ではない。
b：〇
c：✕　直接の容器又は被包への法定表示事項ではない。
d：〇

問27 法第50条の規定に基づき、要指導医薬品の直接の容器又は直接の被包に記載されていなければならない事項の正誤について、正しい組合せを一つ選べ。ただし、厚生労働省令で定める表示の特例に関する規定は考慮しなくてよい。

a 「要指導医薬品」の文字
b 製造販売業者の氏名又は名称及び住所
c 日本薬局方に収載されている医薬品については「日本薬局方」の文字
d 製造番号又は製造記号

	a	b	c	d
1	正	正	正	誤
2	正	正	誤	正
3	正	誤	正	正
4	誤	正	正	正
5	正	正	正	正

(2022　関西連合　問85)

答27 5

a：〇
b：〇
c：〇
d：〇

製造販売業者と製造業者の違いに注意しよう！

ここがポイント

302

問28 次の記述は、医薬品の容器又は外箱等への必要な記載事項に関するものである。正しいものの組み合わせはどれか。

a 医薬品の法定表示事項は、購入者が読みやすく理解しやすい用語による正確なものでなければならない。

b 法定表示が適切になされていない医薬品を販売した場合、製造販売業者のみの責任となり、薬局及び医薬品販売業者が罰せられることはない。

c 日本薬局方に収載されている医薬品以外の医薬品においても、その有効成分の名称及びその分量を表示する必要がある。

d 指定第二類医薬品にあっては、枠の中に「指定」の文字を記載しなければならない。

1 （a、b） 2 （a、c）
3 （b、d） 4 （c、d）

（2023 北海道・東北 問27）

答28 **2**

a：〇

b：✖ 罰せられることはない→罰せられることもある

c：〇

d：✖ 「指定」の文字→「2」の数字

> 一般用医薬品は一般の人が購入するものなので、表示等は読みやすく、理解しやすいものであることが求められるよ。

ここがポイント

問29 医薬品の容器（直接の容器又は直接の被包）又は外箱等（外部の容器又は被包）への記載に関する以下の記述の正誤について、正しい組み合わせはどれか。

a 直接の容器又は直接の被包に、効能又は効果が記載されていなければならない。

b 直接の容器又は直接の被包に、製造業者の氏名又は名称及び住所並びに製造番号又は製造記号を記載しなければならない。

c 店舗販売業において、特定の購入者の求めに応じて医薬品の包装を開封して分割販売する場合には、分割販売する店舗販売業者の責任において、その医薬品の容器等に「分割販売を行う者の氏名又は名称並びに分割販売を行う店舗の名称及び所在地」を記載しなければならない。

d 容器又は外箱等に記載されてはならない事項は定められていない。

	a	b	c	d		a	b	c	d
1	正	正	正	誤	2	誤	誤	正	誤
3	正	誤	正	誤	4	誤	誤	誤	正
5	正	正	正	正					

(2021 北海道 問87)

問30 医薬品医療機器等法の規定に基づき、一般用医薬品の直接の容器又は直接の被包に記載されていなければならない事項として、正しいものはいくつあるか。

a 効能・効果

b 製造年月日

c 指定第2類医薬品にあっては、枠の中に「2」の数字

d 配置販売品目にあっては、「配置専用」の文字

1 1つ **2** 2つ **3** 3つ
4 4つ **5** 正しいものはない

(2018 北陸・東海 問84)

答29 **2**

a：✖ 効能又は効果は法定表示事項ではない。

b：✖ 製造業者→製造販売業者等

c：○

d：✖ 定められていない→定められている

> 記載禁止事項は、虚偽や誤解をまねく恐れのある事項や、承認を受けていない効能効果、危険がある用法など。
>
> **ここがポイント**

答30 **1**

a：✖ 法定表示事項ではない。

b：✖ 法定表示事項ではない。

c：○

d：✖ 配置販売品目以外の一般用医薬品にあっては、「店舗専用」の文字が法定表示事項である。

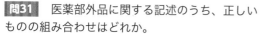

医薬部外品、化粧品

問31 医薬部外品に関する記述のうち、正しいものの組み合わせはどれか。

a 医薬部外品を販売する場合には、店舗の所在地の都道府県知事による販売業の許可が必要である。

b 衛生害虫類（ねずみ、はえ、蚊、のみその他これらに類する生物）の防除のため使用される製品群には、直接の容器又は直接の被包に「指定医薬部外品」と記載されていなければならない。

c 医薬部外品は、その効能効果があらかじめ定められた範囲内であって、成分や用法等に照らして人体に対する作用が緩和であることを要件として、医薬品的な効能効果を表示・標榜することが認められている。

d かつては医薬品であったが医薬部外品へ移行された製品群がある。

1（a、b） 2（a、c）
3（b、d） 4（c、d）

（2023 北陸・東海 問27）

答31 4

a：✗ 必要である→必要ではない

b：✗ 指定医薬部外品→防除用医薬部外品

c：〇

d：〇

> 医薬部外品は、製造販売業の許可は必要だが、販売業の許可は必要ない。

ここがポイント

第4章 薬事関係法規・制度

問32　医薬部外品に関する以下の記述のうち、正しいものはどれか。

1　防除用医薬部外品については、直接の容器又は直接の被包に「指定医薬部外品」と表示しなければならない。

2　製造販売する場合には、製造販売業の許可は不要であるが、厚生労働大臣が基準を定めて指定するものを除き、品目ごとに承認を得る必要がある。

3　脱毛の防止、育毛又は除毛等の目的のために使用される物であり、機械器具等を含む。

4　その効能効果があらかじめ定められた範囲内であって、成分や用法等に照らして人体に対する作用が緩和であることを要件として、医薬品的な効能効果を表示・標榜することが認められる。

(2021　北海道　問88)

問33　医薬部外品及び化粧品に関する次の記述の正誤について、正しい組合せはどれか。

a　医薬部外品を製造販売する場合には、厚生労働大臣が基準を定めて指定するものを除き、品目ごとに許可を得る必要がある。

b　医薬部外品は、化粧品的な効能効果を標榜することができる場合がある。

c　化粧品は、「人の身体を清潔にし、美化し、魅力を増し、容貌を変え、又は皮膚若しくは毛髪を健やかに保つ」ことを目的としている。

d　化粧品において、医薬品的な効能効果を表示・標榜することは、承認された効能効果であれば、認められる。

	a	b	c	d
1	正	正	正	正
2	誤	正	正	誤
3	正	正	誤	誤
4	誤	誤	正	正
5	正	誤	誤	正

(2021　南関東　問48)

答32　**4**

1：✕　防除用医薬部外品は「防除用医薬部外品」と表示する。

2：✕　製造販売業の許可は不要→製造販売業の許可は必要

3：✕　機械器具等を含む→機械器具等を含まない

4：○

医薬部外品は、製造販売業の許可と、厚生労働大臣が指定するものを除き、品目ごとに承認を得る必要がある。

ここがポイント

答33　**2**

a：✕　許可→承認

b：○

c：○

d：✕　化粧品において医薬品的な効能効果を標榜することは一切認められていない。

医薬品的な効能効果とは、「○○が治る」「○○を改善する」というような表現のこと。

ここがポイント

問34 医薬部外品に表示・標榜することが認められている効能効果として、誤っているものはどれか。
1 便通を整える
2 鼻づまり、くしゃみ等のかぜに伴う諸症状の緩和
3 のどの炎症によるのどの痛み
4 食べすぎ又は飲みすぎによる胃部不快感及び吐きけ
5 寝つきが悪い等の一時的な不眠症状の緩和

(2018 中国 問47)

答34 **5**
1：〇
2：〇
3：〇
4：〇
5：✕ 医薬品の効能効果

問35 化粧品の効能効果として表示・標榜することが認められている範囲に関する以下の記述の正誤について、正しい組み合わせはどれか。
a あせも・ただれの緩和
b 日やけを防ぐ
c 皮膚の柔軟性を保つ
d 口臭を防ぐ（歯みがき類）

	a	b	c	d
1	正	正	正	誤
2	誤	正	誤	誤
3	正	誤	誤	正
4	誤	誤	正	誤
5	誤	正	正	正

(2021 北海道 問90)

答35 **5**
a：✕ 医薬部外品の範囲。「あせも・ただれを防止する」であれば化粧品の範囲となる。
b：〇
c：〇
d：〇

第4章 薬事関係法規・制度

問36 化粧品に関する記述の正誤について、正しい組み合わせはどれか。

a 人の身体の構造又は機能に影響を及ぼすことを目的とするものは化粧品に含まれない。

b 厚生労働大臣が指定する成分を含有する化粧品を業として製造販売する場合には、品目ごとの承認を得る必要がある。

c 「香りにより毛髪、頭皮の不快臭を抑える」ことは、化粧品の効能効果の範囲に含まれない。

d 化粧品を販売する場合には、医薬品のような販売業の許可は必要ない。

	a	b	c	d
1	誤	正	正	誤
2	正	正	誤	正
3	正	誤	正	誤
4	誤	正	誤	正
5	正	誤	正	正

(2022 北陸・東海 問25)

答36 2

a：○

b：○

c：✗ 含まれない→含まれる

d：○

化粧品の使用目的はあくまで「人の身体を清潔にし、美化し、魅力を増し、容貌を変え、又は皮膚若しくは毛髪を健やかに保つ」範囲内とされており、人体に対する作用が緩和なものとして定義されているよ。

ここがポイント

問37 医薬部外品と化粧品に関する以下の記述の正誤について、正しい組合せはどれか。

a 医薬部外品を、業として、製造販売する場合は、製造販売業の許可が必要である。

b 医薬部外品を、業として、販売する場合は、販売業の許可が必要である。

c 化粧品を、業として、製造する場合は、製造業の許可が必要である。

d 化粧品を、業として、販売する場合は、販売業の許可が必要である。

	a	b	c	d			a	b	c	d
1	正	誤	誤	誤		2	正	誤	正	誤
3	誤	正	正	正		4	誤	正	誤	誤
5	誤	誤	正	正						

(2019 北海道 問85)

答37 2

a：○

b：✗ 必要である→必要ない

c：○

d：✗ 必要である→必要ない

医薬部外品と化粧品を業として販売する場合、販売業の許可は必要ないよ。

ここがポイント

問38 化粧品に関する以下の記述の正誤について、正しい組み合わせはどれか。

a 医薬品と異なり、不良化粧品や不正表示化粧品の販売は禁止されていない。

b 医薬品の成分を配合することは、原則認められていない。

c 販売業の許可は必要なく、一般小売店において販売することができる。

d 直接の容器又は直接の被包には、「化粧品」の文字の表示は義務付けられていない。

	a	b	c	d
1	誤	誤	正	正
2	誤	正	正	正
3	正	誤	誤	誤
4	誤	正	正	誤
5	正	正	正	正

(2021　北海道　問89)

問39 化粧品の効能効果として表示・標榜することが認められている範囲に関する記述の正誤について、正しい組合せを一つ選べ。

a 乾燥による小ジワを目立たなくする。

b 日やけによるシミ、ソバカスを防ぐ。

c 脱毛を防止する。

d 芳香を与える。

	a	b	c	d
1	正	正	正	誤
2	正	正	誤	正
3	正	正	誤	誤
4	誤	誤	正	誤
5	誤	正	誤	正

(2023　関西連合　問88)

答38 2

a：✗　医薬品と同様に禁止されている。

b：〇

c：〇

d：〇　「化粧品」の文字の表示は義務付けられていない。

> 手引きに直接書いていない事項だけど、一般的事項は出題されるから覚えておこう!
>
> **ここが**ポイント

答39 2

a：〇

b：〇

c：✗　認められていない

d：〇

> 「脱毛の防止、育毛又は除毛」「口臭の防止」「歯を白くする」などは医薬部外品の効能効果として認められているよ。
>
> **ここが**ポイント

食品

問40　食品に関する次の記述の正誤について、正しい組合せはどれか。

a　食品安全基本法及び食品衛生法における食品とは、医薬品、医薬部外品及び再生医療等製品以外のすべての飲食物をいう。

b　健康食品は、健康増進法で定義された用語であり、栄養補助食品、サプリメントと呼ばれることもある。

c　外形上、食品として販売等されている製品であっても、その成分本質、効能効果の標榜内容等に照らして医薬品とみなされる場合には、無承認無許可医薬品として、医薬品医療機器等法に基づく取締りの対象となる。

	a	b	c
1	正	誤	誤
2	正	誤	正
3	誤	正	正
4	誤	正	誤

(2023　北関東・甲信越　問10)

答40　2

a：〇

b：✕　健康食品は法令で定義された用語ではない

c：〇

> 「いわゆる健康食品」は法令等においては保健機能食品以外の一般食品と変わるところはない。
>
> **ここが**ポイント

問41　次のマークが表示されている食品として、正しいものはどれか。ただし、マーク中の「区分」の記載については考慮しなくてよい。

1　特定保健用食品
2　特別用途食品（特定保健用食品を除く。）
3　栄養機能食品
4　栄養補助食品
5　機能性表示食品

(2022　南関東　問47)

答41　2

1：✕
2：〇
3：✕
4：✕
5：✕

> 食品のマークで出題されるものは2種類だけ！
> 特定保健用食品のマーク：
>
>
>
> 特別用途食品のマーク：
>
>
>
> **ここが**ポイント

問42 保健機能食品等の食品に関する記述の正誤について、正しい組み合わせはどれか。

a　特別用途食品、特定保健用食品、栄養機能食品、機能性表示食品を総称して「保健機能食品」という。

b　栄養機能食品における栄養成分の機能表示に関しては、消費者庁長官の許可を要さないが、その表示と併せて、当該栄養成分を摂取する上での注意事項を適正に表示することが求められている。

c　特定保健用食品は、健康増進法（平成14年法律第103号）に基づく届出を行ったうえで、食生活において特定の保健の目的で摂取する者に対して、その摂取により当該保健の目的が期待できる旨の表示をする食品である。

d　機能性表示食品は、消費者庁長官の個別の許可を受けたものではない。

	a	b	c	d		a	b	c	d
1	誤	正	正	誤	2	正	誤	正	正
3	誤	正	誤	正	4	正	誤	正	誤
5	正	正	誤	正					

（2020　北陸・東海　問85）

答42 **3**

a：✘　特別用途食品、特定保健用食品、栄養機能食品、機能性表示食品→特定保健用食品、栄養機能食品、機能性表示食品

b：〇

c：✘　届出→承認の取得

d：〇

> 栄養機能食品には以下が義務づけられている。
> ● 当該栄養成分を摂取する上での注意事項を適正に表示すること
> ● 消費者庁長官の個別の審査を受けたものではない旨の表示

ここがポイント

問43 保健機能食品等の食品に関する記述の正誤について、正しい組合せを一つ選べ。

a　食品とは、医薬品、医薬部外品及び再生医療等製品以外のすべての飲食物をいう。

b　特定保健用食品、機能性表示食品、特別用途食品を総称して、保健機能食品という。

c　特別用途食品の中には、えん下困難者用食品が含まれる。

d　機能性表示食品は、食品表示法に基づく食品表示基準に規定されている食品である。

	a	b	c	d
1	誤	正	正	誤
2	正	誤	正	正
3	正	正	正	正
4	正	誤	正	誤
5	誤	正	誤	正

(2023　関西連合　問89)

答43　2

a：○

b：✗　特別用途食品→栄養機能食品

c：○

d：○

特定保健用食品、栄養機能食品、機能性表示食品を総称して、保健機能食品というよ。

ここがポイント

問44　以下の記述は、主な特定保健用食品の表示内容に関するものである。これらの表示内容を示す保健機能成分について、正しい組み合わせはどれか。

a　コレステロールが高めの方に適する

b　歯の健康維持に役立つ

c　血圧が高めの方に適する

	a	b	c
1	キトサン	エリスリトール	ラクトトリペプチド
2	キトサン	ラクトトリペプチド	エリスリトール
3	エリスリトール	キトサン	ラクトトリペプチド
4	ラクトトリペプチド	キトサン	エリスリトール

(2023　北海道・東北　問38)

答44　1

a：キトサン

b：エリスリトール

c：ラクトトリペプチド

問45 食品表示基準に基づく栄養機能食品における栄養成分と栄養機能表示との関係について、正しいものの組み合わせはどれか。

栄養成分		栄養機能表示
a	パントテン酸 ──	パントテン酸は、皮膚や粘膜の健康維持を助ける栄養素です。
b	ビタミンB1 ──	ビタミンB1は、たんぱく質からのエネルギーの産生と皮膚や粘膜の健康維持を助ける栄養素です。
c	鉄 ────	鉄は、赤血球の形成を助ける栄養素です。鉄は、多くの体内酵素の正常な働きと骨の形成を助ける栄養素です。
d	ビタミンE ──	ビタミンEは、抗酸化作用により、体内の脂質を酸化から守り、細胞の健康維持を助ける栄養素です。

1 （a、c）　　2 （a、d）
3 （b、c）　　4 （b、d）

(2022　北海道・東北　問29)

答45　**2**

a：○

b：✖　たんぱく質→炭水化物

c：✖　この文章は銅の説明。銅は赤血球の形成を助ける栄養素。

d：○

> たんぱく質からのエネルギー産生と皮膚や粘膜の健康維持を助ける栄養素は、ビタミンB6だよ。

ここがポイント

問46 保健機能食品に関する記述の正誤について、正しい組み合わせはどれか。

a 食生活において特定の保健の目的で摂取をする者に対し、その摂取により当該保健の目的が期待できる旨を表示するには、個別に生理的機能や特定の保健機能を示す有効性や安全性等に関する審査を受け、許可又は承認を取得することが必要である。

b 特定保健用食品において、現行の許可の際に必要とされる有効性の科学的根拠のレベルに達しないものの、一定の有効性が確認されるものについては、限定的な科学的根拠である旨の表示をすることを条件として許可されている。

c 栄養機能食品における栄養成分の機能表示に関しては、消費者庁長官の許可は要さないが、その表示と併せて、当該栄養成分を摂取する上での注意事項を適正に表示することが求められている。

d 機能性表示食品は、特定の保健の目的が期待できる（健康の維持及び増進に役立つ）という食品の機能性を表示することはできるが、消費者庁長官の個別の許可を受けたものではない。

	a	b	c	d
1	正	正	正	誤
2	正	正	誤	正
3	正	誤	正	正
4	誤	正	正	正
5	正	正	正	正

(2023 北陸・東海 問28)

答46 **5**

a：○
b：○
c：○
d：○

ここがポイント

特定保健用食品、栄養機能食品、機能性表示食品については、その定義、誰の許可が必要か、その表示例について覚えよう！

許可の種類と許可行為の範囲

問47 医薬品の販売業に関する記述の正誤について、正しい組み合わせはどれか。

a 医薬品医療機器等法第25条に規定される医薬品の販売業の許可は、店舗販売業、配置販売業又は卸売販売業の許可の3種類に分けられている。

b 医薬品の販売業の許可は、5年ごとに、その更新を受けなければ、その期間の経過によって、その効力を失う。

c 店舗販売業者は、第2類医薬品又は第3類医薬品については、薬剤師又は登録販売者に販売又は授与させなければならない。

d 店舗管理者が薬剤師である店舗では、登録販売者が第1類医薬品を販売することができる。

	a	b	c	d			a	b	c	d
1	誤	正	正	誤		**2**	正	正	誤	正
3	正	誤	正	誤		**4**	誤	正	誤	正
5	正	誤	正	正						

(2021 北陸・東海 問90)

答47 **3**

a：○

b：✗ 5年ごと→6年ごと

c：○

d：✗ 販売することができる→販売することはできない

ここがポイント

どの販売業であっても、登録販売者は第1類医薬品を販売することはできない。

問48 薬局に関する以下の記述の正誤について、正しい組み合わせはどれか。

なお、本設問において、「都道府県知事」とは、「都道府県知事（その薬局の所在地が保健所設置市又は特別区の区域にある場合においては、市長又は区長）」とする。

a 調剤を実施する薬局は、医療法（昭和23年法律第205号）第1条の2第2項に基づく医療提供施設には該当しない。

b 薬局開設者が薬剤師でないときは、その薬局で薬事に関する実務に従事する薬剤師から管理者を指定して実地に管理させなければならない。

c 薬局の管理者は、その薬局の所在地の都道府県知事の許可を受けた場合を除き、その薬局以外の場所で業として薬局の管理その他薬事に関する実務に従事する者であってはならない。

d 健康サポート薬局とは、患者が継続して利用するために必要な機能及び個人の主体的な健康の保持増進への取組を積極的に支援する機能を有する薬局をいう。

	a	b	c	d
1	正	正	正	誤
2	正	正	誤	正
3	誤	正	正	正
4	正	誤	誤	誤
5	誤	誤	誤	正

(2023 北海道・東北 問30)

答48 **3**

a：✕ 該当しない→該当する

b：〇

c：〇

d：〇

薬局の管理者や店舗販売業の店舗管理者は、他の店舗で働いてはならないという意味だよ。

ここがポイント

問49 薬局に関する次の記述のうち、誤っているものはどれか。

1　医薬品医療機器等法において、薬局は、「薬剤師が販売又は授与の目的で調剤の業務並びに薬剤及び医薬品の適正な使用に必要な情報の提供及び薬学的知見に基づく指導の業務を行う場所（その開設者が併せ行う医薬品の販売業に必要な場所を含む。）」と定義されている。

2　医療用医薬品の他、要指導医薬品及び一般用医薬品を取り扱うことができる。

3　医薬品を取り扱う場所であって、薬局として開設の許可を受けていないものについては、病院又は診療所の調剤所を除き、薬局の名称を付してはならない。

4　健康サポート薬局とは、患者が継続して利用するために必要な機能及び個人の主体的な健康の保持増進への取組を積極的に支援する機能を有する薬局をいう。

5　医師若しくは歯科医師又は薬剤師が診療又は調剤に従事する他の医療提供施設と連携し、薬剤の適正な使用の確保のために専門的な薬学的知見に基づく指導を実施するために必要な機能を有する薬局は、傷病の区分ごとに、その所在地の都道府県知事の認定を受けて地域連携薬局と称することができる。

(2022　南関東　問48)

答49　**5**

1：〇
2：〇
3：〇
4：〇
5：✕　地域連携薬局→専門医療機関連携薬局

ここがポイント

健康サポート薬局、地域連携薬局、専門医療機関連携薬局は令和4年の手引き改訂で追加された項目なので、定義を覚えておこう！

問50 薬局に関する次の記述のうち、正しいものはどれか。

1 調剤を実施する薬局は、医療法に基づく医療提供施設に該当する。

2 薬局で取り扱うことができる医薬品は、医療用医薬品、薬局製造販売医薬品及び要指導医薬品のみである。

3 医薬品を取り扱う場所であって、薬局として開設の許可を受けていないものはすべて、薬局の名称を付してはならない。

4 薬局は、特定の購入者の求めなしに、医薬品をあらかじめ小分けし、販売することができる。

5 薬局であって、その機能が、医師若しくは歯科医師又は薬剤師が診療又は調剤に従事する他の医療提供施設と連携し、地域における薬剤及び医薬品の適正な使用の推進及び効率的な提供に必要な情報の提供及び薬学的知見に基づく指導を実施するために一定の必要な機能を有する薬局は、その所在地の都道府県知事の認定を受けて専門医療機関連携薬局と称することができる。

(2022 北関東・甲信越 問6)

答50 1

1：〇

2：✕ 一般用医薬品も取り扱うことができる。

3：✕ 病院や診療所の調剤所は薬局の名称を付すことができる。

4：✕ 医薬品をあらかじめ小分けし、販売する行為は、無許可製造、無許可製造販売に該当するため、認められない。

5：✕ 専門医療機関連携薬局→地域連携薬局

> 薬局の名称を付すことができるのは、薬局としての開設の許可を受けているものと、病院や診療所の調剤所だよ。
>
> **ここがポイント**

問51 薬局及び店舗販売業に関する以下の記述のうち、誤っているものを一つ選びなさい。

1 薬局開設者は、医薬品医療機器等法施行規則第1条第2項第2号で規定されている薬剤師不在時間（以下「薬剤師不在時間」という。）内は、調剤室を閉鎖するとともに、調剤に従事する薬剤師が不在のため調剤に応じることができない旨等、薬剤師不在時間に係る掲示事項を当該薬局内の見やすい場所及び当該薬局の外側の見やすい場所に掲示しなければならない。

2 薬剤師不在時間内は、医薬品医療機器等法第7条第1項又は第2項の規定による薬局の管理を行う薬剤師が、薬剤師不在時間内に当該薬局において勤務している従事者と連絡ができる体制を備えることが求められている。

3 薬局としての許可があれば、不特定の購入者に販売する目的で、医薬品をあらかじめ小分けしておくことができる。

4 店舗販売業者は、その店舗において従事する薬剤師が不在の時間には、要指導医薬品を販売することはできない。

（2020 九州 問106 一部改題）

答51 **3**

1：〇

2：〇

3：✕　医薬品をあらかじめ小分けして販売することは、薬局の許可では認められない。

4：〇

> 医薬品をあらかじめ小分けして販売することは、無許可医薬品製造等にあたるため、薬局や店舗販売業の許可では認められない。購入者の求めに応じて包装を開封して販売する分割販売とは区別しよう。

ここがポイント

第4章　薬事関係法規・制度

問52 薬局に関する次の記述の正誤について、正しい組合せはどれか。なお、本設問において、「薬剤師不在時間」とは、医薬品医療機器等法施行規則第１条第２項第２号で規定されるものとする。

a 開店時間のうち、当該薬局において調剤に従事する薬剤師が当該薬局以外の場所においてその業務を行うため、やむを得ず、かつ、一時的に当該薬局において薬剤師が不在となる時間を薬剤師不在時間という。

b 薬剤師不在時間内に限り、登録販売者でも第一類医薬品を販売することができる。

c 薬局開設者は、薬剤師不在時間内は、調剤室を閉鎖するとともに、調剤に従事する薬剤師が不在のため調剤に応じることができない旨等、薬剤師不在時間に係る掲示事項を当該薬局内の見やすい場所及び当該薬局の外側の見やすい場所に掲示しなければならない。

d 薬剤師不在時間内は、当該薬局の管理を行う薬剤師が、薬剤師不在時間内に当該薬局において勤務している従事者と連絡ができる体制を備えなければならない。

	a	b	c	d
1	正	誤	正	正
2	誤	正	誤	誤
3	誤	誤	正	正
4	正	誤	誤	誤
5	正	正	誤	正

(2023 南関東 問50)

答52 1

a：〇

b：✕ 薬剤師不在時間でも登録販売者が販売できる区分は変わらない。

c：〇

d：〇

薬剤師不在時間とは、やむをえず、かつ、一時的に、当該薬局において薬剤師が不在になる時間のこと。

ここがポイント

問53 薬局に関する以下の記述の正誤について、正しい組み合わせはどれか。

a 薬局開設者は、薬剤師不在時間は、調剤室を閉鎖しなければならない。

b 薬局開設者は、薬剤師不在時間に係る掲示事項を当該薬局内の見やすい場所及び当該薬局の外側の見やすい場所に掲示しなければならない。

c 医薬品を取り扱う場所であって、薬局として開設の許可を受けていないものについては、病院又は診療所の調剤所を除き、薬局の名称を付してはならない。

d 薬局開設者は、販売等に従事する薬剤師、登録販売者又は一般従事者であることが容易に判別できるよう、その薬局に勤務する者に名札を付けさせなければならない。

	a	b	c	d
1	正	正	正	正
2	正	正	正	誤
3	正	正	誤	正
4	誤	正	誤	正
5	正	誤	正	正

(2021 北海道 問94)

答53 1

a：○
b：○
c：○
d：○

薬局の名称は薬局の開設許可を受けているものだけにつけられるんだね。

ここがポイント

第4章 薬事関係法規・制度

問54 店舗販売業に関する以下の記述の正誤について、正しい組み合わせはどれか。

a 店舗管理者は、都道府県知事の許可を受けることなく、管理する店舗以外の店舗で、薬事に関する実務に従事することができる。

b 店舗販売業者は、第三類医薬品を販売した登録販売者の氏名、当該店舗の名称、店舗の電話番号その他連絡先を、第三類医薬品を購入しようとする者に対し、登録販売者から必ず伝えさせなければならない。

c 店舗販売業者は、指定第二類医薬品を販売したときは、品名、数量、販売した日時等を書面に記載し、2年間保存しなければならない。

d 店舗管理者は、保健衛生上支障を生ずるおそれがないよう、その店舗の業務につき、店舗販売業者に対して必要な意見を書面により述べるよう努めなければならない。

	a	b	c	d
1	正	誤	誤	正
2	正	正	正	正
3	誤	誤	正	正
4	誤	正	誤	誤
5	誤	誤	誤	誤

(2022 北海道・東北 問31)

答54 4

a：✖ 店舗管理者は、その店舗の所在地の都道府県知事の許可を受けた場合を除き、その店舗以外の場所で業としての店舗の管理その他薬事に関する実務に従事する者であってはならない。

b：〇

c：✖ 2年間保存しなければならない→保存するよう努めなければならない

d：✖ 述べるよう努めなければならない→述べなければならない

販売した場合の書類の保存については、要指導医薬品及び第一類医薬品は2年間保存しなければならないとされているよ。

ここがポイント

322

問55 店舗販売業に関する次の記述の正誤について、正しい組合せはどれか。

a 店舗販売業者は、第三類医薬品を陳列する場合、薬局等構造設備規則に規定する「情報提供を行うための設備」から7メートル以内の範囲に陳列しなければならない。

b 第一類医薬品の販売等をする店舗において、薬剤師を店舗管理者とすることができない場合、過去5年間のうち、登録販売者として業務に従事した期間が通算して2年以上（過去5年間において合計1,920時間以上）ある登録販売者は、その店舗の店舗管理者になることができる。

c 薬剤師が従事している店舗販売業の店舗においては、調剤を行うことができる。

d 店舗販売業者は、その店舗に薬剤師が従事している場合であっても、要指導医薬品を販売することはできない。

	a	b	c	d
1	誤	正	誤	正
2	正	誤	正	正
3	正	正	誤	誤
4	誤	正	正	誤
5	誤	誤	誤	誤

（2023　南関東　問51）

答55 5

a：✖　第三類医薬品→指定第二類医薬品

b：✖　2年以上→3年以上、1,920時間以上→2,880時間以上

c：✖　できる→できない

d：✖　要指導医薬品を販売できるのは薬剤師のみ。

ここがポイント

要指導医薬品又は第一類医薬品を販売する店舗と、第二類医薬品及び第三類医薬品を販売する店舗では、登録販売者が店舗管理者になる要件が異なるよ。

問56 店舗販売業の店舗管理者に関する記述の正誤について、正しい組み合わせはどれか。

a 店舗管理者が薬剤師である店舗においては、調剤や要指導医薬品の販売・授与を行うことができる。

b 店舗管理者は、その店舗の所在地の都道府県知事（その店舗の所在地が保健所を設置する市又は特別区の区域にある場合においては、市長又は区長）の許可を受けた場合を除き、その店舗以外の場所で業として店舗の管理その他薬事に関する実務に従事する者であってはならない。

c 第1類医薬品を販売する店舗の店舗管理者は、必ず薬剤師でなければならない。

d 店舗管理者は、保健衛生上支障を生ずるおそれがないようその店舗の業務につき、店舗販売業者に対し、必要な意見を書面により述べなければならない。

	a	b	c	d
1	正	誤	誤	正
2	誤	正	誤	誤
3	正	誤	正	誤
4	誤	正	誤	正
5	誤	誤	正	誤

(2023 北陸・東海 問31)

答56 4

a：✗ 店舗販売業では調剤はできない。

b：○

c：✗ 条件を満たせば登録販売者も店舗管理者になることができる。

d：○

ここがポイント

店舗管理者が薬剤師である店舗でも、店舗販売業で調剤はできないよ！

問57 配置販売業に関する次の記述の正誤について、正しい組合せはどれか。

a 一般用医薬品のうち経年変化が起こりにくいこと等の基準に適合しない医薬品を販売してはならない。

b 購入者の居宅に常備薬として用いる製品をひと揃い収めた「配置箱」を預けることは、医薬品医療機器等法上、陳列に該当する。

c 医薬品を開封して分割販売することが認められている。

d 医薬品の配置販売に従事するときは、その者の氏名、配置販売に従事する区域その他厚生労働省令で定める事項を、配置販売を始めてから30日以内に、配置販売に従事している区域の都道府県知事に届け出なければならない。

	a	b	c	d		a	b	c	d
1	正	誤	正	正	**2**	誤	正	誤	正
3	誤	誤	正	正	**4**	正	正	誤	誤
5	誤	正	正	誤					

(2021 北関東 問10)

答57 **4**

a：〇

b：〇

c：✖ 認められている→認められていない

d：✖ 配置販売を始めてから30日以内に→あらかじめ

配置箱の中は、法令上の陳列に該当するため、第一類医薬品、第二類医薬品、第三類医薬品を混在させないように配置しなければならない。

ここがポイント

第4章 薬事関係法規・制度

問58 配置販売業に関する記述の正誤について、正しい組み合わせはどれか。

a 区域管理者が薬剤師である配置販売業者は、全ての一般用医薬品を販売することができる。

b 配置販売業の許可は、配置しようとする区域をその区域に含む都道府県ごとに、その都道府県知事が与える。

c 配置販売業者又はその配置員は、その住所地の都道府県知事が発行する身分証明書の交付を受け、かつ、これを携帯しなければ、医薬品の配置販売に従事してはならない。

d 配置販売業者は、医薬品の包装を開封して分割販売することができる。

	a	b	c	d
1	正	正	誤	誤
2	誤	正	正	誤
3	誤	正	正	正
4	誤	誤	誤	正
5	正	誤	誤	誤

(2023　北陸・東海　問32)

答58 2

a：✕ 区域管理者が薬剤師であっても、一般用医薬品のうち経年変化が起こりにくい等の基準に適合するもの以外の医薬品を販売してはならない。

b：◯

c：◯

d：✕ できる→できない

医薬品をあらかじめ預けておき、購入者がこれを使用した後に代金を請求する販売形態を「先用後利（せんようこうり）」というよ。

ここがポイント

問59 配置販売業に関する次の記述の正誤について、正しい組合せはどれか。

a 配置販売業者は、その業務に係る都道府県の区域を、自ら管理し、又は当該都道府県の区域において配置販売に従事する配置員のうちから指定したものに管理させなければならない。

b 区域管理者が薬剤師である配置販売業者は、要指導医薬品及び第一類医薬品を販売することができる。

c 配置販売業者又はその配置員は、配置販売に従事しようとする区域の都道府県知事が発行する身分証明書の交付を受け、かつ、これを携帯しなければ、医薬品の配置販売に従事してはならない。

d 配置販売業者が、店舗による販売又は授与の方法で医薬品を販売等しようとする場合には、別途、薬局の開設又は店舗販売業の許可を受ける必要がある。

	a	b	c	d		a	b	c	d
1	正	正	正	誤	2	正	誤	正	正
3	正	誤	誤	正	4	誤	誤	正	誤
5	誤	正	誤	正

(2021 南関東 問52)

答59 3

a：○

b：✕ 配置販売業者は、要指導医薬品を販売できない。

c：✕ 配置販売に従事しようとする区域の→配置販売を行う者の住所地の

d：○

ここがポイント
配置販売業者は、区域管理者が薬剤師の場合でも、要指導医薬品は販売できない。

第4章 薬事関係法規・制度

リスク区分に応じた販売従事者、情報提供及び陳列等

問60 店舗販売業者が、第二類医薬品を登録販売者に販売させる際、購入者に対して伝えさせなければならない事項に関する次の記述のうち、正しいものの組合せはどれか。

a 販売した日時
b 販売した店舗の所在地
c 販売した店舗の電話番号その他連絡先
d 販売した登録販売者の氏名

1 （a、b） **2** （a、c） **3** （a、d）
4 （b、c） **5** （c、d）

(2022 北関東・甲信越 問13)

答60 **5**

a ： ✖ 日時は含まれない。

b ： ✖ 所在地（住所）は含まれない。

c ： ◯

d ： ◯

購入者に伝える事項：
- 薬剤師又は登録販売者の氏名
- 当該薬局又は店舗の名称
- 当該薬局、店舗又は配置販売業者の電話番号その他連絡先

ここがポイント

問61 店舗販売業者が第二類医薬品を登録販売者に販売させる際の情報提供に関する以下の記述の正誤について、正しい組合せはどれか。

a 購入者の年齢を確認させるよう努めなければならない。
b 購入者が他にどんな医薬品を服用しているか確認させるよう努めなければならない。
c 購入者の症状について、医師又は歯科医師の診断を受けたか否か確認させるよう努めなければならない。
d 医薬品の副作用によると疑われる疾病にかかったことがあるか否か確認させるよう努めなければならない。

	a	b	c	d		a	b	c	d
1	正	正	正	正	**2**	正	正	誤	正
3	正	誤	正	誤	**4**	誤	誤	正	正
5	誤	正	誤	誤					

(2018 北海道 問92)

答61 **1**

a ： ◯
b ： ◯
c ： ◯
d ： ◯

第二類医薬品販売時に確認する事項：
- 他の医薬品等の使用状況
- 性別
- 症状
- 診断を受けた場合はその内容
- 他にある場合はその疾病名
- 妊娠等の有無
など。

ここがポイント

問62 店舗販売業者が薬剤師又は登録販売者に行わせる、要指導医薬品又は一般用医薬品のリスク区分に応じた情報提供等に関する記述の正誤について、正しい組合せを一つ選べ。

a 要指導医薬品を販売又は授与する場合には、情報提供を行った薬剤師の氏名、店舗の名称及び店舗の電話番号、その他連絡先を購入者等へ伝えさせなければならない。

b 第一類医薬品を販売又は授与する場合には、その店舗において医薬品の販売又は授与に従事する薬剤師又は登録販売者に、書面を用いて、必要な情報を提供させなければならない。

c 第二類医薬品を販売又は授与する場合には、その店舗において医薬品の販売又は授与に従事する薬剤師又は登録販売者に、必要な情報を提供させるよう努めなければならない。

d 第三類医薬品を購入した者から相談があった場合には、その店舗において医薬品の販売等に従事する薬剤師又は登録販売者に、必要な情報を提供させなければならない。

	a	b	c	d
1	正	誤	正	正
2	正	誤	正	誤
3	誤	正	正	誤
4	誤	誤	誤	正
5	正	正	誤	正

(2023 関西連合 問92)

答62 1

a：○

b：✗ 薬剤師又は登録販売者→薬剤師

c：○

d：○

> 要指導医薬品と第一類医薬品を販売できるのは薬剤師のみ。
> **ここがポイント**

第4章 薬事関係法規・制度

問63 次の記述は、医薬品のリスク区分に応じた情報提供に関するものである。正しいものの組み合わせはどれか。

a 第一類医薬品を販売するときは、登録販売者はあらかじめ、使用しようとする者の年齢、他の薬剤又は医薬品の使用の状況、性別等を確認しなければならない。

b 第一類医薬品を使用しようとする者が、薬剤服用歴その他の情報を一元的かつ経時的に管理できる手帳を所持しない場合は、その所持を勧奨しなければならない。

c 指定第二類医薬品は、薬剤師又は登録販売者による積極的な情報提供の機会がより確保されるよう、陳列方法を工夫する等の対応が求められる。

d 店舗販売業者が、第三類医薬品を販売又は授与する場合には、薬剤師又は登録販売者に必要な情報提供をさせることが望ましい。

1 （a、b）　　2 （a、c）
3 （b、d）　　4 （c、d）

（2023　北海道・東北　問31）

答63 4

a ： ✕ 登録販売者は第一類医薬品を販売等できない。

b ： ✕ 必要に応じて所持を勧奨する。

c ： 〇

d ： 〇

問64 以下の事項のうち、店舗販売業者が要指導医薬品又は第一類医薬品を販売した際に、医薬品の購入等に関する記録として書面に記載しなければならない項目について誤っているものを一つ選び、その番号を解答欄に記入しなさい。

1　品名
2　数量
3　販売の日時
4　購入者の氏名
5　購入者が情報提供の内容を理解したことの確認の結果

（2022　九州・沖縄　問111）

答64 4

1：○
2：○
3：○
4：✕　書面に記載する項目ではない。
5：○

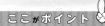

第一類医薬品を販売した際に書面に記載する事項：
● 品名
● 数量
● 販売日時
● 販売・情報提供した薬剤師の氏名
● 理解したことの確認

 ここがポイント

第4章　薬事関係法規・制度

問65 薬局開設者が、第一類医薬品を販売する場合、必要な情報を提供させるにあたって、医薬品医療機器等法施行規則第159条の15第4項の規定に基づき、あらかじめ、薬剤師に必ず確認させなければならない当該医薬品を使用しようとする者に関する事項として、正しいものの組合せはどれか。

a　住所
b　職業
c　他の薬剤又は医薬品の使用の状況
d　現にかかっている他の疾病がある場合は、その病名

1　（a、b）　2　（a、c）
3　（b、d）　4　（c、d）（2018　北関東　問11）

答65 4

a：✕
b：✕
c：○
d：○

ほかに
● 年齢
● 性別
● 症状
● 医療機関等の受診の有無と診断内容
● 妊娠の有無
● 授乳の有無
● 使用経験
● 副作用の有無

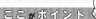 ここがポイント

　一般用医薬品のリスク区分に応じた情報提供等に関する記述について、正しいものを一つ選べ。

1　配置販売業者が第一類医薬品を配置する場合、医薬品の配置販売に従事する薬剤師又は登録販売者に、書面を用いて必要な情報を提供させなければならない。

2　店舗販売業者が指定第二類医薬品を販売する場合、指定第二類医薬品を購入する者がその医薬品の使用について薬剤師又は登録販売者に相談することを勧める旨を確実に認識できるようにするために必要な措置を講じなければならない。

3　店舗販売業者は、法第36条の10第3項の規定に基づき、第三類医薬品を販売する場合には、薬剤師又は登録販売者に、必要な情報提供をさせなければならない。

4　店舗販売業者は、その店舗において第二類医薬品を購入した者から相談があった場合には、医薬品の販売又は授与に従事する薬剤師又は登録販売者に、必要な情報を提供させることが望ましい。

(2020　関西連合　問94)

答66　**2**

1：✕　登録販売者は第一類医薬品を販売できない。

2：○

3：✕　第三類医薬品の情報提供について、法律上の規定は特にない。

4：✕　情報を提供させることが望ましい→情報を提供させなければならない

> 相談は、どのリスク区分でも義務。情報提供は、リスク区分によって義務、努力義務、規定なしと異なる。

ここがポイント

問67 店舗販売業者が行う要指導医薬品又は一般用医薬品のリスク区分に応じた情報提供等に関する次の記述のうち、正しいものの組合せはどれか。

a　要指導医薬品を販売又は授与する場合には、情報提供を行った薬剤師の氏名及び住所を購入者等へ伝えなければならない。

b　第一類医薬品を販売又は授与する場合には、その店舗において医薬品の販売又は授与に従事する薬剤師又は登録販売者に、書面を用いて、必要な情報を提供させなければならない。

c　第二類医薬品を販売又は授与する場合には、その店舗において医薬品の販売又は授与に従事する薬剤師又は登録販売者に、必要な情報を提供させるよう努めなければならない。

d　第三類医薬品を購入した者から相談があった場合には、その店舗において医薬品の販売又は授与に従事する薬剤師又は登録販売者に、必要な情報を提供させなければならない。

1　（a、b）　　**2**　（a、d）　　**3**　（b、c）
4　（b、d）　　**5**　（c、d）

（2022　北関東・甲信越　問14）

答67 **5**

a：✘　薬剤師の住所は伝えるべき項目ではない。

b：✘　薬剤師又は登録販売者に→薬剤師に

c：○

d：○

> この問題は細かい誤りを見つける問題です。このような問題も出題されることがあるので問題文をよく読んで、うっかりミスをしないようにしよう！
>
> **ここがポイント**

第4章　薬事関係法規・制度

薬局開設者が行う、要指導医薬品及び一般用医薬品のリスク区分に応じた情報提供に関する記述の正誤について、正しい組合せを一つ選べ。

a 要指導医薬品を使用しようとする者が、薬剤服用歴その他の情報を一元的かつ経時的に管理できる手帳（以下「お薬手帳」という。）を所持しない場合はその所持を勧奨し、所持する場合は、必要に応じてお薬手帳を活用した情報の提供及び指導を行わせることとされている。

b 第一類医薬品を購入しようとする者から説明不要の意思表明があり、その医薬品が適正に使用されると薬剤師が判断した場合であっても、情報を提供せずに販売することはできない。

c 指定第二類医薬品を販売する場合には、その医薬品を購入しようとする者が、禁忌事項を確認すること及び当該医薬品の使用について薬剤師又は登録販売者に相談することを勧める旨を、確実に認識できるようにするために必要な措置を講じなければならない。

d 第三類医薬品を購入した者から質問等がない場合であっても、薬剤師又は登録販売者に必要な情報を提供させることが望ましいが、法律上の規定ではない。

	a	b	c	d		a	b	c	d
1	誤	正	正	誤	2	正	誤	正	正
3	正	正	正	正	4	正	誤	正	誤
5	誤	正	誤	正					

(2022 関西連合 問93)

答68 **2**

a：○

b：✕ この場合は第一類医薬品でも、販売することができる（要指導医薬品は販売できない）。

c：○

d：○

お薬手帳は令和4年の手引き改訂で追加された項目なので、覚えておこう！

ここが ポイント

問69 薬局開設者又は店舗販売業者が要指導医薬品及び一般用医薬品を販売し、授与する場合の情報提供及び相談応需について、（　　）の中に入れるべき字句の適切な組み合わせを下から一つ選び、その番号を解答欄に記入しなさい。

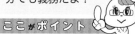

答69 **3**

相談の応答はどの区分でも義務だよ！

ここがポイント

リスク区分	対応する専門家	購入者側から質問等がなくても行う積極的な情報提供	購入者側から相談があった場合の応答
要指導医薬品	薬剤師	対面により、書面を用いた情報提供及び薬学的知見に基づく指導を義務づけ	義務
第一類医薬品	（ ア ）	書面を用いた情報提供を義務づけ	義務
第二類医薬品	薬剤師又は登録販売者	（ イ ）	義務
第三類医薬品	薬剤師又は登録販売者	法上の規定は特になし	（ ウ ）

	ア	イ	ウ
1	薬剤師	書面を用いた情報提供を義務付け	努力義務
2	薬剤師	努力義務	努力義務
3	薬剤師	努力義務	義務
4	薬剤師又は登録販売者	書面を用いた情報提供を義務付け	義務
5	薬剤師又は登録販売者	努力義務	義務

（2022　九州・沖縄　問104）

問70 1〜5で示される事項のうち、店舗販売業者が、一般用医薬品を購入し、又は譲り受けたとき及び医薬品の販売業者に販売し、又は授与したときに書面に記載しなければならない事項として誤っているものはどれか。

1 品名
2 数量
3 購入若しくは譲り受けた者又は販売若しくは授与した者の氏名又は名称
4 購人若しくは譲り受け又は販売若しくは授与の年月日
5 医薬品のリスク区分　　　(2020 北陸・東海 問93)

答70 5
1：〇
2：〇
3：〇
4：〇
5：✕

問71 医薬品医療機器等法施行規則第149条の10の規定に基づき、配置販売業者が、一般用医薬品を配置するときに添える書面に記載しなければならない事項として、誤っているものはどれか。

1 区域管理者の氏名
2 取り扱う一般用医薬品の区分
3 配置に従事する登録販売者の外部研修の受講履歴
4 第一類医薬品、第二類医薬品及び第三類医薬品の情報の提供に関する解説
5 個人情報の適正な取扱いを確保するための措置　　　(2018 南関東 問54)

答71 3
1：〇
2：〇
3：✕ 外部研修の受講履歴は、配置販売する時に添える書面の法定事項ではない。
4：〇
5：〇

問72 店舗販売業者が複数の店舗について許可を受けている場合、当該店舗販売業者内の異なる店舗間で一般用医薬品を移転するとき、移転先及び移転元のそれぞれの店舗ごとに、医薬品医療機器等法施行規則第288条第１項に基づき、記録しなければならない事項として、誤っているものはどれか。

1 品名
2 数量
3 移転先及び移転元の店舗管理者の氏名
4 移転先及び移転元の場所並びに移転の年月日

(2023 北関東・甲信越 問8)

問73 医薬品の購入等の記録等に関する次の記述のうち、正しいものはどれか。

1 薬局開設者は、医療用医薬品（体外診断用医薬品を除く。）を購入したとき、購入した医薬品のロット番号（ロットを構成しない医薬品については製造番号又は製造記号）を書面に記載しなければならない。
2 店舗販売業者は、購入者の氏名、住所及び電話番号その他連絡先を確認するために提示を受けた資料を書面に記載し、記載の日から５年間保存しなければならない。
3 配置販売業者は、医薬品を販売した者が常時取引関係にある場合、購入した医薬品の品名を書面に記載する必要はない。
4 店舗販売業者が、複数の事業所について許可を受けている場合、当該許可事業者の異なる事業所間の医薬品の移転であれば、その移転に係る記録をする必要はない。

(2021 北関東 問16)

答72 3

同一事業者の医薬品移転に関する書面の記載事項は、この他にロット番号、使用期限があるよ。

ここがポイント

答73 1

1：○
2：✗ 　５年間保存→３年間保存
3：✗ 　常時取引にあっても品名は省略できない。
4：✗ 　複数の事業所の許可を受けている場合でも、記録を残す必要がある。

問74 次のうち、店舗販売業者が当該店舗の見やすい位置に掲示板で必ず掲示しなければならない事項として、正しいものの組み合わせはどれか。

a　店舗に従事している登録販売者の氏名及び担当業務

b　店舗で取り扱う要指導医薬品の品名

c　開設者等の氏名又は名称

d　医薬部外品の陳列に関する解説

1　（a、b）　　2　（a、c）
3　（b、d）　　4　（c、d）

(2020　東北　問95　一部改題)

答74 **2**

a：○

b：✗　品名は法定掲示事項ではない。

c：○

d：✗　医薬部外品の陳列に関する解説は法定掲示事項ではない。

陳列に関する解説が必要なのは、要指導医薬品、一般用医薬品、指定第二類医薬品。
なお、店舗販売業者が当該店舗の見やすい位置に掲示板で必ず掲示しなければならない事項を法定掲示事項という。

ここが ポイント

問75 店舗販売業者が医薬品を陳列する方法に関する記述の正誤について、正しい組合せを一つ選べ。

a　医薬品は、他の物と区別して陳列しなければならない。

b　要指導医薬品と一般用医薬品を、混在しないように陳列しなければならない。

c　一般用医薬品は、薬効群ごとに区別すれば、リスク区分ごとに区別して陳列する必要はない。

d　指定第二類医薬品を、鍵をかけた陳列設備に陳列する場合は、「情報提供を行うための設備」から7メートル以内の範囲に陳列する必要はない。

	a	b	c	d		a	b	c	d
1	正	正	正	誤	2	正	正	誤	正
3	正	正	誤	誤	4	誤	誤	正	誤
5	誤	正	誤	正					

(2023　関西連合　問93)

答75 **2**

a：○

b：○

c：✗　リスク区分ごとに区別して陳列する必要がある。

d：○

「情報提供を行うための設備」とは、カウンターなどを指すよ。

ここが ポイント

問76 医薬品の陳列に関する次の記述のうち、誤っているものはどれか。

1 薬局開設者は、要指導医薬品を陳列する場合には、鍵をかけた陳列設備、又は要指導医薬品を購入しようとする者等が直接手の触れられない陳列設備に陳列する場合を除き、要指導医薬品陳列区画（薬局等構造設備規則に規定する要指導医薬品陳列区画をいう。）の内部の陳列設備に陳列しなければならない。

2 薬局開設者は、購入者の利便性等を考慮し、薬効分類が同じである第１類医薬品と要指導医薬品を、区別することなく陳列することができる。

3 店舗販売業者は、薬剤師又は登録販売者による積極的な情報提供の機会がより確保されるよう、指定第２類医薬品の陳列方法を工夫する等の対応が求められる。

4 店舗販売業者は、開店時間のうち、一般用医薬品を販売し、又は授与しない時間は、一般用医薬品を通常陳列し、又は交付する場所を閉鎖しなければならない。

（2023 北陸・東海 問33）

答76 **2**

1：〇

2：✕ リスク区分ごとに区別して陳列する必要がある。

3：〇

4：〇

陳列に関する総合的な設問だね！

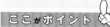

ここが**ポイント**

問77 指定第2類医薬品の陳列に関する記述について、（　）の中に入れるべき字句の正しい組み合わせはどれか。

　指定第2類医薬品は、薬局等構造設備規則に規定する「（ a ）」から（ b ）以内の範囲に陳列しなければならない。ただし、次の場合を除く。
- 鍵をかけた陳列設備に陳列する場合
- 指定第2類医薬品を陳列する陳列設備から（ c ）の範囲に、医薬品を購入しようとする者等が進入することができないよう必要な措置が取られている場合

	a	b	c
1	情報提供を行うための設備	5メートル	3.2メートル
2	第1類医薬品陳列区画	5メートル	1.2メートル
3	情報提供を行うための設備	7メートル	1.2メートル
4	第1類医薬品陳列区画	7メートル	1.2メートル
5	情報提供を行うための設備	7メートル	3.2メートル

(2023　北陸・東海　問34)

答77 3

a：情報提供を行うための設備

b：7メートル

c：1.2メートル

見える範囲（7メートル）、手が届かない範囲（1.2メートル）というようにイメージしよう！

ここがポイント

問78 次のうち、医薬品医療機器等法第29条の4に基づき、店舗販売業者が、当該店舗の見やすい位置に掲示板で掲示しなければならない事項として、正しいものの組合せはどれか。

a 当該店舗内の情報提供及び指導を行う場所

b 取り扱う要指導医薬品及び一般用医薬品の区分

c 個人情報の適正な取扱いを確保するための措置

d 店舗に勤務する登録販売者の氏名及び販売従事登録番号

1（a、b）　　2（a、c）
3（b、c）　　4（b、d）
5（c、d）

(2023　南関東　問54)

問79 薬局開設者が、法第9条の5の規定に基づき、当該薬局の見やすい場所に掲示しなければならない事項の正誤について、正しい組合せを一つ選べ。

a 勤務する薬剤師の薬剤師免許証

b 営業時間、営業時間外で相談できる時間及び営業時間外で医薬品の購入、譲受けの申込みを受理する時間

c 指定第二類医薬品を購入し、又は譲り受けようとする場合は、当該指定第二類医薬品の禁忌を確認すること及び当該指定第二類医薬品の使用について、薬剤師又は登録販売者に相談することを勧める旨

d 医薬品による健康被害の救済制度に関する解説

	a	b	c	d
1	正	正	誤	誤
2	正	誤	正	誤
3	誤	正	正	正
4	正	誤	誤	正
5	誤	正	誤	正

(2023　関西連合　問94)

答78 3

a：✘ 掲示しなければならない事項ではない。

b：○

c：○

d：✘ 販売従事登録番号は掲示しなければならない事項ではない。

答79 3

a：✘ 掲示しなければならない事項ではない。

b：○

c：○

d：○

次の表は、ある医薬品の外箱側面に記載
されている内容の一部である。

成分分量	［2錠中］ イブプロフェン　　　　　　　　　　144mg エテンザミド　　　　　　　　　　　84mg ブロモバレリル尿素　　　　　　　　200mg 無水カフェイン　　　　　　　　　　50mg
内容量	84錠
用法・用量	次の量をなるべく空腹時をさけて水又はぬるま湯で服用 してください。服用間隔は4時間以上おいてください。 ［年齢：1回量：服用回数］ 15歳以上：2錠：1日3回まで 15歳未満：服用しないこと
リスク区分	第②類医薬品

次のうち、この医薬品の取扱いに関する以下の
記述の正誤について、正しい組み合わせはどれ
か。

a　購入希望者が若年者であったが、15歳以上
の用法・用量が定められていることから、氏名
及び年齢を確認せずに販売した。

b　前回購入日から7日間後に、同一人物から再
度購入希望があり、そのまま販売した。

c　当該医薬品の使用について、薬剤師又は登録
販売者に相談することを勧める旨を店舗に見や
すく掲示した。

d　当該医薬品の陳列設備が情報提供を行うため
の設備から8メートル離れていたため、陳列設
備から1.2メートルの範囲に、医薬品を購入し
ようとする者が侵入できないよう措置を講じ
た。

	a	b	c	d			a	b	c	d
1	正	誤	正	正		2	正	正	誤	誤
3	誤	誤	正	誤		4	誤	正	正	正
5	誤	誤	正	正						

(2021　北海道　問85)

a：✖　年齢を確認して販
売する必要がある。

b：✖　内容量が7日以上
であるため、再度購入
する理由などを確認し
てから販売する必要が
ある。

c：○

d：○

こういう総合的な問題
が出ることもあるけど、
出題方法に惑わされ
ないようにしよう！

ここがポイント

インターネット販売

問81 薬局開設者が医薬品の特定販売を行うことにおいて、インターネットを利用して広告する場合、医薬品医療機器等法施行規則第15条の6に基づき、ホームページに見やすく表示しなければならない次の事項の正誤について、正しい組合せはどれか。

a 現在勤務している薬剤師又は登録販売者の別、その氏名及び写真

b 薬局製造販売医薬品を調剤室以外の場所に陳列する場合にあっては、薬局製造販売医薬品の定義及びこれに関する解説並びに表示、情報の提供及び陳列に関する解説

c 開店時間と特定販売を行う時間が異なる場合にあっては、その開店時間及び特定販売を行う時間

d 特定販売を行う薬局製造販売医薬品又は一般用医薬品の使用期限

	a	b	c	d
1	正	正	誤	正
2	誤	正	正	正
3	正	誤	正	誤
4	正	誤	誤	正
5	誤	正	正	誤

(2023 南関東 問55)

答81 2

a：✘ 氏名及び写真→氏名及び担当業務

b：〇

c：〇

d：〇

問題文に「法〇〇条に基づき」などとあっても、その前後の文言から何に関する出題かはわかるので、その数字を覚える必要はないよ！

ここがポイント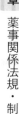

問82 特定販売に関する次の記述の正誤について、正しい組合せはどれか。

a 特定販売を行うことについて広告をするときは、第一類医薬品、指定第二類医薬品、第二類医薬品、第三類医薬品及び薬局製造販売医薬品の区分ごとに表示しなければならない。

b 当該薬局又は店舗に貯蔵し、又は陳列している一般用医薬品又は薬局製造販売医薬品（毒薬及び劇薬であるものを除く。）を販売し、又は授与しなければならない。

c 対面又は電話による相談応需の希望があった場合、薬局又は店舗以外の場所においてインターネットを利用して情報提供を行うことができる。

	a	b	c		a	b	c
1	正	正	正	2	正	正	誤
3	正	誤	正	4	誤	正	正
5	誤	誤	誤				

(2021 北関東 問15)

答82 2

a：○

b：○

c：✕ 対面で相談の希望があった場合は対面で、電話での相談の希望があった場合は電話で対応しなければならない。

> 特定販売（インターネット販売など）ができる医薬品は、一般用医薬品及び薬局製造販売医薬品（毒薬及び劇薬であるものを除く）である。

ここがポイント

問83 薬局開設者が一般用医薬品の特定販売を行うことについて、インターネットを利用して広告する場合、ホームページに見やすく表示しなければならない情報として、正しいものの組み合わせはどれか。

a 薬局の主要な外観の写真

b 情報提供場所の写真

c 特定販売を行う一般用医薬品の使用期限

d 特定販売を行う一般用医薬品の製造番号

1 （a、c）	2 （b、c）
3 （b、d）	4 （a、d）

(2022 北陸・東海 問35)

答83 1

a：○

b：✕ 情報提供場所の写真はホームページに掲載しなければならない事項ではない。

c：○

d：✕ 製造番号はホームページに掲載しなければならない事項ではない。

> 特定販売を行う際にホームページに掲載しなければならない事項として、使用期限は必要だけど、製造番号は必要ないよ。

ここがポイント

問84 薬局がインターネットで行う特定販売に関する以下の記述の正誤について、正しい組み合わせはどれか。

a 特定販売を行う場合は、当該薬局以外の場所に貯蔵し、又は陳列している一般用医薬品を販売又は授与することができる。

b 特定販売を行うことについて広告をするときは、医薬品の薬効分類ごとに表示しなければならない。

c 特定販売により一般用医薬品を購入しようとする者から、対面又は電話により相談応需の希望があった場合には、薬局開設者は、その薬局において医薬品の販売又は授与に従事する薬剤師又は登録販売者に、対面又は電話により情報提供を行わせなければならない。

d 薬局製造販売医薬品（毒薬及び劇薬であるものを除く。）は、特定販売の方法により販売することができる。

	a	b	c	d
1	正	誤	正	誤
2	正	正	誤	誤
3	正	誤	誤	正
4	誤	正	誤	誤
5	誤	誤	正	正

(2023　北海道・東北　問33)

答84 **5**

a：✘　できる→できない
b：✘　薬効分類→区分
c：○
d：○

> 当該薬局及び店舗以外の場所に貯蔵または陳列している医薬品は特定販売できない。

ここが ポイント

その他の遵守事項　名札、濫用

問85　一般用医薬品のうち、濫用等のおそれのあるものとして厚生労働大臣が指定する医薬品（以下、「濫用等のおそれのある医薬品」という。）とその販売に関する記述の正誤について、正しい組合せを一つ選べ。

a　濫用等のおそれのある医薬品を購入しようとする者が、適正な使用のために必要と認められる数量を超えて購入しようとする場合、店舗販売業者は、店舗で医薬品の販売に従事する薬剤師又は登録販売者に、その理由を確認させなければならない。

b　濫用等のおそれのある医薬品を購入しようとする者が、若年者である場合、店舗販売業者は、店舗で医薬品の販売に従事する薬剤師又は登録販売者に、購入者の氏名及び年齢を確認させなければならない。

c　ブロモバレリル尿素を含有する解熱鎮痛剤は、濫用等のおそれのある医薬品ではない。

d　メチルエフェドリンを含有する散剤のかぜ薬は、濫用等のおそれのある医薬品である。

	a	b	c	d
1	正	正	誤	誤
2	正	誤	正	正
3	誤	正	誤	誤
4	正	誤	正	誤
5	誤	誤	正	正

(2022　関西連合　問96)

答85　1

a：〇
b：〇
c：✕　ではない→である
d：✕　である→ではない

濫用等のおそれのある医薬品を購入しようとする人が、若年者である場合、店舗販売業者は、店舗で医薬品の販売に従事する薬剤師又は登録販売者に、購入者の氏名及び年齢を確認させなければならないよ。

ここがポイント

問86 店舗販売業者の遵守事項に関する次の記述の正誤について、正しい組合せはどれか。

a 店舗販売業者が講じなければならない措置として、医薬品の貯蔵設備を設ける区域に立ち入ることができる者の特定が規定されている。

b 店舗において医薬品の販売等に従事する薬剤師、登録販売者又は一般従事者であることが容易に判別できるよう、店舗販売業者はその店舗に勤務する者に名札をつけさせなければならない。

c 販売し、又は授与しようとする医薬品について広告するときは、医薬品の使用が不適正なものとなるおそれのある事項を表示してはならない。

d 医薬品の購入、譲受け履歴、ホームページの利用の履歴等の情報に基づき、自動的に特定の医薬品の購入、譲受けを勧誘する方法などの医薬品の使用が不適正なものとなるおそれのある方法により医薬品を広告してはならない。

	a	b	c	d
1	正	正	正	正
2	正	正	誤	正
3	正	誤	正	正
4	誤	正	正	正
5	誤	誤	正	誤

(2021 北関東 問17)

答86 1

a：〇
b：〇
c：〇
d：〇

医薬品の購入、譲受けの履歴、ホームページ利用の履歴等の情報に基づき、自動的に特定の医薬品の購入、譲受けを勧誘する**方法など**の医薬品の使用が不適正なものとなるおそれのある方法により医薬品を広告してはならない。

ここがポイント

薬局開設者等の遵守事項に関する記述の正誤について、正しい組合せはどれか。

a 薬局開設者は、医薬品の販売等に従事する者が、薬剤師、登録販売者または一般従事者であることが容易に判別できるよう必要な措置を講じなければならない。

b 薬局開設者は、医薬品を競売に付してはならない。

c 配置販売業者は、一般用医薬品のうち、濫用等のおそれのあるものとして厚生労働大臣が指定するものを販売し、または授与してはならない。

d 店舗販売業者は、医薬品の購入履歴、ホームページの利用の履歴等の情報に基づき、自動的に特定の医薬品の購入を勧誘する方法により医薬品を広告してはならない。

	a	b	c	d		a	b	c	d
1	正	正	正	誤	2	正	正	誤	正
3	正	正	誤	誤	4	誤	誤	正	誤
5	誤	正	誤	正					

(2018 近畿 問98)

答87 2

a：○
b：○
c：✕ 法定の方法を遵守して販売する。
d：○

法定の方法とは、年齢確認するなど。

ここがポイント

問88 一般用医薬品のうち、濫用等のおそれのあるものとして厚生労働大臣が指定する医薬品（以下、「濫用等のおそれのある医薬品」という。）とその販売に関する次の記述のうち、正しいものの組合せはどれか。

a ブロモバレリル尿素を有効成分として含有する解熱鎮痛薬は、濫用等のおそれのある医薬品である。

b イブプロフェンは、濫用等のおそれのある医薬品の成分に該当する。

c 濫用等のおそれのある医薬品を購入しようとする者が若年者である場合、医薬品医療機器等法施行規則第147条の3の規定により、店舗販売業者は当該店舗において医薬品の販売に従事する薬剤師又は登録販売者に、購入者の氏名及び性別を確認させなければならない。

d 濫用等のおそれのある医薬品を購入しようとする者が、適正な使用のために必要と認められる数量を超えて当該医薬品を購入しようとする場合、店舗販売業者は、当該店舗において医薬品の販売に従事する薬剤師又は登録販売者に、その理由を確認させなければならない。

1 （a、b） 2 （a、c）
3 （a、d） 4 （b、d）
5 （c、d）

（2023 北関東・甲信越 問15）

答88 **3**

a：〇

b：✕ 該当する→該当しない

c：✕ 氏名及び性別→氏名及び年齢

d：〇

ここがポイント

濫用等のおそれのある医薬品を購入しようとする人が、若年者である場合、店舗販売業者は、店舗で医薬品の販売に従事する薬剤師又は登録販売者に、購入者の氏名及び年齢を確認させなければならないよ。

問89 以下の成分、その水和物及びそれらの塩類を有効成分として含有する製剤のうち、濫用等のおそれのあるものとして厚生労働大臣が指定する医薬品に該当するものの組み合わせを下から一つ選び、その番号を解答欄に記入しなさい。

ア エフェドリン
イ ジフェンヒドラミン
ウ プソイドエフェドリン
エ イブプロフェン

1 （ア、イ）　　2 （ア、ウ）
3 （イ、エ）　　4 （ウ、エ）

(2022　九州・沖縄　問112)

答89 **2**

ア：〇
イ：✘
ウ：〇
エ：✘

濫用等のおそれのあるものとして厚生労働大臣が指定する医薬品は、次に掲げるものと、その水和物及びそれらの塩類を有効成分として含有する製剤である。
例：エフェドリン、コデイン、ジヒドロコデイン、ブロモバレリル尿素、プソイドエフェドリン、メチルエフェドリン

ここがポイント

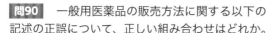

適正な販売広告、販売方法

問90 　一般用医薬品の販売方法に関する以下の記述の正誤について、正しい組み合わせはどれか。

a　キャラクターグッズを景品として提供し医薬品を販売することは、「不当景品類及び不当表示防止法」の限度内であれば認められている。

b　情報提供を十分に行える程度の範囲内であって、組み合わせることに合理性がある場合、購入者の利便性のため異なる複数の医薬品を組み合わせて販売することは認められる。

c　店舗販売業において、許可を受けた店舗以外の場所に医薬品を貯蔵又は陳列し、そこを拠点として販売等に供することは認められない。

d　新年の初売りで、内容物が外から見えないよう医薬品と健康食品を紙袋で包装し、複数種類の福袋を販売した。

	a	b	c	d		a	b	c	d
1	正	正	誤	正	**2**	正	誤	正	誤
3	誤	誤	正	正	**4**	正	正	誤	誤
5	正	正	正	誤					

(2021　北海道　問99)

答90 　**5**

a：○
b：○
c：○
d：✕　組み合わせて販売する場合は、組み合わせに合理性があることと、記載事項が袋の外から見える必要がある。

問91 　医薬品の販売方法等に関する記述のうち、誤っているものはどれか。

1　購入者の利便性のため、効能効果が重複する医薬品を組み合わせて販売することは、推奨されている。

2　キャラクターグッズ等の景品類を提供して販売することに関しては、不当景品類及び不当表示防止法の限度内であれば認められている。

3　購入者の利便性のため異なる複数の医薬品を組み合わせて販売する場合、購入者に対して情報提供を十分に行える程度の範囲内であって、かつ、組み合わせることに合理性が認められるものでなければならない。

4　医薬品を懸賞や景品として授与することは、原則として認められていない。

(2023　北陸・東海　問38)

答91 　**1**

1：✕　推奨されている→不適当である
2：○
3：○
4：○

> 「組み合わせることの合理性が認められる」とは、成分が重複したり、相互作用がおきないように組み合わされていること。
>
> **ここがポイント**

問92 医薬品等適正広告基準における医薬品の過度の消費や乱用を助長するおそれのある広告に関する以下の記述の正誤について、正しい組合せを下から一つ選びなさい。

ア 販売広告に特定商品の名称と価格が特記表示されていることをもって直ちに不適当とみなされることはない。

イ 公的機関が推薦している旨の広告は、一般の生活者が正しく認識できるため、不適当とみなされることはない。

ウ 医薬品について食品的又は化粧品的な用法が強調されているようなチラシやパンフレットは、不適正な広告とみなされることがある。

エ 商品名を連呼する音声広告や、生活者の不安を煽って購入を促す広告等、医薬品が不必要な人にまで使用を促したり、安易な使用を促すおそれがあるものについては、保健衛生上の観点から必要な監視指導が行われている。

	ア	イ	ウ	エ		ア	イ	ウ	エ
1	正	正	正	誤	2	正	誤	正	正
3	誤	正	誤	正	4	誤	誤	正	正
5	誤	誤	誤	誤					

(2018 九州 問118)

答92 **2**

ア：〇

イ：✕ 医薬関係者、医療機関、公的機関、団体等が、公認、推薦、選用等している旨の広告については、一般の生活者の当該医薬品に対する認識に与える影響が大きいことにかんがみて、仮に事実であったとしても、原則として不適当とされる。

ウ：〇

エ：〇

ここがポイント

一般の人が医薬品を選択するのに不適切ではないか、という視点で考えよう。

問93 医薬品等の広告に関する次の記述の正誤について、正しい組合せはどれか。

a 医薬品の広告に該当するか否かは、顧客を誘引する意図が明確であること、特定の医薬品の商品名（販売名）が明らかにされていること、一般人が認知できる状態であることのいずれの要件も満たす場合には、広告に該当するものと判断されている。

b 誇大広告等や承認前の医薬品等の広告の禁止は、広告等の依頼主だけでなく、その広告等に関与するすべての人が対象となる。

c 厚生労働大臣又は都道府県知事（薬局又は店舗販売業にあっては、その薬局又は店舗の所在地が保健所設置市又は特別区の区域にある場合においては、市長又は区長。）は、医薬品医療機器等法第66条第1項又は第68条の規定に違反して広告等を行った者に対してその行為の中止、再発防止等の措置命令を行うことができる。

d 厚生労働大臣が医薬品、医療機器等の名称、製造方法、効能、効果又は性能に関する虚偽・誇大な広告を行った者に対して、違反を行っていた期間中における対象商品の売上額×1％の課徴金を納付させる命令を行う課徴金制度がある。

	a	b	c	d
1	正	誤	誤	正
2	正	正	誤	正
3	誤	誤	正	誤
4	正	正	正	誤
5	誤	正	正	正

答93 **4**

a：○ 問題文に記載のいずれの要件も満たす場合が広告に該当する。

b：○

c：○

d：✕ 1％→4.5％

医薬品の広告に該当するかどうかは、3要件のすべてを満たす場合に広告に該当すると判断されるよ。

(1) 顧客を誘引する（顧客の購入意欲を昂進させる）意図が明確であること

(2) 特定の医薬品の商品名（販売名）が明らかにされていること

(3) 一般人が認知できる状態であること

ここがポイント

問94 次の記述は、医薬品医療機器等法第66条の条文である。（　　）の中に入れるべき字句の正しい組合せはどれか。なお、2箇所の（ a ）及び（ b ）内には、どちらも同じ字句が入る。

第六十六条　（ a ）、医薬品、医薬部外品、化粧品、医療機器又は再生医療等製品の名称、製造方法、（ b ）に関して、明示的であると暗示的であるとを問わず、（ c ）な記事を広告し、記述し、又は流布してはならない。

2　医薬品、医薬部外品、化粧品、医療機器又は再生医療等製品の（ b ）について、医師その他の者がこれを保証したものと誤解されるおそれがある記事を広告し、記述し、又は流布することは、前項に該当するものとする。

3　（ a ）、医薬品、医薬部外品、化粧品、医療機器又は再生医療等製品に関して堕胎を暗示し、又はわいせつにわたる文書又は図画を用いてはならない。

	a	b	c
1	何人も	効能、効果又は性能	虚偽又は誇大
2	何人も	効能、効果又は性能	不正又は不当
3	医薬関係者は	効能、効果又は性能	不正又は不当
4	何人も	成分、性状又は品質	虚偽又は誇大
5	医薬関係者は	成分、性状又は品質	不正又は不当

（2023　南関東　問56）

答94 1

「何人も」ということは、限定した誰かというわけではなく、すべての人が禁止されているよ。

ここがポイント ✿

行政庁の監視指導、苦情相談窓口

問95　次の記述は、苦情相談窓口に関するものである。正しいものの組み合わせはどれか。

a　都道府県の薬務主管課及び保健所では、薬局や医薬品の販売業の販売広告、販売方法等の一般用医薬品の販売等に関して、生活者からの苦情や相談は受け付けていない。

b　消費生活センターには薬事監視員が配属されていないため、一般用医薬品の販売等に関する苦情は受けていない。

c　独立行政法人国民生活センターは、生活者へのアドバイスを行うほか、必要に応じて行政庁への通報を行っている。

d　医薬品の販売関係の業界団体において、一般用医薬品の販売等に関する苦情相談窓口を設置し、自主的チェックを図る取り組みもなされている。

1　（a、b）　　2　（a、d）
3　（b、c）　　4　（c、d）

（2022　北海道・東北　問40）

答95　4

a：✖　苦情や相談を受け付けている。

b：✖　消費生活センターには薬事監視員が配属されていないが、医薬品等への苦情を受け付けており、必要に応じて行政庁へ通報している。

c：○

d：○

第4章　薬事関係法規・制度

355

問96 行政庁の監視指導、苦情相談窓口に関する次の記述の正誤について、正しい組合せはどれか。

a 都道府県知事（薬局又は店舗販売業にあっては、その薬局又は店舗の所在地が保健所設置市又は特別区の区域にある場合においては、市長又は区長。以下「都道府県知事等」という。）は、当該職員（薬事監視員）に、無承認無許可医薬品、不良医薬品又は不正表示医薬品等の疑いのある物を、試験のため必要な最少分量に限り、収去させることができる。

b 薬局開設者や医薬品の販売業者が、命ぜられた報告を怠ったり、虚偽の報告をすることは、医薬品医療機器等法に規定する罰則の対象である。

c 都道府県知事等は、薬局開設者又は医薬品の販売業者に対して、一般用医薬品の販売等を行うための業務体制が基準（体制省令）に適合しなくなった場合においては、その業務体制の整備を命ずることができるが、法令の遵守を確保するための措置が不十分である場合に、その改善に必要な措置を講ずべきことを命ずることはできない。

d 医薬品の販売関係の業界団体・職能団体においては、一般用医薬品の販売等に関する苦情を含めた様々な相談を購入者等から受けつける窓口を設置し、業界内における自主的なチェックと自浄的是正を図る取り組みがなされている。

	a	b	c	d
1	正	誤	誤	正
2	正	正	誤	正
3	誤	誤	正	誤
4	正	正	正	誤
5	誤	正	正	正

(2022 北関東・甲信越 問20)

答96 2

a：○
b：○
c：✕ その改善に必要な措置を講ずべきことを命ずることができない →できる
d：○

虚偽の報告をした場合、業務停止などの処分だけでなく、罰金などの罰則もあるので注意が必要。

ここがポイント

問97 一般の生活者からの医薬品の苦情及び相談に関する記述について、正しいものの組合せを一つ選べ。

a　医薬品の販売関係の業界団体・職能団体においては、一般用医薬品の販売等に関する相談を受けつける窓口を設置し、業界内における自主的なチェックと自浄的是正を図る取り組みがなされている。

b　独立行政法人国民生活センターでは、寄せられた苦情等の内容から、薬事に関する法令への違反、不遵守につながる情報が見出された場合には、法に基づき立入検査によって事実関係を確認のうえ、必要な指導、処分等を行っている。

c　生活者からの苦情等は、消費者団体等の民間団体にも寄せられることがあるが、これらの団体では生活者へのアドバイスは行ってはならないとされている。

d　消費者団体等の民間団体では、必要に応じて行政庁への通報や問題提起を行っている。

1（a、b）　　**2**（a、d）
3（b、c）　　**4**（b、d）
5（c、d）

(2023　関西連合　問100)

答97 **2**

a：○

b：✗　国民生活センターは立入検査などを行う権限がないので、行政庁へ通報などを行う。

c：✗　アドバイスを行うこともある。

d：○

> 独立行政法人国民生活センターは医薬品に関する相談も受け付けており、生活者へのアドバイスのほか、必要に応じて行政庁への通報も行っているよ。
>
> ここがポイント

医薬品の販売業者に対して行政庁が行う処分に関する以下の記述の正誤について、正しい組み合わせはどれか。

なお、本設問において、「都道府県知事等」とは、「都道府県知事（薬局又は店舗販売業にあっては、その薬局又は店舗の所在地が保健所設置市又は特別区の区域にある場合においては、市長又は区長）」とする。

a 都道府県知事等は、店舗販売業者に対して、その構造設備が基準に適合しない場合においては、その構造設備の改善を命じ、又はその改善がなされるまでの間、当該施設の全部若しくは一部の使用を禁止することができる。

b 都道府県知事は、区域管理者について、その者が管理者として不適当であると認めるときは、その配置販売業者に対して、区域管理者の変更を命ずることができる。

c 都道府県知事は、配置販売業の配置員が、配置販売業の業務に関し、医薬品医療機器等法に違反する行為があったときは、その配置販売業者に対して、期間を定めてその配置員による配置販売の業務の停止を命ずることができる。

d 都道府県知事等は、不良医薬品の廃棄の命令に違反した店舗販売業者に対して、対象商品の売上額の4.5％の課徴金を納付させることができる。

	a	b	c	d
1	正	正	正	誤
2	正	誤	誤	誤
3	誤	誤	誤	正
4	誤	正	誤	誤
5	正	正	正	正

(2022 北海道・東北 問39)

答98 1

a：○
b：○
c：○
d：✕ 対象商品の売上額の4.5％の課徴金を納付させる→罰則を科す

ここが**ポイント**

対象商品の売上額の4.5％の課徴金を納付させることができる、という課徴金制度の対象となるのは、医薬品等の名称、製造方法、効能効果等に関する虚偽・誇大な広告を行った者だよ。

問99 医薬品の廃棄・回収命令等に関する記述のうち、誤っているものはどれか。

1　都道府県知事は、医薬品の製造業者に対しては不正表示医薬品、不良医薬品、無承認無許可医薬品の廃棄、回収その他公衆衛生上の危険の発生を防止するに足りる措置を採るべきことを命ずることができるが、薬局開設者、医薬品の販売業者に対してはできない。

2　医薬品の製造販売業者が、その医薬品の使用によって保健衛生上の危害が発生し、又は拡大するおそれがあると知ったときに行う必要な措置に対して、店舗販売業者は協力するよう努めなければならない。

3　都道府県知事は、緊急の必要があるときは、その職員（薬事監視員）に、不正表示医薬品、不良医薬品、無承認無許可医薬品等を廃棄させ、若しくは回収させることができる。

4　行政庁による命令がなくても、医薬品の製造販売業者が、その医薬品の使用によって保健衛生上の危害が発生し、又は拡大するおそれがあることを知ったときは、これを防止するために廃棄、回収、販売の停止、情報の提供その他必要な措置を講じなければならない。

(2023　北陸・東海　問39)

答99 1

1：✗　薬局開設者、医薬品の販売業者に対してはできない→薬局開設者、医薬品の販売業者に対してもできる

2：○

3：○

4：○

ここがポイント

販売業や製造業の許可を出しているのが都道府県知事なので、回収や措置をとることができる、と理解しよう。

問100 法に基づく行政庁の監視指導及び処分に関する記述の正誤について、正しい組合せを一つ選べ。なお、本問において「都道府県知事」とは、「都道府県知事（薬局又は店舗販売業にあっては、その薬局又は店舗の所在地が保健所設置市又は特別区の区域にある場合においては、市長又は区長。）」とする。

a 都道府県知事は、薬事監視員に、薬局開設者又は医薬品の販売業者が医薬品を業務上取り扱う場所に立ち入り、無承認無許可医薬品の疑いのある物品を、試験のために必要な最少分量に限り、収去させることができる。

b 薬局又は店舗において従事する薬剤師及び登録販売者が、薬事監視員の質問に対して正当な理由なく答弁しなかった場合には、罰則の規定が設けられているが、薬剤師及び登録販売者ではない従業員には罰則の規定は適用されない。

c 都道府県知事は、店舗管理者が管理者として不適当であると認めるときは、その店舗販売業者に対して、その変更を命ずることができる。

d 都道府県知事は、緊急の必要があるときは、薬事監視員に、不正表示医薬品、不良医薬品、無承認無許可医薬品等を廃棄させることができる。

	a	b	c	d
1	誤	正	正	誤
2	正	正	誤	正
3	正	誤	正	誤
4	誤	正	誤	正
5	正	誤	正	正

(2022　関西連合　問100)

答100 5

a：○
b：✗　管理者や薬剤師、登録販売者だけでなく全従業員が対象となる。
c：○
d：○

収去（しゅうきょ）とは：
医薬品を抜き取ることを指す（書類ではない）。

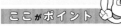

ここがポイント

第5章 医薬品の適正使用・安全対策

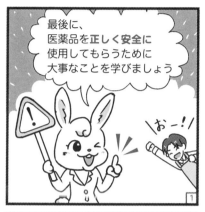

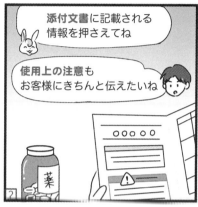

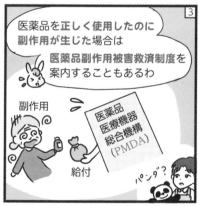

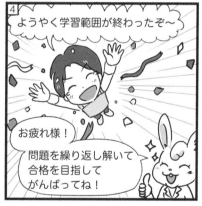

出題のポイント

第5章からは、20問出題されます。

医薬品に封入されている添付文書を手に取って、又は副作用報告や救済制度のHPを見てみて、何がどのように書いてあるかを確認してみることをおススメします。また、他の章と関連する内容も多く、繰り返し出題されている問題が多い章でもあります。

適正使用情報、添付文書の項目など

問1 医薬品の適正使用情報に関する記述について、正しいものの組合せを一つ選べ。

a 要指導医薬品は、医薬関係者の判断に従い、一般の生活者が使用するものである。

b 添付文書等の適正使用情報は、一般の生活者に理解しやすい平易な表現でなされているが、その内容は一般的・網羅的なものとならざるをえない。

c 一般用検査薬では確定診断ができるので、検査結果が陽性である場合の医師の診断を受ける必要性については、添付文書等に記載されていない。

d 一般用医薬品の中には、添付文書の形ではなく、法第52条第2項に基づく「用法、用量その他使用及び取扱い上の必要な注意」等の記載を、外部の容器若しくは被包に行っている場合がある。

1 （a、b） **2** （a、c）
3 （b、d） **4** （c、d）

答1 **3**

a： ✕ 医薬関係者等からの情報に基づき、一般の生活者が購入し、自己の判断で使用する。

b： ○

c： ✕ 一般用検査薬ではその結果のみでは確定診断はできないので、判定が陽性であれば、速やかに医師の診断を受ける旨が添付文書に記載されている。

d： ○

要指導医薬品及び一般用医薬品は、一般の生活者が購入し、自己の判断で使用するものであるため、添付文書などはわかりやすい表現で記載されているよ。

ここがポイント

問2 一般用医薬品の添付文書に関する以下の記述の正誤について、正しい組み合わせはどれか。

a 一般用医薬品の添付文書の内容は、臨時的な改訂を除き、医薬品の有効性・安全性等に係る新たな知見、使用に係る情報に基づき、3年に1回、定期的に改訂される。

b 「使用上の注意」、「してはいけないこと」及び「相談すること」の各項目の見出しには、それぞれ標識的マークが付されていることが多い。

c 「病気の予防・症状の改善につながる事項」の項目は、必須記載である。

d 「消費者相談窓口」の項目には、独立行政法人医薬品医療機器総合機構の窓口担当部門の電話番号、受付時間を記載しなければならない。

	a	b	c	d
1	正	正	正	誤
2	正	誤	誤	誤
3	誤	正	正	正
4	誤	誤	正	正
5	誤	正	誤	誤

(2023 北海道・東北 問41)

答2 5

a：✕ 必要に応じて随時改訂がなされる。

b：〇

c：✕ 必須記載である→必須記載ではない

d：✕ 独立行政法人医薬品医療機器総合機構→製造販売元の製薬企業

ここがポイント
添付文書の改訂は、定期的ではなく、必要に応じて随時改訂されるので注意しよう！

第5章 医薬品の適正使用・安全対策

363

問3 一般用医薬品（人体に直接使用しない検査薬を除く。）の添付文書等に関する次の記述の正誤について、正しい組合せはどれか。

a 添付文書の内容は、医薬品の有効性・安全性等に係る新たな知見、使用に係る情報に基づき、1年に1回定期的に改訂がなされている。

b 販売名に薬効名が含まれているような場合には、薬効名の記載は省略されることがある。

c 病気の予防・症状の改善につながる事項（いわゆる「養生訓」）は、一般の生活者に分かりやすく示すために、必ず記載しなければならない。

d 令和3年8月1日から、医療用医薬品への紙の添付文書の同梱を廃止し、注意事項等情報は電子的な方法により提供されることとなったが、一般用医薬品等の消費者が直接購入する製品は、引き続き紙の添付文書が同梱される。

	a	b	c	d
1	正	正	正	誤
2	誤	正	誤	正
3	正	誤	誤	誤
4	誤	誤	正	正
5	正	正	誤	正

(2022 南関東 問101)

答3 2

a：✗ 1年に1回定期的に→必要に応じて随時

b：〇

c：✗ 養生訓は必須記載ではない。

d：〇

> 医療用医薬品の「添付文書の同梱が廃止され、電子的な方法により提供されるようになった」とはホームページなどで閲覧できるようになったということ。一般用医薬品は引き続き紙の添付文書が同梱されるよ。
>
> ここがポイント ✌

364

問4　次の記述は、一般用医薬品の添付文書に関するものである。正しいものの組み合わせはどれか。

a　販売名に薬効名が含まれているような場合には、薬効名の記載が省略されることがある。

b　「してはいけないこと」の項には、守らないと症状が悪化する事項、副作用又は事故等が起こりやすくなる事項について記載されている。

c　治療のために処方された医薬品の使用を自己判断で控えることは適当でないため、「医師（又は歯科医師）の治療を受けている人」は、「次の人は使用（服用）しないこと」の項に記載されている。

d　薬理作用等から発現が予測される軽微な症状がみられた場合に関する記載として、症状の持続又は増強がみられた場合には、使用を自己判断で中止することなく、専門家に相談する旨が記載されている。

1　（a、b）　　2　（a、c）　　3　（b、c）
4　（b、d）　　5　（c、d）

（2023　北海道・東北　問42）

問5　一般用医薬品の添付文書の記載事項として、正しいものはいくつあるか。

a　保管及び取扱い上の注意
b　製品の特徴
c　消費者相談窓口
d　製造販売業者の名称及び所在地

1　1つ　　2　2つ　　3　3つ
4　4つ　　5　正しいものはない

（2018　北陸・東海　問108）

答4　**1**

a：○
b：○
c：✕　「次の人は使用（服用）しないこと」→「相談すること」
d：✕　使用を自己判断で中止することなく→いったん使用を中止した上で

> 販売名に薬効名が含まれているとは、「△△胃腸薬」や「□□整腸剤」などのこと。
> **ここがポイント**

答5　**4**

a：○
b：○
c：○
d：○

問6 以下のうち、一般用医薬品の添付文書を構成する項目として、誤っているものを一つ選びなさい。

1 消費者庁の相談窓口
2 販売名
3 リスク区分
4 成分及び分量（一般用検査薬では「キットの内容及び成分・分量」）
5 保管及び取扱い上の注意　　　(2018 九州 問42)

問7 一般用検査薬に関する記述の正誤について、正しい組み合わせはどれか。

a 添付文書には、「キットの内容及び成分・分量」が記載されており、妊娠検査薬では、専門家による購入者等への情報提供の参考として、検出感度も併せて記載されている。
b 検査結果のみで確定診断はできないので、判定が陽性であれば速やかに医師の診断を受ける旨が、添付文書に記載されている。
c 検査結果が陰性であっても何らかの症状がある場合は、再検査するか又は医師に相談する旨等が、添付文書に記載されている。
d 一般用検査薬は、医薬品副作用被害救済制度の対象とならない。

```
    a  b  c  d
1   正 正 正 誤
2   正 正 誤 正
3   正 誤 正 正
4   誤 正 正 正
5   正 正 正 正
```
(2022 北陸・東海 問43)

答6 1

1：✗　消費者庁の相談窓口→消費者相談窓口
2：○
3：○
4：○
5：○

答7 5

a：○
b：○
c：○
d：○

一般用検査薬の結果だけでは確定診断ができないという点がポイント！

ここがポイント

問8 一般用医薬品の添付文書等の「用法及び用量」及び「成分及び分量」に関する記述の正誤について、正しい組み合わせはどれか。

a 添加物として配合されている成分については、それ自体積極的な薬効を期待して配合されていないため、添付文書に記載してはならない。

b 有効成分の名称に一般的名称のあるものについては、その一般的名称が記載されている。

c 年齢区分、1回用量、1日の使用回数等については、一般の生活者に分かりやすく、表形式で示されるなど工夫して記載されている。

d 尿や便が着色することがある旨の注意など、配合成分に関連した使用上の注意事項がある場合には、添付文書の成分及び分量の項目に続けて、これと区別して記載されている。

	a	b	c	d		a	b	c	d
1	誤	誤	正	正	**2**	正	誤	誤	正
3	正	正	誤	誤	**4**	正	正	正	誤
5	誤	正	正	正					

(2021 北陸・東海 問103)

答8 **5**

a：✕ アレルギーの原因となり得ることがあるため、添付文書には記載される。

b：〇
c：〇
d：〇

配合成分に関連した使用上の注意事項がある場合は、成分及び分量の項目に続けて、それと区別して記載する（用法及び用量も同様）。

ここがポイント

一般用医薬品の添付文書における「成分及び分量」に関する記述の正誤について、正しい組合せを一つ選べ。

a 添加物として配合されている成分も、積極的な薬効を期待しているので、成分及び分量が記載されている。

b 医薬品の添加物として配合されている成分には、アレルギーの原因となり得ることが知られているものもあり、アレルギーの既往歴がある人では使用を避ける必要がある。

c 有効成分の名称は、一般的名称のあるものについては、その一般的名称が記載されている。

d 尿や便が着色することがある旨の注意など、配合成分に関連した使用上の注意事項がある場合には、成分及び分量の項目に続けて、これと区別して記載されている。

	a	b	c	d		a	b	c	d
1	正	誤	正	正	2	正	誤	誤	正
3	誤	正	正	正	4	誤	正	誤	正
5	誤	誤	正	正					

(2019 関西連合 問103)

答9 **3**

a：✕ 添加物はそれ自体の積極的な薬効を期待して配合されているものではない。

b：○

c：○

d：○

「使用上の注意」以下は、
- 効能又は効果
- 用法及び用量
- 成分及び分量
- 病気の予防・症状の改善につながる事項(いわゆる「養生訓」)
- 保管及び取扱い上の注意
- 消費者相談窓口
- 製造販売業者の名称及び所在地

と続く。

ここがポイント

問10 医薬品の適正な使用のために必要な情報及びその提供に関する次の記述の正誤について、正しい組合せはどれか。

a 一般用医薬品の添付文書や製品表示に記載されている適正使用情報は、一般の生活者に理解しやすい平易な表現で記載されている。

b 登録販売者は、購入者等に対して科学的な根拠に基づいた正確なアドバイスを行い、セルフメディケーションを適切に支援することが期待されている。

c 要指導医薬品は、薬剤師から提供された情報に基づき、一般の生活者が購入し、自己の判断で使用するものである。

d （独）医薬品医療機器総合機構のホームページには、医薬品等の製品回収に関する情報が掲載されている。

	a	b	c	d		a	b	c	d
1	誤	誤	誤	正	2	正	誤	正	誤
3	正	正	誤	正	4	正	正	正	正
5	誤	正	誤	誤					

(2022 北関東・甲信越 問101)

答10 **4**

a：○
b：○
c：○
d：○

総合機構のホームページに記載されている事項。
● 緊急安全性情報や使用上の注意の改訂情報
● 副作用が疑われる症例情報
● 医薬品の承認情報
● 医薬品等の回収情報
● 一般用医薬品・要指導医薬品の添付文書情報
● 患者向け医薬品ガイド
● その他厚労省が発表した資料

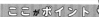

問11 一般用検査薬の添付文書等に関する次の記述の正誤について、正しい組合せはどれか。

a 一般用検査薬には、使用目的及び使用方法が記載されている。

b 妊娠検査薬には、使用者が一般の生活者であるので、検出感度は記載されていない。

c 一般用検査薬では、検査結果が陰性であっても何らかの症状がある場合は、再検査するか又は医師に相談する旨等が記載されている。

	a	b	c		a	b	c
1	正	正	正	2	誤	誤	正
3	正	誤	正	4	正	正	誤
5	誤	正	誤				

(2018 南関東 問103)

答11 **3**

a：○
b：✕ 記載されていない
　→記載されている
c：○

問12 一般用医薬品の添付文書に記載されている標識的マークの使い方として、正しいものはどれか。

1 使用上の注意

2 してはいけないこと

3 相談すること

4 してはいけないこと

5 相談すること (2019 北陸・東海 問102)

答12 4
1：✗ 相談すること
2：✗ 使用上の注意
3：✗ 使用上の注意
4：○
5：✗ してはいけないこと

「使用上の注意」「してはいけないこと」「相談すること」の各項目の見出しには、それぞれ例示された標識的なマークが付されていることが多い。

ここがポイント

添付文書　使用上の注意

問13　一般用医薬品の添付文書における使用上の注意に関する以下の記述の正誤について、正しい組み合わせを一つ選びなさい。

ア　「次の人は使用（服用）しないこと」は、アレルギーの既往歴、症状や状態、基礎疾患等からみて重篤な副作用を生じる危険性が特に高いため、使用を避けるべき人について生活者が認識できるよう記載されている。

イ　「相談すること」には、医薬品を使用する前に、その適否について専門家に相談した上で適切な判断がなされるべき対象として、「授乳中の人」が記載されている場合がある。

ウ　「長期連用しないこと」は、連用すると副作用が現れやすくなる成分が配合されている場合のほか、効果が減弱して医薬品に頼りがちになりやすい成分が配合されている場合にも記載される。

エ　「次の診断を受けた人」は、現に医師の治療を受けているか否かによらず、その医薬品が使用されると状態の悪化や副作用を招きやすい基礎疾患等が示されている。

	ア	イ	ウ	エ		ア	イ	ウ	エ
1	正	正	正	正	2	正	誤	誤	正
3	誤	正	正	正	4	誤	正	誤	誤
5	誤	誤	正	誤					

(2020　九州　問44)

答13　**1**

ア：〇
イ：〇
ウ：〇
エ：〇

> **使用上の注意は**
> ● してはいけないこと
> ● 相談すること
> ● その他の注意
> の３つから構成される。

ここがポイント

第5章　医薬品の適正使用・安全対策

一般用医薬品の添付文書における「使用上の注意」に関する以下の記述の正誤について、正しい組み合わせはどれか。

a 摂取されたアルコールによって、医薬品の作用の増強、副作用を生じる危険性の増大等が予測される医薬品には、「してはいけないこと」の項目に「服用前後は飲酒しないこと」として記載されている。

b 使用上の注意の記載における「高齢者」とは、およその目安として75歳以上を指す。

c 重篤な副作用として、ショック（アナフィラキシー）、皮膚粘膜眼症候群、中毒性表皮壊死融解症、喘息等が掲げられている医薬品では、「アレルギーの既往歴がある人等」は「注意して使用すること」として記載されている。

d 小児が使用した場合に特異的な有害作用のおそれがある成分を含有する医薬品では、通常、「次の人は使用（服用）しないこと」の項目に、「15歳未満の小児」、「6歳未満の小児」等として記載されている。

	a	b	c	d
1	正	誤	正	誤
2	正	誤	誤	正
3	正	正	誤	誤
4	誤	正	正	誤
5	誤	誤	誤	正

(2022 北海道・東北 問42)

答14 2

a：○

b：✗ 75歳以上→65歳以上

c：✗ 「注意して使用すること」→「使用しないこと」

d：○

「注意して使用すること」だと使用してしまう可能性があるので、アレルギーなど絶対に使用してはいけない場合は「使用しないこと」と記載するよ。

ここがポイント

問15 一般用医薬品の添付文書の副作用の記載に関する次の記述について、（　）に入れるべき字句の正しい組合せはどれか。

　副作用については、まず一般的な副作用について（ a ）に症状が記載され、そのあとに続けて、（ b ）発生する重篤な副作用について（ c ）に症状が記載されている。

	a	b	c
1	副作用名ごと	まれに	関係部位別
2	副作用名ごと	頻繁に	関係部位別
3	副作用名ごと	連用により	関係部位別
4	関係部位別	まれに	副作用名ごと
5	関係部位別	頻繁に	副作用名ごと

（2018　四国　問106　一部改題）

答15 4

副作用については、①まず一般的な副作用について関係部位別に症状が記載され、②そのあとに続けて、まれに発生する重篤な副作用について副作用名ごとに症状が記載されている。

ここがポイント ✿

問16 一般用医薬品の添付文書の「使用上の注意」の「してはいけないこと」の項目に関する記述のうち、誤っているものはどれか。

1 守らないと症状が悪化する事項、副作用又は事故等が起こりやすくなる事項について記載されている。

2 「次の人は使用（服用）しないこと」は、生活者が自らの判断で認識できる必要はないため、重篤な副作用を生じる危険性が特に高く、使用を避けるべき人について専門家向けに記載されている。

3 「次の部位には使用しないこと」には、局所に適用する一般用医薬品は、患部の状態によっては症状を悪化させたり、誤った部位に使用すると副作用を生じたりするおそれがあるため、それらに関して、使用を避けるべき患部の状態、適用部位等に分けて、簡潔に記載されている。

4 併用すると作用の増強、副作用等のリスクの増大が予測されるものについて注意を喚起し、使用を避ける等適切な対応を図るため、「本剤を使用（服用）している間は、次の医薬品を使用（服用）しないこと」が記載されている。

(2023 北陸・東海 問43)

答16 2

1：○
2：✗ 生活者が自らの判断で認識できるよう記載することとされている。
3：○
4：○

一般用医薬品の添付文書は、生活者自らの判断で使用するものなので、生活者が認識できるようにわかりやすく記載されていることがポイント。

ここがポイント

374

問17 一般用医薬品の添付文書の使用上の注意に関する次の記述の正誤について、正しい組合せはどれか。

a 一般用黄体形成ホルモンキットは、検査結果が陰性であっても確実に避妊できるものではないので、避妊目的で使用できない旨が記載されている場合がある。

b 小児が使用した場合に特異的な有害作用のおそれがある成分を含有する医薬品では、通常、「次の人は使用（服用）しないこと」の項に「15歳未満の小児」、「6歳未満の小児」等が記載されている。

c 一般的な副作用として記載されている症状には、重篤な副作用の初期症状は含まれていない。

	a	b	c		a	b	c
1	正	誤	誤	2	誤	正	誤
3	誤	正	正	4	誤	誤	正
5	正	正	誤				

(2022 北関東・甲信越 問103)

答17 5

a：○

b：○

c：✕ 重篤な副作用の初期症状は含まれていない→重篤な副作用の初期症状も含まれるので、軽んじることのないよう説明がなされることが重要

> 一般用黄体形成ホルモンキットとは、排卵日を予測する検査薬のことで、確実に避妊できるものではないということがポイント！
>
> **ここがポイント**

問18 次硝酸ビスマスが配合された内服用の一般用医薬品の添付文書等において、「相談すること」の項目中に「胃・十二指腸潰瘍の診断を受けた人」と記載される主な理由について、最も適切なものを一つ選べ。

1 下痢症状の副作用が発現するおそれがあるため。

2 ナトリウム、カルシウム、マグネシウム等の無機塩類の排泄が遅れることで、副作用が発現するおそれがあるため。

3 本剤の吸収が高まり、血中に移行する量が多くなり、本剤による精神神経障害等が発現するおそれがあるため。

4 胃液の分泌が亢進し、胃・十二指腸潰瘍の症状を悪化させるおそれがあるため。

5 消化管粘膜の防御機能が低下し、胃・十二指腸潰瘍の症状を悪化させるおそれがあるため。

(2023 関西連合 問115)

答18 3

> ビスマスを含む成分は、海外において長期連用した場合に精神神経障害症状が現れたとの報告があり、1週間以上継続しないこととされているよ。また妊婦又は妊娠していると思われる女性では使用を避けるべきとされているよ。
>
> **ここがポイント**

問19 一般用医薬品の添付文書の「次の人は使用（服用）しないこと」の項目に記載することとされている使用を避けるべき人と主な成分・薬効群等との関係の正誤について、正しい組み合わせはどれか。

	（使用を避けるべき人）	（主な成分・薬効群等）
a	胃潰瘍の診断を受けた人	水酸化アルミニウムゲル
b	心臓病の診断を受けた人	プソイドエフェドリン塩酸塩
c	甲状腺機能障害の診断を受けた人	抗ヒスタミン成分を主薬とする催眠鎮静薬
d	透析療法を受けている人	スクラルファート

	a	b	c	d			a	b	c	d
1	誤	正	正	誤		2	正	誤	正	正
3	誤	正	誤	正		4	正	誤	正	誤
5	正	正	誤	正						

(2021 北陸・東海 問107)

問20 一般用医薬品の添付文書の「してはいけないこと」の項に「服用後、乗物又は機械類の運転操作をしないこと」と記載される医薬品の成分として、正しいものの組み合わせを下から一つ選び、その番号を解答欄に記入しなさい。

ア ジフェンヒドラミン塩酸塩
イ スコポラミン臭化水素酸塩水和物
ウ インドメタシン
エ スクラルファート

1 （ア、イ）　　2 （ア、エ）
3 （イ、ウ）　　4 （ウ、エ）

(2022 九州・沖縄 問48)

答19 3

a：✘　透析療法を受けている人、腎臓病の人は使用を避ける。

b：〇

c：✘　不眠症の診断を受けた人は使用を避ける。

d：〇

> **透析療法を受けた人が使用しないこととなっている成分：**
> スクラルファート、水酸化アルミニウムゲル、アルジオキサ等のアルミニウムを含む成分。

ここがポイント

答20 1

ア：〇　眠気等が出る恐れがある。

イ：〇　眠気、目のかすみ、異常なまぶしさを生じる恐れがある。

ウ：✘

エ：✘

> 眠気や散瞳による異常なまぶしさを引き起こす可能性がある医薬品は、これらの記載がある。

ここがポイント

問21 一般用医薬品の添付文書の使用上の注意において、「相談すること」とされている基礎疾患等と主な成分・薬効群との関係について、以下の記述のうち、誤っているものはどれか。

1 心臓病 ──────── ロートエキス
2 糖尿病 ──────── イブプロフェン
3 胃・十二指腸潰瘍 ─── アスピリン
4 甲状腺疾患 ────── ポビドンヨード

(2019 北海道 問104)

答21 2

1：○
2：✕ イブプロフェン→プソイドエフェドリン塩酸塩。プソイドエフェドリン塩酸塩のようなアドレナリン作動成分などは肝臓でグリコーゲンを分解して血糖値を上昇させる作用があり、糖尿病の症状を悪化させるおそれがある。
3：○
4：○

問22 次の1～5で示される成分のうち、アスピリン喘息を誘発するおそれがあるため、一般用医薬品の添付文書の「次の人は使用（服用）しないこと」の項目の中に、「本剤又は他のかぜ薬、解熱鎮痛薬を使用（服用）して喘息を起こしたことがある人」と記載することとされているものはどれか。

1 ジフェンヒドラミン塩酸塩
2 イソプロピルアンチピリン
3 テオフィリン
4 コデインリン酸塩水和物
5 ロペラミド

(2022 北海道・東北 問44)

答22 2

イソプロピルアンチピリンの服用でアスピリン喘息を誘発するおそれがある。
その他、アセトアミノフェン、アスピリン等の解熱鎮痛薬にも記載することとされている。

問23 一般用医薬品の添付文書の「相談すること」の項目中に記載される事項に関する次の記述の正誤について、正しい組合せはどれか。

a ブロモバレリル尿素が配合されたかぜ薬は、胎児障害の可能性があるため、添付文書の相談することの項において「妊婦又は妊娠していると思われる人」等として記載されている。

b ロペラミド塩酸塩が配合された止瀉薬は、乳汁中に移行する可能性があるため、添付文書の相談することの項において「授乳中の人」等として記載されている。

c メチルエフェドリン塩酸塩が配合された内服薬は、偽アルドステロン症を生じやすいため、添付文書の相談することの項において「高齢者」等として記載されている。

	a	b	c		a	b	c
1	誤	誤	誤	2	正	誤	正
3	正	正	誤	4	正	正	正
5	誤	正	誤				

(2023 北関東・甲信越 問119)

答23 3

a：○

b：○

c：✕ 偽アルドステロン症を生じやすいため→心悸亢進、血圧上昇、糖代謝促進などを起こしやすいため

問24 次の一般用医薬品のうち、その添付文書の「してはいけないこと」の項目に、「授乳中の人は本剤を服用しないか、本剤を服用する場合は授乳を避けること」と記載されるものとして、正しいものの組み合わせはどれか。

a ブロモバレリル尿素が配合された解熱鎮痛薬

b 水酸化アルミニウムゲルが配合された胃腸鎮痛鎮痙薬

c テオフィリンが配合された鎮咳去痰薬

d センノシドが配合された内服薬

1	（a、b）	2	（a、c）	3	（b、c）
4	（b、d）	5	（c、d）		

(2023 北海道・東北 問44)

答24 5

a：✕ 記載されていない。

b：✕ 記載されていない。

c：○ 乳児に神経過敏を起こすことがあるため。

d：○ 乳児に下痢を起こすことがあるため。

その他、ロートエキスは乳児に頻脈を起こすことがあるため、またジフェンヒドラミンは乳児に昏睡を起こすことがあるため、避けることとされているよ。

ここがポイント

問25 アスピリンの「してはいけないこと」に関する記述について、（　　）の中に入れるべき字句の正しい組合せを一つ選べ。

アスピリンは、妊娠期間の（ a ）、胎児の動脈管の（ b ）・早期閉鎖、子宮収縮の抑制、分娩時出血の増加のおそれがあるため、出産予定日（ c ）週以内の妊婦に対して、使用（服用）しないこととされている。

	a	b	c		a	b	c
1	延長	拡張	12	2	短縮	収縮	12
3	延長	収縮	12	4	短縮	拡張	24
5	延長	拡張	24				

(2019　関西連合　問117)

問26 一般用医薬品の添付文書等において、「次の人は使用（服用）しないこと」の項目中に、「妊婦又は妊娠していると思われる人」（出産予定日12週以内の妊婦を含む。）と記載されている主な成分と、その理由の正誤について、正しい組合せを一つ選べ。

	主な成分		理由
a	ヒマシ油類	—	子宮収縮が抑制されるため。
b	エチニルエストラジオール	—	妊娠中の女性ホルモン成分の摂取によって、胎児の先天性異常の発生が報告されているため。
c	イブプロフェン	—	腸の急激な動きに刺激されて流産・早産を誘発するおそれがあるため。
d	オキセサゼイン	—	妊娠中における安全性は確立されていないため。

	a	b	c	d		a	b	c	d
1	正	正	誤	正	2	誤	誤	正	誤
3	正	正	正	誤	4	正	誤	正	誤
5	誤	正	誤	正					

(2022　関西連合　問117)

答25 **3**

アスピリンは、小児に使用しないこと、アスピリン喘息、胃腸障害、肝機能障害など注意することが多い。

ここがポイント

答26 **5**

a：✕　腸の急激な動きに刺激されて流産・早産を誘発するおそれがあるため。

b：〇

c：✕　妊娠期間の延長、胎児の動脈管の収縮・早期閉鎖、子宮収縮の抑制、分娩時出血の増加のおそれなどがあるため。その他、アスピリン、アスピリンアルミニウムにも同様に記載されている。

d：〇

ヒマシ油は瀉下薬（便秘改善薬）で、小児への使用、駆虫薬との併用、連用などにも注意が必要な成分です。

ここがポイント

次の記述は、一般用医薬品の添付文書における「使用上の注意」の記載に関するものである。正しいものの組み合わせはどれか。

a アミノフィリン水和物は、乳児に神経過敏を起こすことがあるため、「授乳中の人は本剤を服用しないか、本剤を服用する場合は授乳を避けること」とされている。

b メキタジンは、乳製カゼインを由来としているため、「本剤又は本剤の成分、牛乳によるアレルギー症状を起こしたことがある人」は服用しないこととされている。

c スクラルファートを服用すると、胃液の分泌が亢進するおそれがあるため、「胃潰瘍の診断を受けた人」は服用しないこととされている。

d プソイドエフェドリン塩酸塩を服用すると、尿の貯留・尿閉を生じるおそれがあるため、「前立腺肥大による排尿困難の症状がある人」は服用しないこととされている。

1 （a、c） 　 2 （a、d）
3 （b、c） 　 4 （b、d）

(2021 北海道 問114)

答27 **2**

a：〇

b：✖ 乳製カゼインを由来としているのはアルブミンで、タンニン酸アルブミンは牛乳アレルギーの人は使用を避ける。

c：✖ アルミニウムを含む胃腸薬なので、腎臓病や透析患者には使用しない。

d：〇

> プソイドエフェドリン塩酸塩は交感神経刺激作用により血圧上昇、甲状腺機能亢進、糖代謝亢進の可能性がある。また乳汁中に移行する可能性があるなど注意が必要。

ここがポイント

問28 一般用医薬品の添付文書の「してはいけないこと」の項目中に「次の部位には使用しないこと」と記載することとされている薬効群等とその理由に関する次の記述の正誤について、正しい組合せはどれか。

a 殺菌消毒薬（液体絆創膏）は、湿潤した患部に用いると、分泌液が貯留して症状を悪化させることがあるため、ただれ、化膿している患部には使用しない。

b うおのめ・いぼ・たこ用薬は、角質溶解作用の強い薬剤であり、誤って目に入ると障害を与える危険性があるため、目の周囲には使用しない。

c 外用鎮痒消炎薬（エアゾール剤に限る）は、特定の局所に使用することが一般に困難であり、目などに薬剤が入るおそれがあるため、目の周囲、粘膜等には使用しない。

d みずむし・たむし用薬は、皮膚刺激成分により、強い刺激や痛みを生じるおそれがあるため、目や目の周囲、粘膜（例えば、口腔、鼻腔、膣等）には使用しない。

	a	b	c	d		a	b	c	d
1	正	正	正	正	2	正	正	誤	正
3	正	誤	正	誤	4	誤	正	誤	誤
5	誤	誤	誤	正					

(2023 南関東 問110)

答28 1

a：○
b：○
c：○
d：○

外用剤の使用上の注意をまとめた問題だね。

ここがポイント

問29 一般用医薬品の使用上の注意において、イブプロフェン（以下、本剤）を成分とする内服薬で、「次の人は服用しないこと」とされている対象について、正しいものの組合せを一つ選べ。

a 本剤又は本剤の成分により胃・十二指腸潰瘍にかかったことがある人

b 本剤又は他の解熱鎮痛薬、かぜ薬を服用して、ぜんそくを起こしたことがある人

c 心臓病、腎臓病、肝臓病の診断を受けたことのある人

d 15歳未満の小児

1 （a、b） 2 （a、c）
3 （b、d） 4 （c、d）

（2019 関西連合 問115）

答29 **3**

a：✘

b：○ アスピリン喘息を引き起こすおそれがあるため。

c：✘

d：○ 一般用医薬品ではイブプロフェンの小児向けの製品はない。

問30 一般用医薬品の添付文書の「相談すること」の項目中に、「次の診断を受けた人」と記載される基礎疾患等と主な成分の組み合わせのうち、誤っているものはどれか。

基礎疾患等		主な成分
1	糖尿病 —	グリチルリチン酸二カリウム
2	甲状腺疾患 —	ポビドンヨード
3	緑内障 —	ジフェンヒドラミン塩酸塩
4	腎臓病 —	プソイドエフェドリン塩酸塩

（2021 北海道 問115）

答30 **1**

1：✘

2：○ ヨウ素の体内摂取が増える可能性があるため。

3：○ 抗コリン作用によって眼圧が上昇する恐れがあるため。

4：○ 腎臓における排泄が円滑に行われない可能性があるため。

問31 以下の配合成分のうち、一般用医薬品の添付文書の「次の人は使用（服用）しないこと」の項に、「本剤又は本剤の成分、牛乳によるアレルギー症状を起こしたことがある人」と記載されるものとして、正しいものを一つ選び、その番号を解答欄に記入しなさい。

1　タンニン酸アルブミン
2　アミノフィリン水和物
3　ジヒドロコデインリン酸塩
4　ロートエキス
5　エチニルエストラジオール

(2022　九州・沖縄　問45)

問32 一般用医薬品の添付文書の「次の人は使用（服用）しないこと」の項に記載することとされている事項に関する組合せの正誤のうち、正しい組合せはどれか。

	医薬品成分等		基礎疾患等
a	芍薬甘草湯 （しゃくやくかんぞうとう）	―	高血圧
b	プソイドエフェドリン 塩酸塩	―	心臓病
c	合成ヒドロタルサイト	―	透析療法を受けている人
d	ジフェンヒドラミン塩 酸塩	―	糖尿病

	a	b	c	d			a	b	c	d
1	正	正	正	誤		2	正	誤	誤	正
3	正	誤	正	誤		4	誤	正	正	誤
5	誤	正	誤	誤						

(2021　北関東　問116)

答31 1

タンニン酸アルブミンに含まれるアルブミンが、牛乳に含まれるタンパク質（カゼイン）から精製された成分であるため、牛乳にアレルギーがある人では使用を避ける。

答32 4

a : ✗　高血圧→心臓病
b : ◯
c : ◯
d : ✗　ジフェンヒドラミン塩酸塩は妊婦、授乳婦に使用しない。

問33 次の1〜5で示される一般用医薬品の漢方製剤のうち、うっ血性心不全、心室頻拍の副作用が現れることがあるため、添付文書の「してはいけないこと」の項目の中に、「症状があるときのみの服用にとどめ、連用しないこと」と記載することとされているものはどれか。

1 芍薬甘草湯
2 大黄甘草湯
3 大柴胡湯
4 防風通聖散
5 小柴胡湯

(2022　北海道・東北　問45)

問34 次の医薬品成分のうち、一般用医薬品の添付文書等において、「次の人は使用（服用）しないこと」の項目中に、「15歳未満の小児」と記載することとされている成分として、正しいものの組合せはどれか。

a アセトアミノフェン
b チペピジンヒベンズ酸塩
c サザピリン
d プロメタジンメチレンジサリチル酸塩

1 （a、b）　2 （a、c）　3 （b、c）
4 （b、d）　5 （c、d）

(2022　南関東　問104)

答33 1

芍薬甘草湯は、筋肉のけいれんなどに用いられる漢方処方で、うっ血性心不全、心室頻拍の副作用が現れることがあるため連用しないとされている。

答34 5

a：✗
b：✗
c：〇　鎮痛成分。外国においてライ症候群の発症との関連性が示唆されている。
d：〇　抗ヒスタミン成分。外国において乳児突然死症候群などの致命的な呼吸抑制を生じたとの報告がある。

その他、15歳未満の小児に使用しないこととされている成分は、イブプロフェン、オキセサゼイン、ロペラミド、睡眠改善薬などがある。

ここがポイント

問35 プソイドエフェドリン塩酸塩が配合された一般用医薬品の鼻炎用内服薬の添付文書等において、「次の人は使用（服用）しないこと」の項目中に記載することとされている対象者の正誤について、正しい組合せを一つ選べ。

a 糖尿病の診断を受けた人
b 心臓病の診断を受けた人
c 吐き気・嘔吐の症状がある人
d 前立腺肥大による排尿困難の症状がある人

	a	b	c	d
1	誤	正	正	誤
2	正	誤	正	正
3	誤	正	誤	正
4	正	誤	正	誤
5	正	正	誤	正

(2023 関西連合 問117)

問36 一般用医薬品の添付文書の使用上の注意において、「本剤を使用している間は、次の医薬品を使用しないこと」として、「他の瀉下薬（下剤)」と記載することとされている医薬品として、正しいものの組合せはどれか。

a 七物降下湯
b 芍薬甘草湯
c 防風通聖散
d 大柴胡湯

1 （a, b) 　2 （a, c) 　3 （a, d)
4 （b, d) 　5 （c, d) (2017 中国 問105)

答35 **5**

プソイドエフェドリン塩酸塩の交感神経刺激作用により症状の悪化や変化が起きるものを選ぶ

a : ◯ 肝臓でグリコーゲンを分解して血糖値を上昇させる作用があり、糖尿病を悪化させる恐れがある。

b : ◯ 徐脈または頻脈を引き起こし、心臓病の症状を悪化させる恐れがある。

c : ✕

d : ◯ 尿の貯留・尿閉を生じる恐れがある。

答36 **5**

a : ✕

b : ✕

c : ◯ 激しい腹痛を伴う下痢等の副作用が現れやすくなるため。

d : ◯ 激しい腹痛を伴う下痢等の副作用が現れやすくなるため。

問37 次の表は、ある解熱鎮痛薬に含まれている成分の一覧である。

2錠中	
イブプロフェン	144mg
エテンザミド	84mg
ブロモバレリル尿素	200mg
無水カフェイン	50mg
乾燥水酸化アルミニウムゲル	66.7mg

次のうち、この解熱鎮痛薬の添付文書の「相談すること」の項において、「次の診断を受けた人」の項目欄に記載されている基礎疾患等として、誤っているものはどれか。

1 心臓病
2 肝臓病
3 全身性エリテマトーデス
4 腎臓病
5 糖尿病

(2018 北関東 問107)

問38 抗ヒスタミン成分を主薬とする一般用医薬品である催眠鎮静薬（睡眠改善薬）の添付文書等の使用上の注意に関する次の記述のうち、正しいものの組合せはどれか。

a コーヒー等のカフェインを含有する飲料と同時に服用しないことと記載されている。
b 肝臓病の診断を受けた人は使用（服用）しないことと記載されている。
c 日常的に不眠の人、不眠症の診断を受けた人は使用（服用）しないことと記載されている。
d 神経過敏、興奮を起こすおそれが大きいため、15歳未満の小児は使用（服用）しないことと記載されている。

1 （a、b） 2 （a、d） 3 （b、c）
4 （b、d） 5 （c、d）(2018 南関東 問111)

答37 5

1： ○ イブプロフェン、エテンザミド使用で心臓病悪化のおそれ。
2： ○ イブプロフェン、エテンザミド使用で肝機能障害悪化のおそれ。
3： ○ イブプロフェン使用で無菌性髄膜炎の副作用をおこしやすい。
4： ○ イブプロフェン、エテンザミド使用で腎臓病悪化のおそれ。
5： ✕

出題方法にまどわされないようにしよう！

ここがポイント

答38 5

a： ✕
b： ✕
c： ○ 日常的な不眠は一般用医薬品の睡眠改善薬の対象ではない。
d： ○

カフェインが含まれている飲料等を同時に服用しないとされているのは、眠気防止薬。それらが眠気防止薬と同時に摂取されるとカフェインが過量となり、中枢神経系や循環器系等への作用が強く現れるおそれがある。

ここがポイント

問39 次の成分及び医薬品のうち、メトヘモグロビン血症を起こすおそれがあるという理由から、一般用医薬品の添付文書の「次の人は使用（服用）しないこと」の項目中に、「6歳未満の小児」と記載されているものはどれか。

1　水酸化アルミニウムゲル
2　アスピリン
3　タンニン酸アルブミン
4　ヒマシ油
5　アミノ安息香酸エチル

（2023　北関東・甲信越　問118）

問40 次の医薬品成分のうち、眠気、目のかすみ、異常なまぶしさを生じることがあるため、一般用医薬品の添付文書の「してはいけないこと」の項に、「服用後、乗物又は機械類の運転操作をしないこと」と記載されるものはどれか。

1　テオフィリン
2　スコポラミン臭化水素酸塩水和物
3　ケトプロフェン
4　センノシド
5　スクラルファート

（2021　北関東　問117）

答39　**5**

メトヘモグロビン血症とは、赤血球中のヘモグロビンの一部がメトヘモグロビンに変化して赤血球の酸素運搬能力が低下し、貧血症状を呈する病気だよ。

ここがポイント

答40　**2**

抗コリン作用による。

抗コリン作用や抗ヒスタミン作用、副交感神経の働きを抑えることによる散瞳などの作用がある医薬品では、このような注意が記載されている。

ここがポイント

問41 次の1〜5で示される医薬品成分のうち、長期連用によりアルミニウム脳症及びアルミニウム骨症を生じるおそれがあるため、一般用医薬品の添付文書の「してはいけないこと」の項目に、「長期連用しないこと」と記載されるものはどれか。
1 グリチルレチン酸
2 センノシド
3 タンニン酸アルブミン
4 アルジオキサ
5 ロートエキス

(2022 北海道・東北 問43)

答41 **4**
1： ✗ アルミニウムを含まない。
2： ✗ アルミニウムを含まない。
3： ✗ アルミニウムを含まない。
4： ○ アルミニウムを含む。
5： ✗ アルミニウムを含まない。

腎臓病の診断を受けた人、透析を受けている人は、アルミニウムが体内に貯留しやすいということも覚えておこう。

ここがポイント

問42 ジヒドロコデインリン酸塩が配合された一般用医薬品の鎮咳去痰薬（内服液剤）の添付文書等において、「使用上の注意」の項目中に「過量服用・長期連用しないこと」と記載することとされている理由の正誤について、正しい組合せを一つ選べ。
a 副腎皮質の機能低下を生じるおそれがあるため。
b 激しい腹痛を伴う下痢等の副作用が現れやすくなるため。
c 倦怠感や虚脱感等が現れることがあるため。
d 依存性・習慣性がある成分が配合されており、乱用事例が報告されているため。

	a	b	c	d
1	正	正	正	正
2	誤	誤	正	正
3	誤	誤	誤	正
4	正	正	誤	誤
5	正	誤	正	誤

(2022 関西連合 問119)

答42 **2**
a： ✗
b： ✗
c： ○
d： ○

ジヒドロコデインリン酸塩は、麻薬性の鎮咳成分（咳を抑える成分）で、倦怠感や虚脱感等が現れることがあることと、依存性・習慣性があるため乱用事例が報告されていることから、「過量服用・長期連用しないこと」と記載されている。

ここがポイント

問43　一般用医薬品の添付文書の「相談すること」の項目に記載される症状と医薬品の主な成分・薬効群との関係について、正しいものの組合せはどれか。

	（症状）	（主な成分・薬効群）
a	高熱	－かぜ薬
b	むくみ	－ピペラジンリン酸塩水和物
c	下痢	－グリチルリチン酸二カリウム
d	吐き気・嘔吐	－ビサコジルを主薬とする坐薬

1　（a、c）　　2　（b、c）
3　（b、d）　　4　（a、d）

（2018　北陸・東海　問114）

問44　次の成分のうち、それを含有する一般用医薬品の添付文書の「使用上の注意」において、「次の人は使用（服用）しないこと」の項目中に、「出産予定日12週以内の妊婦」と記載しなければならないこととされているものとして、正しいものの組合せはどれか。

a　アスピリン
b　トラネキサム酸
c　イブプロフェン
d　センノシド

1　（a，b）　　2　（a，c）　　3　（a，d）
4　（b，d）　　5　（c，d）

（2018　中国　問106）

答43　**4**

a：〇　かぜ以外のウイルス性の感染症などの重篤な疾患の可能性があるため。

b：✕

c：✕

d：〇　腸管の狭窄や閉塞などの可能性があり、医薬品の刺激によってその症状を悪化させるおそれがあるため。

答44　**2**

a：〇　妊娠期間の延長、胎児の動脈管の収縮・早期閉鎖、子宮収縮の抑制、分娩時出血の増加などのおそれがあるため。

b：✕

c：〇　妊娠期間の延長、胎児の動脈管の収縮・早期閉鎖、子宮収縮の抑制、分娩時出血の増加などのおそれがあるため。

d：✕

問45 高齢者に対する医薬品の使用に関する次の記述について、（　　）に入れるべき字句の正しい組合せはどれか。

高齢者がメチルエフェドリン塩酸塩を含んだ医薬品を使用すると、心悸（ a ）、血圧（ b ）、糖代謝（ c ）を起こしやすいため、添付文書には、使用する前に、その適否について専門家へ「相談すること」と記載されている。

	a	b	c		a	b	c
1	抑制	下降	抑制	2	抑制	上昇	促進
3	亢進	下降	抑制	4	亢進	上昇	抑制
5	亢進	上昇	促進				

(2017　四国　問118)

答45 5

メチルエフェドリン塩酸塩はアドレナリンの作動成分。

ここがポイント

問46 医薬品の添付文書の「使用上の注意」の記載において、高齢者とは何歳以上を目安としているか。正しいものを一つ選べ。

1　60歳以上
2　65歳以上
3　70歳以上
4　75歳以上
5　80歳以上

(2020　関西連合　問103)

答46 2

1章でも頻出！

ここがポイント

問47 一般用医薬品の添付文書の使用上の注意及びその理由に関する記述のうち、正しいものはどれか。

1 ステロイド性抗炎症成分が配合された外用薬は、細菌等の感染に対する抵抗力を弱めて、感染を増悪させる可能性があるため、「患部が化膿している人」は使用しないこととされている。

2 ビサコジルが配合された瀉下薬は、腸の急激な動きに刺激されて流産・早産を誘発するおそれがあるため、「妊婦又は妊娠していると思われる人」は服用しないこととされている。

3 次硝酸ビスマスを含む医薬品は、吸収減少により効果が得られないため、服用前後は飲酒しないこととされている。

4 ステロイド性抗炎症成分は、副腎皮質の機能亢進を生じるおそれがあるため、「透析療法を受けている人」は、使用しないこととされている。

(2023 北陸・東海 問47)

問48 次の基礎疾患等のうち、グリセリンが配合された浣腸薬の添付文書等において、「相談すること」の項目中に「次の診断を受けた人」として記載することとされているものの正誤について、正しい組合せはどれか。

a 貧血
b 心臓病
c 腎臓病
d 糖尿病

	a	b	c	d		a	b	c	d
1	正	正	正	正	2	正	誤	正	誤
3	誤	正	正	正	4	誤	正	誤	誤
5	誤	誤	誤	正					

(2022 南関東 問112)

答47 1

1：〇

2：✕ 服用しないこと→相談すること

3：✕ 吸収減少により効果が得られないため→吸収増大による精神神経障害が生じるおそれがあるため

4：✕ そのような記載はない。

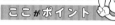

出題方法に惑わされないようにしよう！

ここがポイント

答48 4

a：✕

b：〇 排便直後に急激な血圧低下等が現れることがあり、心臓病を悪化させる恐れがあるため。

c：✕

d：✕

問49 一般用医薬品の添付文書の使用上の注意及びその理由に関する記述の正誤について、正しい組合せを選びなさい。

a テオフィリンが配合された鎮咳去痰薬は、乳児に神経過敏を起こすおそれがあるため、「授乳中の人は本剤を服用しないか、本剤を服用する場合は授乳を避けること」とされている。

b ビスマスを成分に含む止瀉薬は、海外において、長期連用した場合にアルミニウム脳症を生じたとの報告があることから、「1週間以上継続して服用しないこと」とされている。

c フェルビナクが配合された外用鎮痛消炎薬は、喘息発作を誘発するおそれがあるため、「ぜんそくを起こしたことがある人は使用しないこと」とされている。

d 鼻炎用点鼻薬は、二次充血、鼻づまり等を生じるおそれがあるため、「長期連用しないこと」とされている。

	a	b	c	d		a	b	c	d
1	正	正	誤	誤	2	誤	誤	誤	正
3	誤	正	誤	誤	4	正	正	正	正
5	正	誤	正	正					

(2020 四国 問112)

答49 5

a：○

b：✖ アルミニウム脳症→精神神経症状

c：○ フェルビナクのほかに、インドメタシン、ケトプロフェン、ピロキシカムも同様。

d：○ 成分によらず、「鼻炎用点鼻薬」はすべて「長期連用しないこと」となっている。

問50 一般用医薬品を購入するために店舗を訪れた35歳男性から、次のような相談を受けた。この相談者に対する登録販売者の次の対応として、適切なものの組合せはどれか。

〈相談内容〉

薬指の先に切り傷ができてしまい、インドメタシンが配合された外用薬を使っていた。なかなか治らず、水仕事をするときに痛みがひどい。傷口を見ると、化膿(のう)していた。どうしたらよいか。

a　インドメタシンが配合された外用薬の使用を中止するように勧める。

b　殺菌消毒薬（液体絆創膏(ばんそうこう)）を使用するように勧める。

c　プレドニゾロン酢酸エステルが配合された外用薬を使用するように勧める。

d　医療機関（外科又は皮膚科）を受診するように勧める。

1　(a、b)　　2　(a、c)　　3　(a、d)
4　(a、c、d)　　5　(b、c、d)

（2022　南関東　問109）

答50　**3**

a：○　傷口の痛みがひどく、化膿している場合、一般用医薬品で対応できる範囲を超えているので、使用を中止する。

b：✕　患部が化膿している場合に殺菌消毒薬（液体絆創膏）を使用すると、分泌液が貯留して症状を悪化させることがあるため、使用しないこととされている。

c：✕　ステロイド成分は、免疫機能を低下させる作用を示すので、化膿症状がある場合には使用しないこととされている。

d：○　傷口の痛みがひどく、化膿している場合、一般用医薬品で対応できる範囲を超えているので、医療機関を受診することを勧める。

このような総合的かつ実践的な問題も出題されることがあります。「何が問われているのか」をしっかりつかみましょう。

ここがポイント

393

添付文書　保管・取扱い上の注意

問51　一般用医薬品の保管及び取扱い上の注意に関する次の記述の正誤について、正しい組合せはどれか。

a　エアゾール製品の添付文書等には、「保管及び取扱い上の注意」の項目中に高圧ガス保安法に基づく注意事項が記載されているが、その容器への表示は義務づけられていない。

b　医薬品を携行するために別の容器へ移し替えると、日時が経過して中身がどんな医薬品であったか分からなくなってしまうことがあり、誤用の原因となるおそれがある。

c　カプセル剤は、取り出したときに室温との急な温度差で湿気を帯びるおそれがあるため、冷蔵庫内での保管は不適当である。

d　点眼薬は、開封後長期間保存すると変質するおそれがあるため、家族間で共用し、できる限り早目に使い切ることが重要である。

	a	b	c	d		a	b	c	d
1	誤	正	正	誤	2	正	正	正	正
3	正	誤	誤	正	4	誤	正	誤	誤
5	正	誤	正	誤					

(2021　南関東　問102)

答51　1

a：✗　容器への表示は義務づけられていない→容器への表示も義務づけられている

b：○

c：○

d：✗　点眼薬は感染のおそれがあるため、家族であっても複数の使用者で使いまわしをしない。

> カプセルの原材料として広く用いられているゼラチンはブタなどのタンパク質を主成分としているため、ゼラチンに対してアレルギーを持つ人は使用を避けるなどの注意が必要である。また、水なしで服用するとゼラチンが喉や食道に貼り付くことがあるため、必ず適切な量の水又はぬるま湯とともに服用する。

ここがポイント

問52 一般用医薬品の保管及び取扱いに関する記述について、最も適切なものを一つ選べ。

1 添付文書に「直射日光の当たらない、湿気の少ない涼しい場所に密栓して保管すること」と表示されているので、錠剤を冷蔵庫内で保管した。

2 5歳の子供が誤飲することを避けるため、子供の手が届かず、かつ目につかないところに医薬品を保管した。

3 勤務先に携行するのに便利だと考え、医薬品を別の容器へ移し替えた。

4 開封後は早く使い切らないと変質すると思い、点眼薬を家族の数人で使い回した。

5 シロップ剤は特に変質しにくい剤形であるため、開封後、室温で保管した。

(2023 関西連合 問103)

答52 **2**

1：✘ 錠剤を冷蔵庫で保管することは不適当である。

2：○

3：✘ 誤用や汚染の原因になるため不適当である。

4：✘ 感染の恐れがあるため家族であっても使いまわすことは不適当である。

5：✘ シロップ剤は変質しやすいため、冷蔵庫での保管が望ましい。

> 錠剤、カプセル剤、散剤等では、取り出したときに室温との急な温度差で湿気を帯びるおそれがあるため、冷蔵庫内での保管は不適当である。

ここがポイント

問53 添付文書に記載されている「保管及び取扱い上の注意」に関する次の記述について、（　　）の中に入れるべき字句の正しい組合せはどれか。

可燃性ガスを噴射剤としているエアゾール製品や消毒用アルコール等、危険物に該当する製品における（ a ）に基づく注意事項や、エアゾール製品に対する（ b ）に基づく注意事項については、それぞれ法律上、その（ c ）への表示が義務づけられているが、添付文書において「保管及び取り扱い上の注意」としても記載されている。

	a	b	c
1	ガス事業法	高圧ガス保安法	容器
2	消防法	毒物劇物取締法	被包
3	消防法	高圧ガス保安法	容器
4	高圧ガス保安法	消防法	被包
5	毒物劇物取締法	ガス事業法	容器

(2021　北関東　問107)

問54 一般用医薬品の保管及び取扱い上の注意に関する次の記述の正誤について、正しい組合せはどれか。

a 開封後の散剤は、冷蔵庫内で保管することが望ましい。

b 一般用医薬品を小児に使用する場合は、夜間の急な発熱時等にすぐに使えるよう小児の枕元に置くことが望ましい。

c 消毒用アルコールは、危険物に該当するため、その容器に消防法に基づく注意事項が表示されている。

d 開封後の点眼剤は、変質等のおそれがあるため、複数の使用者間で使い回して早く使い切ることが望ましい。

	a	b	c	d			a	b	c	d
1	誤	正	誤	正		2	正	誤	正	誤
3	正	正	誤	誤		4	誤	誤	正	誤
5	正	誤	誤	正						

(2022　北関東・甲信越　問104)

答53 **3**

エアゾール製品とは、ガスの入ったスプレー剤のこと。

ここがポイント

答54 **4**

a：✕　冷蔵庫内で保管することが望ましい→冷蔵庫内の保管は不適当である

b：✕　小児の手の届くところや目につくところに医薬品を置くことは避ける。

c：○

d：✕　点眼薬は感染のおそれがあるため、家族であっても複数の使用者で使いまわしをしない。

開封後に冷蔵庫に保管されるのが望ましい、とされているのはシロップ剤だよ。

ここがポイント

製品表示、使用期限

問55 一般用医薬品の製品表示に関する記述のうち、誤っているものはどれか。

1 医薬品によっては、医薬品医療機器等法第52条第2項に基づく「用法、用量その他使用及び取扱い上必要な注意」等の記載を、外部の容器又は被包に行っている場合がある。

2 適切な保存条件の下で製造後1年を超えて性状及び品質が安定であることが確認されている医薬品において法的に使用期限を表示する義務はない。

3 購入者によっては、購入後すぐ開封せずにそのまま保管する場合があるため、添付文書を見なくても適切な保管がなされるよう、その外部の容器又は被包にも、保管に関する注意事項が記載されている。

4 可燃性ガスを噴射剤としているエアゾール製品や消毒用アルコール等、危険物に該当する製品には、医薬品医療機器等法の規定による法定表示事項のほか、消防法（昭和23年法律第186号）に基づく注意事項（「火気厳禁」等）が表示されている。

(2021 北陸・東海 問104 一部改題)

答55 2

1：○
2：✕　1年→3年
3：○
4：○

> 法○○条といった条項の数字は前後の文章で読みとけるので、覚える必要がないよ。

ここがポイント

問56 次の記述は、一般用医薬品の製品表示に関するものである。正しいものの組み合わせはどれか。

a 医薬品によっては添付文書の形ではなく、「用法、用量その他使用及び取扱い上必要な注意」の記載を外箱に行っている場合がある。

b 1回服用量中0.01mLを超えるアルコールを含有する内服液剤（滋養強壮を目的とするもの）については、アルコールを含有する旨及びその分量を記載しなければならない。

c 購入者によっては、購入後すぐに開封せずにそのまま保管する場合や持ち歩く場合があるため、添付文書を見なくても適切な保管がなされるよう、その容器や包装にも保管に関する注意事項が記載されている。

d 使用期限の表示については、適切な保存条件の下で製造後1年を超えて性状及び品質が安定であることが確認されている医薬品において、法的な表示義務はない。

1 （a、b） 2 （a、c） 3 （b、c）
4 （b、d） 5 （c、d）

(2023 北海道・東北 問49)

答56 2

a：○

b：✕ 0.01mL→0.1mL

c：○

d：✕ 製造後1年→製造後3年

ここがポイント

1回服用量中0.1mLを超えるアルコールを含有する内服液剤（滋養強壮を目的とするもの）については、例えば「アルコール含有○○mL以下」とアルコールを含有する旨及びその分量が記載されているよ。

問57 医薬品の使用期限に関する記述の正誤について、正しい組合せを一つ選べ。

a 開封された状態で保管された場合に品質が保持される期限である。

b すべての医薬品について、使用期限の表示に関する法的な表示義務がある。

c 配置販売される医薬品では、使用期限の代わりに「消費期限」と記載される。

d 外部の容器又は被包及び添付文書に記載しなければならない。

	a	b	c	d		a	b	c	d
1	誤	正	正	誤	2	正	誤	正	誤
3	正	正	誤	正	4	正	誤	誤	誤
5	誤	誤	誤	誤					

(2019 関西連合 問105)

答57 5

a：✕ 使用期限は、未開封状態で保管がなされた場合に、品質が保持される期限である。

b：✕ 適切な保存条件の下で製造後3年を超えて性状及び品質が安定である医薬品には法的な表示義務はない。

c：✕ 消費期限→配置期限

d：✕ 便宜上記載されるが、義務ではない。

問58 一般用医薬品の製品表示の記載に関する次の記述の正誤について、正しい組合せはどれか。

a 添加物として配合されている成分の記載については、外箱等は記載スペースが限られることから、アレルギーの原因となり得ることが知られているもの等、安全対策上重要なものを記載し、「（これら以外の）添加物成分は、添付文書をご覧ください」としている場合がある。

b 外箱には医薬品医療機器等法の規定による法定表示事項のみが記載され、他の法令に基づく製品表示がなされることはない。

c 専門家への相談勧奨に関する事項については、記載スペースが狭小な場合には、「使用が適さない場合があるので、使用前には必ず医師、歯科医師、薬剤師又は登録販売者に相談してください」等と記載されている。

d 使用期限の表示については、適切な保存条件の下で製造後３年を超えて性状及び品質が安定であることが確認されている医薬品において法的な表示義務はない。

	a	b	c	d
1	誤	誤	正	正
2	正	誤	誤	誤
3	誤	正	正	誤
4	誤	正	誤	誤
5	正	誤	正	正

(2023 南関東 問102)

答58 5

a : ○

b : ✗ 消防法や高圧ガス保安法などによる注意事項が記載されることもある。

c : ○

d : ○

外箱や容器はスペースが限られるので、様々な記載の工夫がされているよ。

ここがポイント

安全性情報

問59 医薬品等の安全性情報等に関する記述の正誤について、正しい組合せを一つ選べ。

a 医薬品・医療機器等安全性情報の対象となる医薬品は、医療用医薬品のほかに、一般用医薬品も含む。

b 医薬品・医療機器等安全性情報の内容として、重要な副作用等に関する使用上の注意を改訂した場合は、改訂の根拠となった症例の概要も紹介されている。

c （独）医薬品医療機器総合機構ホームページには、緊急安全性情報は掲載されていない。

d （独）医薬品医療機器総合機構が配信する医薬品医療機器情報配信サービス（PMDAメディナビ）は、医薬関係者のみが利用可能である。

	a	b	c	d
1	正	正	誤	正
2	正	正	誤	誤
3	誤	正	正	誤
4	誤	正	誤	正
5	誤	誤	正	誤

(2022 関西連合 問106)

答59 2

a：〇

b：〇

c：✕ 掲載されていない →掲載されている

d：✕ 医薬関係者のみが利用可能→誰でも利用可能

> 医薬品・医療機器等安全性情報の対象は、一般用医薬品を含む医薬品、医療機器等である。

ここが ポイント

問60 医薬品の安全性情報に関する以下の記述の正誤について、正しい組み合わせはどれか。
a 安全性速報はイエローレターとも呼ばれる。
b 緊急安全性情報はブルーレターとも呼ばれる。
c 緊急安全性情報は、都道府県知事からの命令、指示、製造販売業者の自主決定等に基づいて作成される。
d 独立行政法人医薬品医療機器総合機構のホームページでは、医薬品の承認情報が掲載されている。

	a	b	c	d
1	正	正	誤	誤
2	誤	誤	正	誤
3	正	誤	正	誤
4	誤	正	誤	正
5	誤	誤	誤	正

(2022 北海道・東北 問47)

答60 **5**
a：✕ イエローレター→ブルーレター
b：✕ ブルーレター→イエローレター
c：✕ 都道府県知事→厚生労働省
d：◯

緊急安全性情報・安全性速報は、厚生労働省からの命令・指示だけでなく、製造販売業者（製薬メーカー）の自主決定に基づいて作成されるよ。

ここがポイント

問61 医薬品等の安全性情報等に関する記述の正誤について、正しい組合せを一つ選べ。
a PMDAのホームページには、要指導医薬品の添付文書情報は掲載されているが、一般用医薬品の添付文書情報は掲載されていない。
b PMDAのホームページには、厚生労働省が製造販売業者等に指示した緊急安全性情報、「使用上の注意」の改訂情報が掲載されている。
c PMDAが配信する医薬品医療機器情報配信サービス（PMDAメディナビ）は、誰でも利用できる。
d 医薬品・医療機器等安全性情報は、厚生労働省が情報をとりまとめ、広く医薬関係者向けに情報提供を行っている。

	a	b	c	d			a	b	c	d
1	正	正	誤	誤		2	正	誤	正	誤
3	誤	正	正	正		4	正	誤	誤	正
5	誤	正	誤	正						

(2023 関西連合 問106)

答61 **3**
a：✕ 一般用医薬品の添付文書情報も掲載されている。
b：◯
c：◯
d：◯

その他、回収情報や承認情報、患者向医薬品ガイドなどが掲載されているよ。

ここがポイント

第5章 医薬品の適正使用・安全対策

401

問62 （独）医薬品医療機器総合機構のホームページに関する次の記述の正誤について、正しい組合せはどれか。

a 厚生労働省が製造販売業者等に指示した緊急安全性情報、「使用上の注意」の改訂情報が掲載されている。

b 一般用医薬品の添付文書情報は掲載されているが、要指導医薬品の添付文書情報は掲載されていない。

c 製造販売業者等や医療機関等から報告された、医薬品による副作用が疑われる症例情報が掲載されている。

	a	b	c		a	b	c
1	正	誤	正	2	誤	正	誤
3	正	誤	誤	4	正	正	誤
5	誤	正	正				

（2023 北関東・甲信越 問107）

答62 1

a：○

b：✗ 要指導医薬品の添付文書情報も掲載されている。

c：○

製造販売業者とはいわゆる製薬会社のこと。製造業者とは薬をつくる工場の会社のこと。

ここがポイント

問63 緊急安全性情報に関する以下の記述について、（　　）の中に入れるべき字句の正しい組み合わせはどれか。

医薬品、医療機器又は再生医療等製品について緊急かつ重大な注意喚起や使用制限に係る対策が必要な状況にある場合に、（ a ）からの命令、指示、製造販売業者の自主決定等に基づいて作成される。製造販売業者及び行政当局による報道発表、独立行政法人医薬品医療機器総合機構による医薬品医療機器情報配信サービスによる配信（PMDAメディナビ）、製造販売業者から医療機関や薬局等への直接配布、ダイレクトメール、ファックス、電子メール等による情報提供（（ b ）以内）等により情報伝達されるものである。A4サイズの印刷物で、（ c ）とも呼ばれる。

	a	b	c
1	厚生労働省	3ヶ月	ブルーレター
2	各都道府県	3ヶ月	ブルーレター
3	厚生労働省	1ヶ月	イエローレター
4	各都道府県	1ヶ月	イエローレター
5	厚生労働省	1ヶ月	ブルーレター

（2023　北海道・東北　問50）

答63 **3**

a：厚生労働省
b：1ヶ月
c：イエローレター

ここがポイント

独立行政法人医薬品医療機器総合機構は、「総合機構」や「PMDA」と略されるよ。

医薬品等の安全性情報等に関する次の記述のうち、正しいものの組合せはどれか。

a　独立行政法人医薬品医療機器総合機構のホームページには、一般用医薬品・要指導医薬品の添付文書情報が掲載されている。

b　医薬品の製造販売業者等は、医薬品の有効性及び安全性に関する事項その他医薬品の適正な使用のために必要な情報を収集し、検討するとともに、薬局開設者等に対して、提供するよう努めなければならないが、薬局等に従事する薬剤師や登録販売者は情報提供の対象となっていない。

c　厚生労働省は、医薬品（一般用医薬品を含む）、医療機器等による重要な副作用、不具合等に関する情報をとりまとめ、「医薬品・医療機器等安全性情報」として、広く医薬関係者向けに情報提供を行っている。

d　緊急安全性情報は、医療用医薬品や医家向け医療機器についての情報伝達であり、一般用医薬品についての情報が発出されたことはない。

1　（a、b）　　**2**　（a、c）　　**3**　（a、d）
4　（b、c）　　**5**　（c、d）

(2023　南関東　問112)

答64　**2**

a：○

b：✕　薬局等に従事する薬剤師や登録販売者も対象である。

c：○

d：✕　一般用医薬品も対象であり、一般用医薬品についての情報が発出されたこともある。

一般用医薬品に関する緊急安全性情報としては、小柴胡湯による間質性肺炎に関する緊急安全性情報が発出されたことがあるよ。

ここがポイント

問65 緊急安全性情報に関する記述の正誤について、正しい組み合わせはどれか。

a 緊急安全性情報は、都道府県知事からの命令、指示、製造販売業者の自主決定等に基づいて作成される。

b Ａ４サイズの黄色地の印刷物で医療機関や薬局等へ直接配布されるものであり、ファックス、電子メールによる情報提供はできない。

c 医薬品及び再生医療等製品について緊急かつ重大な注意喚起や使用制限に係る対策が必要な状況にある場合に作成されるが、医療機器については作成の対象とならない。

d 一般用医薬品に関係する緊急安全性情報が発出されたことはない。

	a	b	c	d
1	誤	誤	誤	正
2	誤	誤	正	誤
3	誤	正	誤	誤
4	正	誤	誤	誤
5	誤	誤	誤	誤

(2022 北陸・東海 問44)

答65 **5**

a：✖ 都道府県知事→厚生労働省

b：✖ 配信や直接配布、ダイレクトメール、ファックス、電子メール等による情報提供により情報伝達される。

c：✖ 対象になるのは、医薬品、再生医療等製品だけでなく医療機器も対象となる。

d：✖ 発出されたことはない→発出されたことがある

> 緊急安全性情報は本当にＡ４の黄色い紙なので、イエローレターとよばれているよ。
> **ここがポイント**

問66 安全性速報に関する次の記述について、（　）の中に入れるべき字句の正しい組合せはどれか。

医薬品、医療機器又は再生医療等製品について一般的な使用上の注意の改訂情報よりも迅速な注意喚起や適正使用のための対応の注意喚起が必要な状況にある場合に、（ a ）からの命令、指示、製造販売業者の自主決定等に基づいて作成される。（ b ）による医薬品医療機器情報配信サービスによる配信、製造販売業者から医療機関や薬局等への直接の配布、ダイレクトメール、ファクシミリ、電子メール等による情報提供（1か月以内）等により情報伝達されるものである。A4サイズの印刷物で、（ c ）とも呼ばれる。

	a	b	c
1	各都道府県	厚生労働省	イエローレター
2	各都道府県	（独）医薬品医療機器総合機構	イエローレター
3	厚生労働省	（独）医薬品医療機器総合機構	レッドレター
4	厚生労働省	各都道府県	ブルーレター
5	厚生労働省	（独）医薬品医療機器総合機構	ブルーレター

(2021　北関東　問104)

答66 **5**

安全性速報はA4の青い紙なのでブルーレターとよばれているよ。

ここがポイント

問67 安全性速報に関する以下の記述の正誤について、正しい組み合わせはどれか。

a 医薬品や医療機器が対象であり、再生医療等製品は対象とならない。

b 一般的な使用上の注意の改訂情報よりも迅速な注意喚起や、適正使用のための対応の注意喚起が必要な状況にある場合に作成される。

c 厚生労働省によって作成される。

d 医療機関や薬局等へ3ヶ月以内に情報伝達されるものである。

	a	b	c	d
1	正	正	正	誤
2	誤	正	誤	正
3	誤	正	誤	誤
4	誤	誤	正	誤
5	正	誤	正	正

(2022 北海道・東北 問49)

答67 **3**

a： ✖ 対象になるのは、医薬品、医療機器だけでなく、再生医療等製品も対象となる。

b： ○

c： ✖ 厚生労働省からの命令、指示、製造販売業者の自主決定等に基づいて作成される。

d： ✖ 3ヶ月→1ヶ月

「対象は医薬品、医療機器、再生医療等製品であること」「厚生労働省からの命令、指示、製造販売業者の自主決定等に基づいて作成されること」「配信や直接配布、ダイレクトメール、ファックス、電子メール等による情報提供により1ヶ月以内に医療機関等に情報伝達されること」については、緊急安全性情報と安全性速報はどちらも共通だよ。

ここがポイント

問68 医薬品の副作用情報等の収集、評価及び措置に関する次の記述のうち、正しいものの組合せはどれか。

a 医薬品・医療機器等安全性情報報告制度は、約3000の医療機関をモニター施設に指定して、厚生省（当時）が直接副作用報告を受ける「医薬品副作用モニター制度」としてスタートした。

b 既存の医薬品と明らかに異なる有効成分が配合された医薬品については、5年を超えない範囲で厚生労働大臣が承認時に定める一定期間、再審査制度が適用される。

c 製造販売業者には、医薬品等との関連が否定できない感染症に関する症例情報の報告や研究論文等について、国への報告義務が課されている。

d 各制度により集められた副作用情報については、副作用の発生した都道府県の地方薬事審議会において専門委員の意見を聴きながら調査検討が行われる。

1 （a、b） 2 （a、c） 3 （a、d）
4 （b、c） 5 （c、d） (2021 南関東 問115)

答68 **2**

a：〇

b：✕ 5年→10年

c：〇

d：✕ 製造販売業者で評価・検討し、対策が取られるか、総合機構で専門委員の意見を聴きながら調査検討が行われ、厚生労働大臣が薬事・食品衛生審議会の意見を聴いて必要な行政措置を決定する。

新しい有効成分が配合されたものは10年を超えない範囲で、またすでに医療用医薬品である有効成分を一般用医薬品で初めて配合したものは3年程度の、調査報告が求められる。

ここがポイント

問69 医薬品・医療機器等安全性情報報告制度に関する次の記述の正誤について、正しい組合せはどれか。

a 本制度は、医薬品の使用、販売等に携わり、副作用等が疑われる事例に直接に接する医薬関係者からの情報を広く収集することによって、医薬品の安全対策のより着実な実施を図ることを目的としている。

b 医薬関係者は、医薬品の副作用等によるものと疑われる健康被害の発生を知った場合において、保健衛生上の危害の発生又は拡大を防止するため必要があると認めるときは、その旨を施設を所管する都道府県知事に報告しなければならない。

c 本制度は、「医薬品副作用モニター制度」として 1967年3月よりスタートした。

d 登録販売者は、本制度に基づく報告を行う医薬関係者には含まれない。

	a	b	c	d
1	正	正	誤	誤
2	誤	誤	正	誤
3	正	誤	正	誤
4	正	誤	誤	正
5	誤	正	誤	正

(2023 北関東・甲信越 問109)

答69 3

a：〇

b：✖ 施設を所管する都道府県知事→厚生労働大臣

c：〇

d：✖ 含まれない→含まれる

> 副作用情報等の報告は、実務上は総合機構（PMDA）に報告書を提出する。

ここがポイント

問70 医薬品による副作用等が疑われる場合の報告に関する以下の記述の正誤について、正しい組み合わせはどれか。

a 医薬品との因果関係が明確でない場合は報告の対象とならない。

b 安全対策上必要があると認めるときは、医薬品の過量使用や誤用等によるものと思われる健康被害についても報告がなされる必要がある。

c 報告様式の記入欄すべてに記入がなされる必要がある。

d 複数の専門家が医薬品の販売等に携わっている場合であっても、当該薬局又は医薬品の販売業において販売等された医薬品の副作用等によると疑われる健康被害の情報に直接接した専門家1名から報告書が提出されれば十分である。

	a	b	c	d		a	b	c	d
1	正	正	正	誤	2	誤	正	誤	正
3	正	正	誤	誤	4	正	誤	誤	正
5	誤	誤	正	正					

(2022 北海道・東北 問55)

答70 2

a：✘ 医薬品との因果関係が必ずしも明確でない場合も報告の対象になり得る。

b：◯

c：✘ 報告様式の記入欄すべてに記入がなされる必要がある→把握可能な範囲で報告がなされればよい

d：◯

複数の専門家が医薬品の販売等に携わっている場合は、健康被害の情報に直接接した専門家1名から報告書が提出されれば十分であるとされている。

ここがポイント

問71 医薬品・医療機器等安全性情報報告制度に関する記述の正誤について、正しい組合せを一つ選べ。

a 医薬品との因果関係が明確な健康被害のみ報告する。

b 医薬部外品又は化粧品による健康被害も、自発的な情報協力が要請されている。

c 健康食品による健康被害も任意に報告する。

d 安全対策上必要がある医薬品の過量使用や誤用等による健康被害も報告する。

	a	b	c	d		a	b	c	d
1	正	誤	正	誤	2	正	誤	誤	正
3	誤	正	正	正	4	誤	正	誤	正
5	誤	誤	正	正					

(2019 関西連合 問109)

答71 4

a：✘ 医薬品との因果関係が必ずしも明確でない場合も報告の対象になり得る。

b：◯

c：✘ 健康食品による健康被害は最寄りの保健所へ連絡することになっている。

d：◯

医薬品・医療機器等安全性情報報告制度の報告先は厚生労働大臣だよ！

ここがポイント

問72 医薬品の製造販売業者等が行う安全性等の調査に関する記述の正誤について、正しい組み合わせはどれか。

a 既存の医薬品と明らかに異なる有効成分が配合されたものについては、10年を超えない範囲で厚生労働大臣が承認時に定める一定期間（概ね８年）、承認後の使用成績等を製造販売業者等が集積し、厚生労働省へ提出する制度（再審査制度）が適用される。

b 製造販売業者等には、医薬品医療機器等法第68条の10第１項の規定に基づき、製造販売をし、又は承認を受けた医薬品について、その副作用により、癌その他の重大な疾病、障害若しくは死亡が発生するおそれがあることを示す研究報告を知ったときは、その旨を30日以内に厚生労働大臣に報告しなければならない。

c 医療用医薬品で使用されていた有効成分を一般用医薬品で初めて配合したものについては、承認条件として承認後の一定期間（概ね３年）、安全性に関する調査及び調査結果の報告が求められている。

d サリドマイド事件、スモン事件等を踏まえ、1979年に薬事法が改正され、医薬品の市販後の安全対策の強化を図るための再審査・再評価制度等が創設された。

	a	b	c	d		a	b	c	d
1	正	正	正	誤	2	正	正	誤	正
3	正	誤	正	正	4	誤	正	正	正
5	正	正	正	正					

（2022 北陸・東海 問48）

答72 5

a：○
b：○
c：○
d：○

既存の医薬品と明らかに異なる有効成分が配合されたものをダイレクトOTC医薬品、医療用医薬品で使用されていた有効成分を一般用医薬品で初めて配合したものをスイッチOTC医薬品というよ。

ここがポイント

第５章 医薬品の適正使用・安全対策

問73 医薬品医療機器等法第68条の10第２項の規定に基づき、医薬関係者に義務付けられている医薬品の副作用等の報告に関する次の記述の正誤について、正しい組合せはどれか。

a 医薬品との因果関係が必ずしも明確でない場合であっても、報告の対象となり得る。

b 安全対策上必要があると認めるときは、医薬品の過量使用や誤用等によるものと思われる健康被害についても、報告がなされる必要がある。

c 保健衛生上の危害の発生又は拡大防止の観点から、報告の必要性を認めた日から起算して、15日以内に報告しなければならない。

d ウェブサイトに直接入力することによる電子的な報告が可能である。

	a	b	c	d
1	誤	誤	正	誤
2	正	正	誤	誤
3	誤	正	正	正
4	正	誤	正	正
5	正	正	誤	正

答73 5

a：○

b：○

c：✗ 医薬関係者に義務付けられている副作用等の報告に関しては、報告期限は特に定められていない（ただし、企業からの副作用等の報告制度には報告期限が設けられている）。

d：○

医薬関係者に義務付けられている副作用等の報告に関しては、令和３年４月からウェブサイトに直接入力することによる電子的な報告が可能になった。

ここがポイント

412

問74 医薬品医療機器等法第68条の10第2項の規定に基づく医薬品の副作用等報告に関する次の記述の正誤について、正しい組合せはどれか。

a 身体の変調・不調、日常生活に支障を来す程度の健康被害（死亡を含む。）であっても、医薬品との因果関係が必ずしも明確でない場合は、報告の対象となり得ない。

b 安全対策上必要があると認められるときは、医薬品の過量使用や誤用等によるものと思われる健康被害について報告がなされる必要がある。

c 報告期限は特に定められていないが、報告の必要性を認めた場合においては、適宜速やかに報告書を（独）医薬品医療機器総合機構に送付することとされている。

d 報告者に対しては、安全性情報受領確認書が交付される。

	a	b	c	d		a	b	c	d
1	正	誤	誤	正	**2**	誤	正	誤	正
3	誤	誤	正	誤	**4**	正	誤	正	誤
5	誤	正	正	正					

(2021 北関東 問110)

答74 5

a ： ✗ 因果関係が明確ではない場合でも報告の対象となり得る。

b ： ○

c ： ○

d ： ○

2つの報告を区別して覚えよう！
医薬関係者からの報告：法第68条の10第2項（医薬品・医療機器等安全性情報報告制度）
企業からの報告：法第68条の10第1項及び法68条の13第3項

ここがポイント

413

問75 医薬品医療機器等法第68条の10第２項の規定に基づき、医薬関係者に義務付けられている医薬品の副作用等の報告に関する次の記述の正誤について、正しい組合せはどれか。

a 安全対策上必要があると認められる場合であっても、医薬品の過量使用や誤用等によるものと思われる健康被害については報告する必要はない。

b 複数の専門家が医薬品の販売等に携わっている場合であっても、当該薬局又は医薬品の販売業において販売等された医薬品の副作用等によると疑われる健康被害の情報に直接接した専門家１名から報告書が提出されれば十分である。

c 報告様式の記入欄すべてに記入がなされる必要はなく、医薬品の販売等に従事する専門家においては、購入者等から把握可能な範囲で報告がなされればよい。

d 医薬品によるものと疑われる、日常生活に支障を来すが入院治療を必要としない程度の健康被害については、報告の対象とならない。

	a	b	c	d		a	b	c	d
1	誤	正	誤	正	2	正	誤	誤	誤
3	正	正	正	誤	4	誤	正	正	誤
5	誤	誤	誤	正					

(2023 南関東 問116)

答75 4

a：✗ 安全対策上必要があると認められる時は、医薬品の過量投与や誤用等によるものと思われる健康被害についても報告をする。

b：◯

c：◯

d：✗ 対象とならない→対象である

問76 法第68条の10第１項の規定に基づき、医薬品の製造販売業者がその製造販売した医薬品について行う副作用等の報告において、15日以内に厚生労働大臣に報告することとされている事項の正誤について、正しい組合せを一つ選べ。

a　医薬品によるものと疑われる副作用症例のうち、使用上の注意から予測できないもので、非重篤な国内事例

b　医薬品によるものと疑われる感染症症例のうち、使用上の注意から予測できないもので、非重篤な国内事例

c　医薬品によるものと疑われる副作用症例のうち、使用上の注意から予測できるもので、死亡に至った国内事例

d　医薬品によるものと疑われる副作用症例のうち、発生傾向の変化が保健衛生上の危害の発生又は拡大のおそれを示すもので、重篤（死亡含む）な国内事例

	a	b	c	d
1	正	誤	正	誤
2	正	誤	誤	正
3	誤	正	正	正
4	誤	正	誤	正
5	誤	誤	正	正

（2023　関西連合　問108）

答76　**3**

a：✕　定期報告である。

b：○

c：○

d：○

15日以内ではない例
- 使用上の注意から予測できない国内非重篤副作用症例：定期報告
- 使用上の注意から予測できる国内重篤副作用症例（死亡を除く）：30日以内
- 研究報告：30日以内

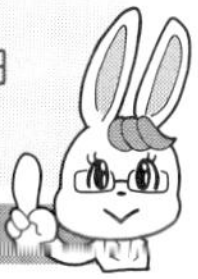

ここがポイント

企業からの副作用症例報告			報告期限	
		重篤性	国内事例	外国事例
医薬品によるものと疑われる副作用症例の発生	使用上の注意から予測できないもの	死亡	（　　a　　）	
		重篤（死亡を除く）	15日以内	
		非重篤	定期報告	
	使用上の注意から予測できるもの	死亡	15日以内	
		重篤（死亡を除く）：新有効成分含有医薬品として承認後（　　b　　）	15日以内	
		市販直後調査などによって得られたもの	15日以内	
		重篤（死亡を除く）：上記以外	（　　c　　）	
		非重篤		

	a	b	c
1	7日以内	2年以内	15日以内
2	7日以内	3年以内	30日以内
3	15日以内	2年以内	30日以内
4	15日以内	3年以内	15日以内
5	15日以内	3年以内	30日以内

（2022　北海道・東北　問53）

「使用上の注意から予測できないもの」とは、添付文書に載っていない副作用のことを指すので、重篤や死亡例は急いで（15日以内）に報告した方がいいとイメージしよう。

ここがポイント

416

問78 以下の医薬品の副作用情報等の評価及び措置に関する記述について、（　　）の中に入れるべき字句の正しい組合せはどれか。

　収集された副作用等の情報は、その医薬品の製造販売業者等において評価・検討され、必要な安全対策が図られる。各制度により集められた副作用情報については、独立行政法人医薬品医療機器総合機構において（ a ）の意見を聴きながら調査検討が行われ、その結果に基づき、厚生労働大臣は、（ b ）の意見を聴いて、使用上の注意の改訂の指示等を通じた注意喚起のための情報提供や、効能・効果や用法・用量の一部変更、調査・実験の実施の指示、製造・販売の中止、製品の回収等の安全対策上必要な行政措置を講じている。

	a	b
1	専門委員	製造販売業者
2	専門委員	薬事・食品衛生審議会
3	製造販売業者	薬事・食品衛生審議会
4	薬事・食品衛生審議会	専門委員
5	薬事・食品衛生審議会	製造販売業者

(2018　北海道　問114)

答78 2

総合機構において専門委員の意見を聴きながら調査検討が行われ、その結果に基づき、厚生労働大臣は、薬事・食品衛生審議会の意見を聴いて行政措置を講ずる。

417

問79 「医薬品・医療機器等安全性情報報告制度」に関する記述の正誤について、正しい組合せを一つ選べ。

a 本制度は、医薬品の使用、販売等に携わり、副作用等が疑われる事例に直接に接する医薬関係者からの情報を広く収集することによって、医薬品の安全対策のより着実な実施を図ることを目的としている。

b 医薬品等によるものと疑われる、身体の変調・不調、日常生活に支障を来す程度の健康被害（死亡を含む。）について報告が求められている。

c 健康被害と医薬品との因果関係が必ずしも明確でない場合であっても、報告の対象となり得る。

d 医薬品による副作用が疑われる場合、報告の必要性を認めた日から起算して30日以内に報告することが定められている。

	a	b	c	d
1	正	正	正	誤
2	正	正	誤	正
3	正	正	誤	誤
4	誤	誤	正	誤
5	誤	正	誤	正

(2022 関西連合 問108)

答79 1

a：○
b：○
c：○
d：✕ 医薬関係者に義務付けられている副作用等の報告に関しては、報告期限は特に定められていない。

医薬品・医療機器等安全性情報報告制度は、医薬関係者からの報告を指すよ。
また、企業からの副作用等の報告制度には報告期限が設けられているよ。

ここがポイント

問80 以下の副作用情報等の評価及び措置に関する記述について、（　　）の中に入れるべき字句の正しい組み合わせはどれか。

　収集された副作用等の情報は、その医薬品の製造販売業者等において評価・検討され、必要な安全対策が図られる。各制度により集められた副作用情報については、（ a ）において専門委員の意見を聴きながら調査検討が行われ、その結果に基づき、（ b ）は、薬事・食品衛生審議会の意見を聴いて、使用上の注意の改訂の指示等を通じた注意喚起のための情報提供や、効能・効果や用法・用量の一部変更、調査・実験の実施の指示、製造・販売の中止、製品の回収等の安全対策上必要な行政措置を講じている。

	a	b
1	一般財団法人日本医薬情報センター	厚生労働大臣
2	一般財団法人日本医薬情報センター	都道府県知事
3	独立行政法人医薬品医療機器総合機構	都道府県知事
4	独立行政法人医薬品医療機器総合機構	製造販売業者
5	独立行政法人医薬品医療機器総合機構	厚生労働大臣

（2022　北海道・東北　問54）

答80 5

独立行政法人医薬品医療機器総合機構において、厚生労働大臣が薬事・食品衛生審議会の意見を聴いて措置等を決定するよ。

ここがポイント

救済制度

問81 医薬品副作用被害救済制度に関する記述のうち、正しいものはどれか。

1 給付の種類としては、医療費、医療手当、障害年金、障害児養育年金、遺族年金、遺族一時金及び葬祭料があるが、いずれも請求期限はない。

2 医薬品（要指導医薬品及び一般用医薬品を含む。）の副作用による一定の健康被害が生じた場合に、医療費等の給付を行い、これにより被害者の迅速な救済を図る制度であり、医薬品を適正に使用していなくても対象となる。

3 一般用医薬品の使用により副作用を生じた場合であって、その副作用による健康被害が救済給付の対象となると思われたときには、登録販売者は、健康被害を受けた購入者等に対して救済制度があることや、相談窓口等を紹介し、相談を促すなどの対応が期待されている。

4 救済給付業務に必要な費用のうち、給付費については、独立行政法人医薬品医療機器総合機構法第19条の規定に基づき、製造業者が年度ごとに納付する拠出金が充てられる。

(2023 北陸・東海 問57)

答81 **3**

1 ： ✕ 請求期限がないのは、障害年金と障害児養育年金である。

2 ： ✕ 医薬品を適正に使用している場合に対象となる。

3 ： ○

4 ： ✕ 製造業者→製造販売業者

救済制度は、医薬品が適正に使用され、入院加療や後遺症が残る場合に対象となるよ。

ここがポイント

問82 医薬品等を適正に使用したにもかかわらず、副作用によって一定程度以上の健康被害が生じた場合に、医薬品副作用被害救済制度の対象となるものの正誤について、正しい組合せを一つ選べ。

a 一般用医薬品の胃腸薬

b いわゆる健康食品として販売されたもの

c 一般用医薬品の殺菌消毒剤（人体に直接使用するもの）

d ワセリン（日本薬局方収載医薬品）

	a	b	c	d		a	b	c	d
1	正	正	誤	誤	**2**	正	誤	正	誤
3	誤	正	正	正	**4**	正	誤	誤	正
5	誤	正	誤	正					

(2023 関西連合 問112)

問83 医薬品副作用被害救済制度の救済給付に関する以下の記述の正誤について、正しい組み合わせはどれか。

a 障害年金は、医薬品の副作用により一定程度の障害の状態にある15歳以上の人の生活補償等を目的として給付されるものである。

b 要指導医薬品の使用による副作用被害への救済給付の請求に当たっては、医師の診断書、要した医療費を証明する書類（受診証明書）などのほか、その医薬品を販売等した薬局開設者、医薬品の販売業者が作成した販売証明書等が必要となる。

c 医薬品副作用被害救済制度の対象とならないケースのうち、製品不良など、製薬企業に損害賠償責任がある場合には、「医薬品PLセンター」への相談が推奨される。

d 医薬品の不適正な使用による健康被害については、救済給付の対象とならない。

	a	b	c	d		a	b	c	d
1	誤	正	正	正	**2**	正	誤	正	誤
3	正	正	誤	正	**4**	正	誤	誤	正
5	誤	正	誤	誤					

(2022 北海道・東北 問57)

答82 **2**

a：○

b：× 対象外。

c：○ 殺菌消毒剤のうち、人体に直接使用するものは対象、人体に直接使用しないものは対象外。

d：× 対象外。

救済制度の対象とならない医薬品：
要指導医薬品又は一般用医薬品のうち、殺虫剤・殺鼠剤、殺菌消毒剤（人体に直接使用するものを除く）、一般用検査薬、一部の日本薬局方収載医薬品（精製水、ワセリン等）。

ここがポイント

答83 **1**

a：× 15歳以上→18歳以上

b：○

c：○

d：○

救済給付の請求に必要な書類
①医師の診断書
②要した医療費を証明する書類（受診証明書）
③販売証明書等

ここがポイント

問84 医薬品副作用被害救済制度における給付の種類と請求の期限の関係について、正しい組み合わせを一つ選びなさい。

	給付の種類	請求の期限
ア	遺族年金	請求期限なし
イ	葬祭料	葬祭が終わってから5年以内
ウ	障害年金	請求期限なし
エ	医療費	医療費の支給の対象となる費用の支払いが行われたときから5年以内

1　（ア、イ）　　2　（ア、エ）
3　（イ、ウ）　　4　（ウ、エ）　(2020　九州　問51)

答84 4

ア：✕　死亡から5年以内。遺族年金を受け取ることができる先順位者が死亡した場合はその死亡から2年以内。

イ：✕　死亡から5年以内。葬祭料を受け取ることができる先順位者が死亡した場合はその死亡から2年以内。

ウ：○

エ：○

> 請求の期限がないのは、障害年金と障害児養育年金。
> **ここがポイント**

問85 次のa～dで示される医薬品副作用被害救済制度の給付のうち、請求の期限がないものの組合せはどれか。

a　遺族年金　　　b　障害年金
c　遺族一時金　　d　障害児養育年金
1　（a、b）　　2　（a、c）
3　（b、d）　　4　（c、d）(2019　北海道　問119)

答85 3

障害年金と障害児養育年金は請求の期限がない。

a：✕
b：○
c：✕
d：○

> 遺族年金と遺族一時金、葬祭料は、死亡のときから5年以内。受けることができる先順位者が死亡した場合には、その死亡のときから2年以内。
> **ここがポイント**

問86 医薬品の副作用被害の救済制度に関する記述の正誤について、正しい組合せを一つ選べ。

a サリドマイド事件等を踏まえ、1979年に医薬品副作用被害救済基金法が制定され、副作用被害に関する救済制度が創設された。

b 医薬品副作用被害救済制度とは、医薬品を適正に使用したにもかかわらず副作用による一定の健康被害が生じた場合について、医療費などの給付を行い、被害者の迅速な救済を図るものである。

c 医薬品による副作用被害が明らかな場合には、被害を受けた本人や家族の申請がなくても、厚生労働大臣は、医療費等の各種給付を行うことができる。

d 副作用被害の救済給付に必要な費用は、製造販売業者及び製造業者からの拠出金が充てられる。

	a	b	c	d		a	b	c	d
1	正	正	正	誤	**2**	正	正	誤	正
3	正	正	誤	誤	**4**	誤	誤	正	誤
5	誤	正	誤	正					

(2019 関西連合 問110)

答86 **3**

a：○

b：○

c：✗ 申請がないと給付は行われない。

d：✗ 製造販売業者及び製造業者→製造販売業者

> 救済給付の申請が行えるのは、被害を受けた本人かその家族だよ。

ここがポイント

問87 医薬品副作用被害救済制度に関する次の記述の正誤について、正しい組合せはどれか。

a　給付請求は、健康被害が医薬品の副作用によると判断した医師が（独）医薬品医療機器総合機構に行わなければならない。

b　障害年金の給付には請求期限はない。

c　医療費の給付の請求期限は、医療費の支給の対象となる費用の支払いが行われたときから5年以内である。

d　薬事・食品衛生審議会の諮問・答申を経て、都道府県知事が判定した結果に基づいて各種給付が行われる。

	a	b	c	d
1	正	誤	正	誤
2	正	正	誤	誤
3	誤	正	誤	正
4	誤	誤	誤	正
5	誤	正	正	誤

(2022　北関東・甲信越　問111)

答87　**5**

a：✗　給付請求は被害を受けた本人又は家族が行わなければならない。

b：○

c：○

d：✗　都道府県知事→厚生労働大臣

各種給付は、薬事・食品衛生審議会の諮問・答申を経て、厚生労働大臣が判定する。

ここがポイント

PLセンター

問88 医薬品PLセンターに関する記述について、正しいものを一つ選べ。

1　医薬品又は医薬部外品に関する健康被害以外の損害についても、製造販売元の企業と交渉するに当たって、公平・中立な立場で相談を受け付け、交渉の仲介や調整・あっせんを行っている。

2　製薬企業に損害賠償責任がない場合にも、医薬品PLセンターへの相談が推奨される。

3　医薬品副作用被害救済基金法の成立に当たり、国会の附帯決議により、設立が求められ開設された。

4　（独）医薬品医療機器総合機構と、日本製薬団体連合会との共同で運営されている機関である。

(2020　関西連合　問112)

答88 1

1：○

2：✘　製薬企業に損害賠償責任がない場合→責任がある場合

3：✘　製造物責任法（PL法）の説明である。

4：✘　日本製薬団体連合会において開設された。

> 医薬品PLセンターは、医薬品、医薬部外品に関する苦情について申し立ての相談を受け付けている。
> **ここがポイント**

問89 副作用情報等の評価及び措置に関する以下の記述について、（　　　）の中に入れるべき字句の正しい組み合わせはどれか。

医薬品PLセンターは、日本製薬団体連合会において、平成7年7月の製造物責任法（平成6年法律第85号）の施行と同時に開設された。

消費者が、医薬品又は（ a ）に関する苦情（健康被害以外の損害も含まれる）について（ b ）と交渉するに当たって、公平・中立な立場で申立ての相談を受け付け、交渉の仲介や調整・あっせんを行い、（ c ）な解決に導くことを目的としている。

	a	b	c
1	医薬部外品	国	裁判によらずに迅速
2	医薬部外品	製造販売元の企業	裁判によらずに迅速
3	医療機器	国	裁判によらずに迅速
4	医療機器	国	裁判による法的
5	医療機器	製造販売元の企業	裁判による法的

(2023　北海道・東北　問57)

答89 2

a：医薬部外品
b：製造販売元の企業
c：裁判によらずに迅速

> 日本製薬団体連合会とは、製薬業界の業界団体で、製造販売業者等が所属しているよ。
> **ここがポイント**

425

医薬品PLセンターに関する次の記述の正誤について、正しい組合せはどれか。

a 医薬品副作用被害救済制度の対象とならないケースのうち、製品不良など、製薬企業に損害賠償責任がある場合には、「医薬品PLセンター」への相談が推奨される。

b 医薬品、医薬部外品及び医療機器に関する苦情の相談を受け付けている。

c 消費者の代理人として、裁判を迅速に終了させることを目的としている。

```
      a  b  c
1     正  正  正
2     正  正  誤
3     正  誤  誤
4     誤  正  誤
5     誤  誤  正
```

(2022　南関東　問120)

一般用医薬品に関する安全対策

問91 次の記述にあてはまる漢方処方製剤として、正しいものはどれか。

インターフェロン製剤との併用例による間質性肺炎が報告されたことから、1994年1月、インターフェロン製剤との併用を禁忌とする旨の使用上の注意の改訂がなされた。

1 小柴胡湯
2 黄連解毒湯
3 防已黄耆湯
4 防風通聖散
5 大柴胡湯

(2018　北関東　問118)

答90 3

a：○

b：✖ 医療機器は対象ではない。

c：✖ 消費者の代理人になるわけではなく、あくまで仲介や調整、あっせんを行い、裁判によらない迅速な解決を目指している。

医薬品PLセンターは、健康被害以外の損害に関する相談も受け付けている。

ここがポイント

答91 1

問92 医薬品の安全対策に関する以下の記述の正誤について、正しい組み合わせを下から一つ選び、その番号を解答欄に記入しなさい。

ア 一般用かぜ薬の使用によると疑われる肝機能障害の発生事例が報告されたことを受けて、厚生労働省では2003年6月、一般用かぜ薬全般につき使用上の注意の改訂を指示することとした。

イ 小青竜湯とインターフェロン製剤の併用例による間質性肺炎が報告されたことから、インターフェロン製剤との併用を禁忌とする旨の使用上の注意の改訂がなされた。

ウ 解熱鎮痛成分としてアセトアミノフェンが配合されたアンプル入りかぜ薬の使用による重篤な副作用で、死亡例が報告されたことを受け、厚生労働省より関係製薬企業に対し、アンプル入りかぜ薬製品の回収が要請された。

エ エテンザミドが、一般用医薬品のかぜ薬等に配合されていたが、用法・用量の範囲を超えた使用による脳出血等の副作用症例が複数報告されたため、厚生労働省から関係製薬企業に対し、代替成分としてプソイドエフェドリン塩酸塩等への速やかな切替えの指示がなされた。

	ア	イ	ウ	エ
1	正	正	正	誤
2	正	誤	正	正
3	誤	正	正	誤
4	誤	正	誤	正
5	誤	誤	誤	誤

(2021 九州 問59)

答92 5

ア：✕ 肝機能障害→間質性肺炎

イ：✕ 小青竜湯→小柴胡湯

ウ：✕ アセトアミノフェン→アミノピリン、スルピリン

エ：✕ エテンザミド→塩酸フェニルプロパノールアミン（PPA）

この項目で出題されるのは以下の4つの事例：
①アンプル入りかぜ薬
②小柴胡湯による間質性肺炎
③一般用かぜ薬による間質性肺炎
④塩酸フェニルプロパノールアミン含有医薬品

ここがポイント

第5章 医薬品の適正使用・安全対策

問93 一般用医薬品の安全対策に関する以下の記述について、（　　）の中に入れるべき字句の正しい組み合わせを一つ選びなさい。なお、同じ記号の（　　）内には同じ字句が入ります。

　（ ア ）による間質性肺炎については、1991年4月以降、使用上の注意に記載されていたが、その後、（ ア ）と（ イ ）の併用例による間質性肺炎が報告されたことから、1994年1月、（ イ ）との併用を禁忌とする旨の使用上の注意の改訂がなされた。しかし、それ以降も慢性肝炎患者が（ ア ）を使用して間質性肺炎が発症し、死亡を含む重篤な転帰に至った例もあったことから、1996年3月、厚生省（当時）より関係製薬企業に対して（ ウ ）の配布が指示された。

	ア	イ	ウ
1	小青竜湯	アミノピリン	医薬品・医療機器等安全性情報
2	小柴胡湯	インターフェロン製剤	緊急安全性情報
3	小青竜湯	インターフェロン製剤	医薬品・医療機器等安全性情報
4	小柴胡湯	アミノピリン	緊急安全性情報
5	小柴胡湯	インターフェロン製剤	医薬品・医療機器等安全性情報

(2020　九州　問59)

答93 2

小柴胡湯とインターフェロン併用例による間質性肺炎に係る安全対策についての基本的な文章だよ！

ここがポイント

問94 塩酸フェニルプロパノールアミン（PPA）含有医薬品に関する次の記述について、（　）の中に入れるべき字句の正しい組合せはどれか。

　2003年８月までに、PPAが配合された一般用医薬品による（　a　）等の副作用症例が複数報告され、それらの多くが用法・用量の範囲を超えた使用又は禁忌とされている（　b　）患者の使用によるものであった。そのため、厚生労働省から関係製薬企業等に対して使用上の注意の改訂、情報提供の徹底等を行うとともに、代替成分として（　c　）等への速やかな切替えにつき指示がなされた。

	a	b	c
1	脳出血	高血圧症	プソイドエフェドリン塩酸塩
2	間質性肺炎	高血圧症	フルスルチアミン塩酸塩
3	間質性肺炎	糖尿病	プソイドエフェドリン塩酸塩
4	脳出血	高血圧症	フルスルチアミン塩酸塩
5	脳出血	糖尿病	フルスルチアミン塩酸塩

(2021　南関東　問119)

答94　**1**

高血圧患者が過量服用し、脳出血の副作用が多発し、プソイドエフェドリン塩酸塩への切替の指示がなされたという流れを覚えよう。

医薬品の安全対策に関する記述について、（　）の中に入れるべき字句の正しい組み合わせはどれか。

（　a　）成分としてアミノピリン、スルピリンが配合されたアンプル入りかぜ薬の使用による重篤な（　b　）で、1959年から1965年までの間に計38名の死亡例が発生した。

アンプル剤は他の剤形（錠剤、散剤等）に比べて（　c　）が速く、血中濃度が急速に高値に達するため、通常用量でも副作用が生じやすいことが確認されたことから、1965年、厚生省（当時）より関係製薬企業に対し、アンプル入りかぜ薬製品の回収が要請された。

	a	b	c
1	鎮咳	副作用（間質性肺炎）	代謝
2	解熱鎮痛	副作用（ショック）	吸収
3	解熱鎮痛	副作用（ショック）	代謝
4	鎮咳	副作用（間質性肺炎）	吸収
5	鎮咳	副作用（ショック）	代謝

（2020　北陸・東海　問120）

答95　**2**

アンプルとは、注射剤を入れるガラス容器のことで、医療機関で使用される。

ここがポイント

問96 一般用医薬品の安全対策に関する記述の正誤について、正しい組合せを一つ選べ。

a アンプル入りかぜ薬の使用による重篤な副作用（ショック）で死亡例が発生したことから、1965年に厚生省（当時）は関係製薬企業に対し、アンプル入りかぜ薬製品の回収を要請した。

b 塩酸フェニルプロパノールアミンが配合された一般用医薬品による脳出血等の副作用症例が複数報告されたことから、厚生労働省は、代替成分としてプソイドエフェドリン塩酸塩等への速やかな切替えを指示した。

c 慢性肝炎患者が小柴胡湯（しょうさいことう）を使用して間質性肺炎を発症し、死亡を含む重篤な転帰に至った例もあったことから、1996年に厚生省（当時）は関係製薬企業に対して緊急安全性情報の配布を指示した。

d 一般用かぜ薬の使用によると疑われる肝機能障害の発生事例が報告されたことを受けて、2003年に厚生労働省は一般用かぜ薬全般につき使用上の注意の改訂を指示した。

	a	b	c	d			a	b	c	d
1	正	正	正	誤		**2**	正	正	誤	正
3	正	誤	正	正		**4**	誤	正	正	正
5	正	正	正	正						

(2023 関西連合 問113)

答96 **1**

a：○
b：○
c：○
d：✕ 肝機能障害→間質性肺炎

ここでは4つの事例から出題されるよ！

ここがポイント

第5章 医薬品の適正使用・安全対策

431

啓発

医薬品の適正使用のための啓発活動等に関する次の記述の正誤について、正しい組合せはどれか。

a　登録販売者には、適切なセルフメディケーションの普及定着、医薬品の適正使用の推進のため、啓発活動に積極的に参加、協力することが期待されている。

b　毎年10月17日～23日の１週間を「薬と健康の週間」として、国、自治体、関係団体等による広報活動やイベント等が実施されている。

c　「６・26国際麻薬乱用撲滅デー」を広く普及し、薬物乱用防止を一層推進するため、毎年６月20日～７月19日までの１ヶ月間、国、自治体、関係団体等により、「ダメ。ゼッタイ。」普及運動が実施されている。

d　薬物乱用や薬物依存は、違法薬物（麻薬、覚醒剤、大麻等）によるものであり、一般用医薬品によっては生じ得ない。

	a	b	c	d		a	b	c	d
1	正	正	正	誤	2	正	正	誤	誤
3	正	誤	誤	正	4	誤	誤	正	正
5	誤	正	誤	正					

(2023　南関東　問120)

答97　1

a：○
b：○
c：○
d：✕　一般用医薬品でも薬物乱用や薬物依存が生じることがある。

「薬と健康の週間」は毎年10月17日～23日の1週間、「ダメ。ゼッタイ。」普及運動は毎年６月20日～７月19日の１ヶ月間。

ここがポイント

問98　医薬品の適正使用のための啓発活動等に関する記述の正誤について、正しい組み合わせはどれか。

a　登録販売者は、適切なセルフメディケーションの普及定着、医薬品の適正使用の推進のため、啓発活動に積極的に参加、協力することが期待されている。

b　薬物乱用防止を一層推進するため、「ダメ。ゼッタイ。」普及運動が毎年6月20日〜7月19日までの1ヶ月間実施されている。

c　一般用医薬品の乱用によって、薬物依存は生じないが、違法な薬物の乱用につながることがある。

d　小中学生のうちから、医薬品の適正使用の重要性等についての啓発が重要である。

	a	b	c	d
1	正	正	正	誤
2	正	正	誤	正
3	正	誤	正	正
4	誤	正	正	正
5	正	正	正	正

(2022　北陸・東海　問52)

答98　**2**

a：〇

b：〇

c：✗　一般用医薬品によって、薬物依存や違法な薬物の乱用につながることがある。

d：〇

一般用医薬品によって、薬物依存や違法な薬物の乱用につながることがあり、社会的な弊害を生じるおそれもある。

ここがポイント

433

問99 医薬品の適正使用等に関する以下の記述の正誤について、正しい組み合わせはどれか。

a 医薬品の適正使用の重要性等に関しては、小中学生のうちからの啓発が重要である。

b 登録販売者は、適切なセルフメディケーションの普及定着、医薬品の適正使用の推進のため、啓発活動に参加、協力することが期待される。

c 薬物乱用は、違法薬物によるものであり、一般用医薬品によるものはない。

d 毎年10月17日～10月23日までの１週間を「薬と健康の週間」として、国、自治体、関係団体等による広報活動やイベント等が実施されている。

	a	b	c	d
1	誤	正	誤	誤
2	正	正	正	誤
3	正	正	誤	正
4	正	誤	正	誤
5	誤	誤	正	正

(2021 北海道 問120)

答99 3

a：○
b：○
c：✕ 一般用医薬品によっても生じることがある。
d：○

登録販売者も医薬関係者として、医薬品の適正使用のための啓発活動に積極的に参加、協力することが期待されている。

ここがポイント

問100 一般用医薬品の適正使用のための啓発活動に関する記述の正誤について、正しい組み合わせはどれか。

a　薬物乱用防止を推進するため、毎年6月20日〜7月19日までの1か月間、国、自治体、関係団体等により、「ダメ。ゼッタイ。」普及運動が実施されている。

b　登録販売者は、適切なセルフメディケーションの普及定着、医薬品の適正使用の推進のための活動に積極的に参加、協力することが期待されている。

c　毎年10月17日〜23日の1週間を「薬と健康の週間」として、国、自治体、関係団体等による広報活動やイベント等が実施されており、その目的は、医薬品の持つ特質及びその使用・取扱い等について正しい知識を広く生活者に浸透させることにより、保健衛生の維持向上に貢献することである。

d　青少年では、薬物乱用の危険性に関する認識や理解が必ずしも十分とはいえず、興味本位で薬物を乱用し、乱用者自身の健康を害することがあるが、身近に入手できる薬物には限りがあり、社会的な弊害を生じるおそれは小さい。

	a	b	c	d			a	b	c	d
1	正	正	正	誤		2	正	正	誤	正
3	正	誤	正	正		4	誤	正	正	正
5	正	正	正	正						

(2020　北陸・東海　問112)

答100　**1**

a：○

b：○

c：○

d：✗　社会的な弊害を生じるおそれは小さい→社会的な弊害を生じるおそれが大きい

医薬品の適正使用の重要性等に関して、小中学生のうちからの啓発が重要！

ここがポイント

MEMO

MEMO

＜執筆者プロフィール＞

水　八寿裕（みず・やすひろ）

株式会社実務薬学総合研究所　教育事業部部長、ふくろうメディカル（個人事業主）代表、東京理科大学薬学部臨床准教授、早稲田大学非常勤講師。1993年、東京理科大学薬学部製薬学科卒業。同年薬剤師資格取得。1995年、同大学院修士修了（有機合成化学）。武田薬品工業（株）でのMR職等を経て、保険薬局の開設を試みるも失敗。その後大学病院薬剤師、保険薬局薬剤師、人材紹介会社を経験後に現職。2011年、震災時に自身の故郷の福島を中心に医療支援を行い、ともに活動した医療者から「医療の原点」について強い感銘を受けた。2017年、MR認定センター・MR継続研修検討委員会の委員として、MR業務のあり方について熱い議論に参加した。著書に、『登録販売者試験過去問題集』（TAC出版）、『マンガではじめる薬局マネジメント』（遠藤さちこ共著、南江堂）がある。オンスク.jp「登録販売者講座」担当講師。

遠藤さちこ（えんどう・さちこ）

東京理科大学薬学部薬学科卒業。薬剤師。調剤薬局にて薬局長、エリア長、店舗開発を経験し、東京理科大学専門職大学院技術経営専攻（MOT、技術経営修士）を修了。その後流通業界のヘルスケア関連企画部門、製薬会社での薬事、学術業務等に従事する。

CareNet「早耳うさこの薬局がざわつくニュース」に連載中。著書に『ケースブック　経営戦略の論理』（伊丹敬之・西野和美編著、日本経済新聞出版社、ケース3「ルミネ」執筆担当）、『MR認定試験過去問題集』（水八寿裕共著、TAC出版）、『マンガではじめる薬局マネジメント』（水八寿裕共著、南江堂）がある。

装丁デザイン：黒瀬章夫（ナカグログラフ）

2024年度版　スッキリとける　登録販売者　過去問題集

2024年3月25日　初　版　第1刷発行

編 著 者	水 　 八 寿 裕	
	遠 藤 さ ち こ	
発 行 者	多 田 　 敏 男	
発 行 所	TAC株式会社　出版事業部	
	（TAC出版）	

〒101-8383
東京都千代田区神田三崎町3-2-18
電話 03(5276)9492(営業)
FAX 03(5276)9674
https://shuppan.tac-school.co.jp

組 　 版	有限会社　マーリンクレイン	
印 　 刷	株式会社　ワ　　コ　　ー	
製 　 本	東京美術紙工協業組合	

ISBN 978-4-300-11091-1
N.D.C. 499

乱丁・落丁による交換，および正誤のお問合せ対応は，該当書籍の改訂版刊行月末日までといたします。なお，交換につきましては，書籍の在庫状況等により，お受けできない場合もございます。また，各種本試験の実施の延期，中止を理由とした本書の返品はお受けいたしません。返金もいたしかねますので，あらかじめご了承くださいますようお願い申し上げます。

TAC出版 書籍のご案内

TAC出版では、資格の学校TAC各講座の定評ある執筆陣による資格試験の参考書をはじめ、資格取得者の開業法や仕事術、実務書、ビジネス書、一般書などを発行しています！

TAC出版の書籍

＊一部書籍は、早稲田経営出版のブランドにて刊行しております。

資格・検定試験の受験対策書籍

- 日商簿記検定
- 建設業経理士
- 全経簿記上級
- 税理士
- 公認会計士
- 社会保険労務士
- 中小企業診断士
- 証券アナリスト

- ファイナンシャルプランナー(FP)
- 証券外務員
- 貸金業務取扱主任者
- 不動産鑑定士
- 宅地建物取引士
- 賃貸不動産経営管理士
- マンション管理士
- 管理業務主任者

- 司法書士
- 行政書士
- 司法試験
- 弁理士
- 公務員試験(大卒程度・高卒者)
- 情報処理試験
- 介護福祉士
- ケアマネジャー
- 電験三種　ほか

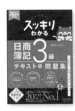 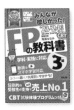 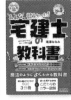 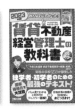 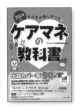 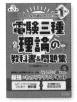

実務書・ビジネス書

- 会計実務、税法、税務、経理
- 総務、労務、人事
- ビジネススキル、マナー、就職、自己啓発
- 資格取得者の開業法、仕事術、営業術

一般書・エンタメ書

- ファッション
- エッセイ、レシピ
- スポーツ
- 旅行ガイド (おとな旅プレミアム/旅コン)

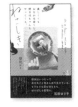   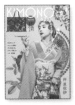 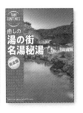

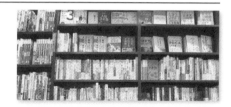

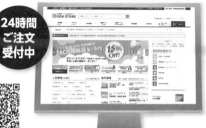

書籍の正誤に関するご確認とお問合せについて

書籍の記載内容に誤りではないかと思われる箇所がございましたら、以下の手順にてご確認とお問合せをしてくださいますよう、お願い申し上げます。

なお、正誤のお問合せ以外の**書籍内容に関する解説および受験指導などは、一切行っておりません。**
そのようなお問合せにつきましては、お答えいたしかねますので、あらかじめご了承ください。

1 「Cyber Book Store」にて正誤表を確認する

TAC出版書籍販売サイト「Cyber Book Store」の
トップページ内「正誤表」コーナーにて、正誤表をご確認ください。

CYBER TAC出版書籍販売サイト
BOOK STORE

URL：https://bookstore.tac-school.co.jp/

2 1の正誤表がない、あるいは正誤表に該当箇所の記載がない
⇒ 下記①、②のどちらかの方法で文書にて問合せをする

★ご注意ください★

お電話でのお問合せは、お受けいたしません。
①、②のどちらの方法でも、お問合せの際には、「お名前」とともに、
「対象の書籍名（○級・第○回対策も含む）およびその版数（第○版・○○年度版など）」
「お問合せ該当箇所の頁数と行数」
「誤りと思われる記載」
「正しいとお考えになる記載とその根拠」
を明記してください。
なお、回答までに１週間前後を要する場合もございます。あらかじめご了承ください。

① ウェブページ「Cyber Book Store」内の「お問合せフォーム」より問合せをする
【お問合せフォームアドレス】

https://bookstore.tac-school.co.jp/inquiry/

② メールにより問合せをする
【メール宛先　TAC出版】

syuppan-h@tac-school.co.jp

※土日祝日はお問合せ対応をおこなっておりません。
※正誤のお問合せ対応は、該当書籍の改訂版刊行月末日までといたします。

乱丁・落丁による交換は、該当書籍の改訂版刊行月末日までといたします。なお、書籍の在庫状況等により、お受けできない場合もございます。
また、各種本試験の実施の延期、中止を理由とした本書の返品はお受けいたしません。返金もいたしかねますので、あらかじめご了承くださいますようお願い申し上げます。

（2022年7月現在）

TAC出版

まとめノート

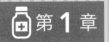
医薬品に共通する特性と基本的な知識

1 ••• 医薬品とは

■ 医薬品の特徴
- 疾病の診断、治療、もしくは予防に使用される。
- 身体の構造や機能に影響を及ぼすことを目的とする生命関連製品である。
- 作用はすべて解明されているわけではない。
- モノだけでなく、情報を伴うもの。
- 正しく使用しても、期待される有益な効果（薬効）のみではなく、**好ましくない反応（副作用）**を生じる場合もあるため、情報提供や相談の対応が不可欠である。
- 異物の混入や変質等があってはならないと定められている。

■ 一般用医薬品の販売における注意事項
- 一般用医薬品は医療用医薬品よりリスクは低い。
- 一般用医薬品は、**生活者が購入するもの**であるから、専門家による**適切な情報提供および相談に対応**することが不可欠である。
- 発売されてからも情報が変化するため、行政（厚生労働省、PMDA、都道府県等）や製造販売業者（製薬企業）等からの情報を常に把握していることが求められる。
- 人に使用されない殺虫剤や検査薬でも、**人の健康に影響を及ぼす場合**があり、医薬品に含まれる。
- 一般用医薬品は製造物責任法（PL法）の対象になる。明らかな欠陥があった場合などは、PL法の対象になりえる。

■ 医薬品医療機器等法第2条第1項による医薬品の定義

1	●日本薬局方に収められているもの
2	●人または動物の疾病の診断、治療、予防に使用されることが目的とされているものであって、機械器具等でないもの（医薬部外品及び再生医療等製品を除く）
3	●人または動物の身体の構造や機能に影響を及ぼすことが目的とされているものであって、機械器具等でないもの（医薬部外品、化粧品及び再生医療等製品を除く）

2 ••• 医薬品のリスク評価

医薬品の効果とリスクは、**用量と作用強度の関係（用量－反応関係）**に基づいて評価される。

■ 投与量と効果の関係

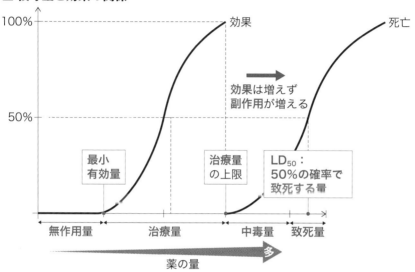

無作用量	効果の発現が検出されない量
最小有効量	効果が現れる最少量
治療量	治療に用いられる量
中毒量	治療量を超え、効果よりも有害反応が強く出る量
最小致死量	死に至る最少量
致死量	多くの人が死亡する量

50%致死量（**LD$_{50}$**）とは、薬を投与された人や動物の半数が死亡する量で、**薬物の毒性の指標**とされる。

医薬品は少量の投与でも長期投与されれば**慢性的な毒性**が発現することがある。

無作用量、最小有効量、治療量、中毒量、最小致死量、致死量という流れを覚えよう！

ここがポイント

■ 医薬品の法的規制

GLP (Good Laboratory Practice)	〈医薬品の安全性に関する非臨床試験の基準〉 　新規に開発される医薬品のリスク評価を行う際の基準。動物実験で安全性を確認する。
GCP (Good Clinical Practice)	〈臨床試験における実施の基準〉 　ヒトを対象とした臨床試験の実施の基準。安全な治療量を設定する
GPSP (Good Post-marketing Study Practice)	〈製造販売後の調査及び試験の実施の基準〉 　販売開始後も、調査を行う
GVP (Good Vigilance Practice)	〈製造販売後安全管理の基準〉 　販売開始後も、適正使用情報の収集・検討、調査を行う

3 ••• 食品・健康食品

- 食品とは、医薬品、医薬部外品および再生医療等製品以外のすべての飲食物をいう。
- 食品は法で定める医薬品とは異なり、**身体構造や機能に影響を及ぼす効果を表示することはできない**が、例外的に**保健機能食品については一部許可されている。**
- 次の食品は、**医薬品に該当するとみなされ、無承認無許可医薬品として取締りの対象となる。**

1	● 成分本質（原材料）に、**専ら医薬品として使用される成分本質を含むこと**（食品添加物と認められる場合を除く）
2	● 医薬品的な効能効果が標榜又は暗示されていること ● 製品表示や添付文書によるほか、チラシ、パンフレット、刊行物、インターネット等の広告宣伝物等による場合も含む
3	● **アンプル剤や舌下錠、口腔用スプレー剤等、医薬品的な形状であること**
4	● 服用時期、服用間隔、服用量等の医薬品的な用法用量の記載があること（調理のために使用方法、使用量等を定めている場合を除く）

■ 保健機能食品等の定義と位置づけ

特定保健用食品 消費者庁許可 特定保健用食品	●身体の生理機能などに影響を与える保健機能成分を含むもの ●根拠法令は健康増進法 ●特定の保健が期待できる旨を表示できる ●個別に有効性や安全性に関する審査を受け、許可又は承認が必要 ●消費者庁の許可等のマークが付される ●限定的な根拠である旨を表示することを条件とした、条件付き特定保健用食品もある 例 おなかの調子を整える食品、血圧が高めの人へのドリンク剤など
栄養機能食品	●身体の健全な成長や発達、健康維持に必要な栄養成分(ビタミン、ミネラルなど)の補給を目的としたもの ●根拠法令は食品表示法に基づく食品表示基準 ●栄養成分の機能を表示できる ●許可は必要ないが、消費者庁長官の個別の審査を受けたものではない旨の表示が義務づけられている
機能性表示食品	●事業者の責任で科学的根拠をもとに、疾病に罹患していない者の健康維持及び増進に役立つ機能を商品のパッケージに表示するもの ●根拠法令は食品表示法に基づく食品表示基準 ●消費者庁長官への届出が必要(個別の許可を受けたものではない)
特別用途食品 	●根拠法令は健康増進法 ●特別の用途に適する旨を表示できる ●健康増進法に基づく許可又は承認が必要 ●消費者庁の許可等のマークが付される 例 病者用食品、妊産婦用食品、乳児用の粉乳など
いわゆる健康食品	●法令等で定義された用語ではなく、一般食品と変わるところはない ●効果等の表示、製品中に医薬品成分が検出された場合、無承認無許可医薬品として取締りの対象となる ●健康食品を摂取したことで健康被害を生じた例も報告されている

特定保健用食品、栄養機能食品、機能性表示食品の総称を保健機能食品というよ!

ここがポイント

5

4 ••• セルフメディケーションへの積極的な貢献

● 登録販売者が地域住民の健康相談を受け、一般用医薬品の販売等を行う業務は、**セルフメディケーションの推進に欠かせない。**
● セルフメディケーション税制は、条件を満たした場合に、**税制の対象となるOTC医薬品の購入の対価について、一定の金額をその年分の総所得金額等**から控除する制度である。

5 ••• 副作用

■ WHOによる副作用の定義
「疾病の予防、診断、治療のため、または**身体の機能を正常化するために、人に通常用いられる量で発現する医薬品の有害かつ意図しない反応**」

■ 副作用とは
● 副作用は薬理作用（薬物が生体の生理機能に影響を与えること）によるものと、**アレルギーによるものに大別される。**
● アレルギーによる副作用は、**薬理作用に関係なく起こり得る。**
● **内服薬だけではなく、外用薬でも引き起こされる。**
● 医薬品の有効成分だけでなく、薬理作用がない添加物（黄色４号、**カゼイン、亜硫酸塩など）でも起こり得る。**
● 普段はアレルギーを起こしたことがない人でも、**病気などによる抵抗力の低下等により、アレルギーを起こすことがある。**
● **体質的、遺伝的なものもある。**
● 過去にアレルギーを起こしたことがある医薬品の**使用は避ける。**
● 鶏卵や牛乳等を原材料として作られている医薬品では、**それに対するアレルギーがある人は使用を避ける。**

■ 副作用が起こったら
● 副作用が起こったら、基本的には**使用を中止する。**
● 必要に応じて**医師、薬剤師に相談する。**
● 明確な自覚症状がなくても、**継続して一般用医薬品を使用する場合は受診を**促すこともある。

6 ···· 不適正な使用

■ 使用する人の誤解や認識不足による不適正使用
- 服用する量やタイミング、アルコールとの併用などがある。医薬品の販売等に従事する専門家が適切に情報を提供する。
- 使用前に添付文書や製品表示を必ず読むなど、使用する人の状況に応じて説明を行う。
- 長期連用により、内臓などをいためたり、精神的に依存がおこり、経済的な負担も増える。

■ 医薬品本来の目的以外の意図で使用することによる不適正使用
- 用量を超えた服薬、アルコールとの併用などがある。過量摂取による急性中毒、乱用などによる慢性的な臓器障害を生じることがある。
- 必要以上の大量購入や頻回購入に注意し、積極的に事情を尋ねる。場合によっては販売を差し控える。
- 特別な医薬品ではなく、安全な医薬品であっても、乱用されることがあるので注意が必要である。

7 ···· 相互作用・飲み合わせ

相互作用とは、複数の医薬品を服用した場合や食品などと一緒に服用した場合に、医薬品の作用が増強あるいは減弱する（期待どおりの作用が出ない）ことである。

■ 相互作用の注意事項
- 医薬品が吸収、分布、代謝、排泄される過程で起こるものと、医薬品が薬理作用をもたらす部位において起こるものがある。
- 一般用医薬品は複数の成分が配合されているものが多いため、他の医薬品を併用すると成分が重複することがある。
- 目的が異なる医薬品であっても相互作用の注意が必要である。
- 医療機関で治療を受けている場合は、その治療が優先される。一般用医薬品の服用に関しては医師や薬剤師に確認する必要がある。
- 一般用医薬品にカフェイン、ビタミンA、ハーブなどと同じ成分が含まれることがある。
- 内服薬だけでなく、外用薬や注射薬での影響を受ける場合がある。

■ アルコールとの併用

- アルコールは、医薬品の吸収や代謝に影響を与える。
- アルコールは主に肝臓で代謝されるため、日頃よく飲む人では肝臓の代謝機能が高まっている場合がある。その結果、肝臓で代謝される**アセトアミノフェン**などは代謝されやすくなり、医薬品として**十分な効果が得られないこと**がある。代謝によって効果を発揮する物質では、作用が強く出すぎたり、**副作用が現れたり**することがある。

ここでいう代謝とは、体の外に出しやすい形に変えることです。医薬品の代謝は主に肝臓で行われるため、「代謝機能が高まる→医薬品が予定より早く体の外に出る→十分な効果が得られない」という流れになるのです。

ここがポイント

8 ••• 小児

■ 避けるべき成分

年齢	禁止される成分・薬効
15歳未満	アスピリン、アスピリンアルミニウム、サザピリン、プロメタジンメチレンジサリチル酸塩、サリチル酸ナトリウム、プロメタジン塩酸塩等のプロメタジンを含む成分 イブプロフェン 抗ヒスタミン成分を主薬とする催眠鎮静薬 オキセサゼイン ロペラミド
6歳未満	アミノ安息香酸エチル
3歳未満	ヒマシ油類

■ 年齢の区分

新生児：生後4週未満、乳児：生後4週以上1歳未満、幼児：1歳以上7歳未満、小児：7歳以上15歳未満

小児の年齢区分については、一般的に15歳未満を小児とすることもあり、「医療用医薬品の添付文書等の記載要領の留意事項」において、「3歳未満の小児」などと表現されることもあるよ。

ここがポイント

■ **小児の特徴と注意事項**

- 全体的に生理機能（臓器など）が**未発達**である。
- 大人と比べて身体の大きさに対して腸が**長い**ため、医薬品の吸収率が相対的に高い。
- **血液脳関門**（脳と**血液**の間にある物質の移行を制限する機構）が未発達であるため、医薬品の成分が脳に**移行しやすく副作用を起こしやすい**。
- 肝臓や腎臓が未発達であるため、**代謝・排泄に時間がかかり**、作用が早く出すぎたり、副作用が強く出ることがある。
- 小児への使用を避けることとされている医薬品に注意する。成人用の医薬品の量を減らして小児に与えることがないように注意する。
- 乳児では**医師の診療を受けること**が優先される。
- 家庭内で、小児の手が**容易に届く**場所や**目につく**場所に医薬品を置かないようにする。

9 ••• 高齢者

■ **年齢の区分**

高齢者：05歳以上

■ **高齢者の特徴と注意事項**

- 生理機能（特に**肝臓**や**腎臓**）が**低下**することによる副作用が**生じやすい**。
- 高齢者は、基礎体力や生理機能の状態の個人差が**大きい**。
- **嚥下障害**（飲み込みにくくなること）、**口喝**（口の渇き）により、**誤嚥**（食べ物が誤って気管に入り込むこと）を誘発するおそれがある。
- 基礎疾患（持病）による**複数の医薬品併用**による**副作用、相互作用**のおそれがある。
- 医薬品の説明を理解するのに時間がかかる、添付文書や製品表示の記載が読みづらい等への特段の配慮が必要な場合がある。
- 家族や周囲の人（介護関係者など）の協力や理解を得ることが必要な場合がある。

10 ···· 妊婦、授乳婦

■ 避けるべき成分

状態	避けるべき成分・薬効
妊婦または妊娠していると思われる人	ヒマシ油類 ジフェンヒドラミン塩酸塩を主薬とする催眠鎮静薬 エチニルエストラジオール、エストラジオール オキセサゼイン
出産予定日12週以内の妊婦	アスピリン、アスピリンアルミニウム、イブプロフェン
授乳中の人は本剤を使用しないか、本剤を服用する場合は授乳を避ける	ジフェンヒドラミン塩酸塩、ジフェンヒドラミンサリチル酸塩等のジフェンフィドラミンを含む成分が配合された内服薬、点鼻薬、座薬、注入軟膏 アミノフィリン水和物、テオフィリンが配合された鎮咳去痰薬（きょたん）、鎮暈薬（ちんうん） ロートエキスが配合された内服薬、外用痔疾用薬（じしつ） センノシド、センナ、ダイオウが配合された内服薬 ヒマシ油類 コデインリン酸塩水和物、ジヒドロコデインリン酸塩

■ 妊婦の特徴と注意事項
● 身体の変調や不調を起こしやすい。
● 胎児に影響がないかを慎重に考慮すべきである。
● 胎児は、母体から胎盤を通じて栄養分をとっている。胎盤には血液―胎盤関門という胎児と母体の血液が混ざらないようにする機構があるが、未解明のことが多い。
● 妊婦に対する医薬品の評価が困難であるため、妊婦の使用については「相談すること」としているものが多い。
● ビタミンAによる胎児の先天異常、便秘薬による流産など、使用を明確に避けるべきものもある。

■ 授乳婦の特徴と注意事項
● 医薬品には、成分の一部が乳汁中に移行することがある。
● 母乳を介して乳児が医薬品の成分を摂取することのないよう、使用を避ける、または、使用後しばらくの間は授乳を避けるなど、状況に応じた、情報提供を行う必要がある。

11 ••• 医療機関で治療を受けている人

- 生活習慣病等の慢性疾患では、一般用医薬品を使用することでその症状が悪化することもある。
- 医療機関で治療を受ける際には、使用している一般用医薬品の情報を医師や薬剤師に伝えるよう購入者に説明する。
- 必要に応じて、お薬手帳を活用する。

12 ••• プラセボ効果

偽薬効果ともいい、結果的または偶発的に薬理作用によらない作用を生じること。

■ プラセボ効果の注意事項

- 医薬品を使用したことによる楽観的な期待（暗示効果）や、時間経過による自然発生的な変化（自然寛解など）にもよる。
- 望ましい効果だけでなく不都合な効果（副作用）もある。
- 客観的に測定可能な変化として現れることもあるが、効果が確実ではないため、それを目的として使用されるべきではない。

13 ••• 医薬品の品質

- 高温や多湿、紫外線等によって品質の劣化を起こすため、適切な保管・陳列が必要である。
- 時間の経過による変化は避けられないため、使用期限から十分な余裕をもって販売する。
- 使用期限は未開封状態で保管された場合に品質が保持される期限であり、開封後はその期日まで品質が保証されない場合がある。

14 ••• 一般用医薬品の対処可能な症状等の範囲

■ 一般用医薬品の定義（医薬品医療機器等法）

「医薬品のうち、その効能及び効果において人体に対する作用が著しくないものであって、薬剤師その他の医薬関係者から提供された情報に基づく需要者の選択により使用されることが目的とされているもの（要指導医薬品を除く）。」

■ 一般用医薬品の役割

① 軽度な疾病に伴う症状の改善
② 生活習慣病等の疾病に伴う症状・発現の予防（科学的・合理的に効果が期待できるものに限る）
③ 生活の質（QOL）の改善・向上
④ 健康状態の自己検査
⑤ 健康の維持・増進
⑥ その他保健衛生

■ 一般用医薬品の注意事項

● 体調不良や疾病の初期段階、あるいは日常において、生活者が自らの疾病の治療、予防又は生活の質の改善・向上を図ることを目的としている。
● セルフメディケーションの主役は一般の生活者である。
● 情報提供は必ずしも医薬品の販売に結びつけるのではなく、医療機関の受診を勧めたり（受診勧奨）、医薬品の使用によらない対処を勧めることが適切な場合があることにも留意する必要がある。
● 一般用医薬品にはドーピングに該当する成分を含むものがあるので、スポーツ競技者から相談があった場合は、専門知識を有する薬剤師などに確認する。

15 ••• 販売時のコミュニケーション

■ 購入者から確認しておきたい基本的なポイント

① 何のためにその医薬品を購入しようとしているか（購入者等のニーズ、購入の動機）。
② その医薬品を使用するのは情報提供を受けている当人か、又はその家族等が想定されるか。
③ その医薬品を使用する人として、小児や高齢者、妊婦等が想定されるか。
④ その医薬品を使用する人が医療機関で治療を受けていないか。
⑤ その医薬品を使用する人が過去にアレルギーや医薬品による副作用等の経験があるか。
⑥ その医薬品を使用する人が相互作用や飲み合わせで問題を生じるおそれのある他の医薬品の使用や食品の摂取をしていないか。
⑦ その医薬品がすぐに使用される状況にあるか（その医薬品によって対処しようとする症状等が現にあるか）。
⑧ 症状等がある場合、それはいつ頃からか、その原因や患部等の特定はなされているか。

■ その他注意すること

● 購入者等から医薬品の使用状況に係る情報をできる限り引き出し、可能な情報提供を行っていくためのコミュニケーション技術を身につけるべきである。

● 専門用語ではなく、わかりやすい表現で説明する。

● 購入者等が医薬品を使用する状況は随時変化する可能性があるため、販売数量は一時期に使用する必要量とする。

16 … 薬害

医薬品は、それまでの使用経験を通じて知られているもののみならず、科学的に解明されていない未知のものがあるため、発売されてからも情報が変化する。副作用は、十分注意して使用されたとしても起こり得るものである。これまでの医薬品の副作用等による主な訴訟には以下のようなものがある。

■ サリドマイド訴訟（1963年） 一般用医薬品としても販売されていた。

● 催眠鎮静剤、胃腸薬として販売されたサリドマイド製剤を妊娠している女性が使用したことによって、出生児に四肢欠損、耳の障害等の先天異常（サリドマイド胎芽症）が発生した。

● サリドマイドの光学異性体（S体、R体）のうち、S体のみが副作用を有するが、R体のサリドマイドを分離して製剤化しても催奇形性は避けられない。

● 西ドイツでは製品が早くに回収されたが、日本や他国での回収は遅れ、対応の遅さが問題視された。市販後の副作用情報の収集の重要性が改めて認識され、各国における副作用情報の収集体制の整備が図られるようになった。

■ スモン訴訟（1971年） 一般用医薬品としても販売されていた。

● 整腸剤として販売されていたキノホルム製剤を使用したことにより、亜急性脊髄視神経症（スモン）が発生した。

● スモンの症状として、初期には腹部の膨満感から激しい腹痛を伴う下痢、痺れや脱力、歩行困難、ときに視覚障害から失明に至ることもある。

● サリドマイド訴訟、スモン訴訟を契機として、1979年、医薬品の副作用による健康被害の迅速な救済を図るため、医薬品副作用被害救済制度が創設された。

■ HIV訴訟（1989年）

● 血友病患者が、ヒト免疫不全ウイルス（HIV）が混入した原料血漿から製造された血液凝固因子製剤の投与を受けたことにより、HIVに感染した。

- 国および製薬企業を被告として、1989年5月に大阪地裁、10月に東京地裁で提訴され、1996年に和解した。
- 国は、HIV感染者に対する恒久対策として、**エイズ治療・研究開発センター**および拠点病院の整備や治療薬の早期提供等の取組みを行った。また、製薬企業に対し感染症報告の義務づけなどを行った。

■ CJD訴訟（1996年）

- 脳外科手術等に用いられていた**ヒト乾燥硬膜**（こうまく）を介して**クロイツフェルト・ヤコブ病（CJD）**に罹患（りかん）したことに対する損害賠償訴訟である。CJDは、タンパク質の一種である**プリオン**が原因とされ、プリオンが脳の組織に感染し、次第に認知症に類似した症状が現れ、死に至る**重篤**（じゅうとく）**な神経難病**である。
- 原料である**ヒト乾燥硬膜**において、汚染された**プリオン不活化**のための十分な化学的処理が行われないまま製品として流通し、脳外科手術等で移植された患者にCJDが発生した。
- 生物由来製品の安全対策強化、生物由来製品による感染等被害救済制度の創設等がなされた。

■ C型肝炎訴訟（2002年）

- 出産や手術での**大量出血**などの際に、**特定のフィブリノゲン製剤や血液凝固第IX因子製剤**の投与を受けたことにより、**C型肝炎ウイルス**に感染した。
- 2002年から2007年にかけて、5つの地裁で提訴されたが、判断が分かれていた。C型肝炎ウイルス感染者の早期・一律救済の要請にこたえるべく、議員立法によって解決を図るため、2008年に**特別措置法が制定、施行**された。
- 給付金の支給の仕組に沿って、現在も和解を進めている。
- 「薬害再発防止のための医薬品行政等の見直しについて（最終提言）」を受け、医師、薬剤師、法律家、薬害被害者などにより構成される**医薬品等行政評価・監視委員会**が設置された。

薬害の5つの事例においては、
- どういう医薬品が原因で
- 誰に何が起きて
- どういう経緯をたどって
- どういう対策が取られたか

という流れをつかむことが大切だよ！（第5章でも関連する問題がでるよ）

ここがポイント

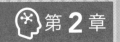
人体の働きと医薬品

1 ··· 人体の構造と働き　消化器系
── 口腔・咽喉・食道・胃・小腸・膵臓・胆嚢・肝臓・大腸・肛門

■ 消化管・消化腺

- 口腔から始まり、肛門まで続く管を消化管という。
- 平均的な成人で全長9mある。
- 消化管で吸収される形に分解することを消化という。
- 消化腺から消化液が分泌される。

化学的消化	消化液に含まれる消化酵素の作用によって分解する
機械的消化	口腔における咀嚼や消化管の運動などによって消化管の内容物を細かくして消化液と混合し、化学的消化を容易にする

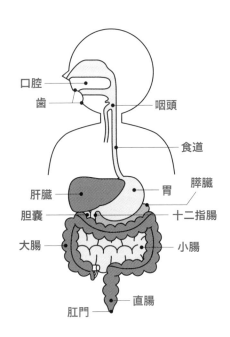

■ 口腔

歯	●歯周組織4種（歯肉、歯根膜、歯槽骨、セメント質）
	●歯根、歯冠
舌	●舌乳頭という無数の突起
	●味を感知する味蕾
唾液腺	●消化酵素（プチアリン。唾液アミラーゼともいう）が含まれる
	●リゾチーム等の殺菌・抗菌物質を含んでいる
	●口腔粘膜の保護・洗浄、殺菌
	●酸による歯の齲蝕（虫歯）を防ぐ

■ 咽喉

嚥下が起こるときには、喉頭の入り口にある弁（喉頭蓋）が反射的に閉じる。

■ 食道

- ●直径1〜2cmの管状の器官。
- ●消化液の分泌腺はない。
- ●嚥下された飲食物は、重力ではなく、食道の運動によって胃に送られる。
- ●食道の上端と下端には括約筋があり、胃内容物が逆流するのを防いでいる。

■ 胃

- ●胃酸はペプシノーゲンをペプシンにする。
- ●ペプシンはタンパク質を消化する酵素である。
- ●胃液から胃自体を保護するため、胃の粘膜表皮を覆う細胞から粘液が分泌されている。
- ●胃液分泌と粘液分泌のバランスが崩れると、胃液により胃の内壁が損傷を受けて胃痛等の症状を生じる。
- ●胃粘液に含まれる成分は、小腸におけるビタミンB12の吸収を助ける。

■ 小腸

- ●十二指腸、空腸、回腸の3部分に分けられる。
- ●小腸のうち十二指腸に続く部分の、概ね上部40%が空腸、残り約60%が回腸だが、明確な境目はない。
- ●十二指腸の彎曲部には膵臓からの膵管と胆嚢からの胆管の開口部があって、それぞれ膵液と胆汁を腸管内へ送り込んでいる。
- ●内壁は絨毛に覆われ、絨毛を構成する細胞表面には微絨毛が密生して吸収効率を高める。
- ●腸の内壁からは腸液が分泌される。

- 十二指腸で分泌される腸液に含まれる成分の働きによって、膵液中のトリプシノーゲンが**トリプシン**になる。トリプシンは、胃で半分消化されたタンパク質（ペプトン）を**さらに細かく消化**する。
- 炭水化物とタンパク質は、消化酵素の作用によってそれぞれ**単糖類**、**アミノ酸**に分解されて吸収される。
- 脂質（トリグリセリド）は、**消化酵素（リパーゼ）の作用によって分解を受けるが、小腸粘膜の上皮細胞で吸収されると脂質に再形成され、乳状脂粒となる。その際、脂溶性ビタミン**も一緒に取り込まれる。

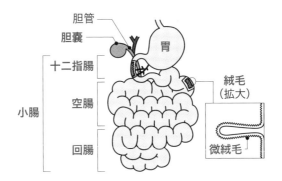

■ 膵臓 <small>すいぞう</small>
- 胃の後下部に位置する細長い臓器で、**膵液を十二指腸に分泌**する。
- 膵液は**弱アルカリ性**で、胃で酸性となった内容物を**中和**する。
- 膵液は、消化酵素の前駆体タンパク質であり、消化管内で活性体である**トリプシン**に変換される**トリプシノーゲン**のほか、デンプンを分解する**アミラーゼ**（膵液アミラーゼ）、脂質を分解する**リパーゼ**など、多くの消化酵素を含んでいる。

■ 胆嚢 <small>たんのう</small>
- 肝臓で産生された胆汁を濃縮して**蓄える**。
- 胆汁に含まれる胆汁酸塩は、**脂質の消化を容易**にし、また、**脂溶性ビタミンの吸収を助ける**。
- 腸内に放出された胆汁酸塩の大部分は、**小腸で再吸収されて肝臓に戻される**→**腸肝循環**という。
- 胆汁には、古くなった**赤血球**や過剰な**コレステロール**等を排出する。
- 胆汁に含まれる**ビリルビン**は、赤血球中の**ヘモグロビン**が分解されて生じた

老廃物で、**腸管内に排出され**、腸管内に生息する**常在細菌（腸内細菌）**によって代謝されて、糞便を**茶褐色**にする色素となる。

■ 肝臓

肝臓は胆汁を産生する他に、以下のような働きをする。

栄養分の代謝・貯蔵	●小腸で吸収されたブドウ糖は、血液によって肝臓に運ばれて**グリコーゲン**として蓄えられる ●血糖値が下がると、必要に応じて**ブドウ糖**に分解されて血液中に放出される ●脂溶性ビタミンである**ビタミンA、D等**のほか、ビタミンB_6やB_{12}等の**水溶性ビタミン**の貯蔵臓器でもある
生体に有害な物質の無毒化・代謝	●滞留すると**生体に有害な物質**を、肝細胞内の酵素系の働きで無毒化又は体外に排出されやすい形にする→**代謝**という ●医薬品として摂取された物質の多くも**肝臓**において代謝される ●アルコールは胃や小腸で吸収されるが、肝臓へと運ばれて一度**アセトアルデヒド**に代謝されたのち、さらに代謝されて**酢酸**となる ●アンモニアも、肝臓において**尿素**へと代謝される ●肝機能障害や胆管閉塞などを起こすと**ビリルビン**が循環血液中に滞留して、**黄疸**（皮膚や白目が黄色くなる症状）が生じる
生体物質の産生	●胆汁酸や**ホルモン**などの生合成の出発物質となる**コレステロール、フィブリノゲン等の血液凝固因子、アルブミン等**、生命維持に必須な役割を果たす種々の生体物質を産生する ●**必須アミノ酸以外のアミノ酸を生合成する**

■ 大腸

●**盲腸、虫垂、上行結腸、横行結腸、下行結腸、S状結腸、直腸**からなる。
●内壁粘膜に**絨毛がない**。
●**水分、ナトリウム、カリウム、リン酸**等の電解質の吸収が行われる。
●大腸の腸内細菌は**ビタミンK**を産生する。
●糞便は**下行結腸、S状結腸**に滞留し、**直腸は空に**なっている。
●S状結腸にたまった糞便が**直腸**へ送られてくると、その刺激で**便意**が起こる。

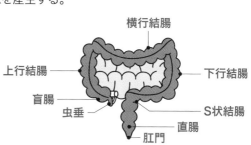

- 肛門括約筋で囲まれており、排便を意識的に調節する。
- 静脈が細かい網目状に通っていて、肛門周囲の組織がうっ血すると痔の原因となる。

2 ••• 人体の構造と働き　呼吸器系

- 呼吸を行うための器官系であり、いくつもの防御機構が備わる。
- 鼻腔、咽頭、喉頭、気管、気管支、肺からなる。
- 鼻腔から気管支までの呼気および吸気の通り道を気道という。

上気道	鼻腔から咽頭・喉頭までの部分
下気道	気管から気管支、肺までの部分

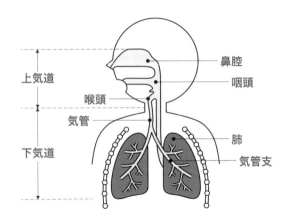

■ 鼻腔
- 鼻汁にはリゾチームが含まれ、気道の防御機構の役割がある。

■ 咽頭
- 鼻腔と口腔につながり、咽頭は消化管と気道の両方に属する。
- 扁桃は咽頭の後壁にあり、リンパ組織が集まってできていて、気道に侵入してくる細菌等への免疫反応が行われる。

■ 喉頭、気管、気管支

- 喉頭は、発声器としての役割もあり、呼気で喉頭上部にある**声帯**を振動させて声が発せられる。
- 喉頭から肺へ向かう気道が左右の肺へ分岐するまでの部分を**気管**という。
- **線毛運動**による粘液層の連続した流れによって異物が咽頭へ向けて排出される。

■ 肺

- 胸部に**左右1対**ある。
- 肺には筋組織がなく、**横隔膜や肋間筋**によって拡張・収縮する。
- **肺胞**：気管支が枝分かれし、その末端にある**球状の袋**。
- **間質**：肺胞と毛細血管を取り囲んで支持している組織。
- **ガス交換**：心臓から送られる血液から二酸化炭素が肺胞気中に拡散し、代わりに、**酸素が赤血球に取り込まれる**こと。

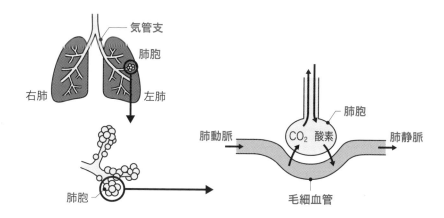

3 ••• 人体の構造と働き 循環器系

- 体液（血液、リンパ液）を循環させて酸素、栄養分を全身に送り、老廃物を排泄器官へ運ぶための器官系。
- 心臓、血管系、血液、脾臓、リンパ系からなる。
- 血管系は**閉鎖循環系**であるのに対し、リンパ系は**開放循環系**である。

■ 心臓

- 上部左右の**心房**、下部左右の**心室**の4つの空洞に分かれ、心房で**血液を集め
  て心室に送り**、心室から**血液を拍出する**。このような心臓の動きを**拍動**とい
  う。
- 心臓の右側部分（右心房、右心室）は、全身から集まってきた血液を**肺へ送
  り出す**。肺でのガス交換が行われた血液は、心臓の左側部分（左心房、左心
  室）に入り、そこから**全身に送り出される**。

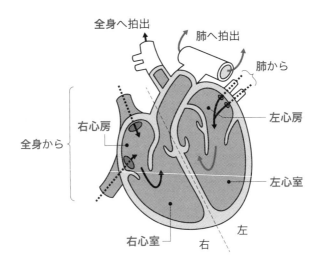

■ 血液

- **動脈**：心臓から拍出された血液を送る血管。**高い圧力**がかかる。深部を通る。
- **静脈**：心臓へ戻る血液を送る血管。血管壁は動脈より薄い。
- 役割として、酸素や栄養分を組織へ供給する、二酸化炭素や老廃物を肺や腎
  臓へ運搬する、ホルモンの運搬、温熱の分配などがある。
- 血液は**血漿**と**血球**からなる。

◆ 血漿と血球

血漿	●90%以上が水分からなる ●**タンパク質**（アルブミン、グロブリン）、**電解質、脂質、糖質**を含む ●体の中に必要な栄養を運ぶ ●浸透圧を生み出す**アルブミン**や、**免疫抗体としてのグロブリン**も構成成分である

赤血球	●血液全体の約**40%**を占める ●**ヘモグロビン**（赤い色素）を含む ●**酸素を運搬する** ●ヘモグロビンが不足すると**貧血**の症状が出る
白血球	●体内に侵入した**細菌**や**ウイルス**等の異物に対する**防御**を受け持つ細胞 ●感染や炎症などが起こると数が増加する ●**好中球、リンパ球、単球**で構成される
血小板	●損傷した**血管**からの**血液の流出**を抑える

■ リンパ系

●リンパ系は、**血管系とは半ば独立**している。
●ポンプの働きがないため、流れは**穏やか**（**骨格筋の収縮**で一定方向に流れる）。
●リンパ液は血漿の一部が組織液となったもので、**リンパ球**を含む。そのほとんどは老廃物を回収して血液に戻るが、一部は**リンパ管**に入って**リンパ液**となる。
●リンパ管の結節（首筋、脇の下、ももの付け根に多い）を**リンパ節**といい、内部には、**リンパ球、マクロファージ**（貪食細胞）が密集し、**細菌**や**ウイルス**は、ここで**免疫反応**により排除される。

■ 脾臓

●脾臓には**リンパ球**が増殖・密集する組織（リンパ組織）があり、血流中の細菌や**ウイルス**等の異物に対する**免疫応答**に関与する。
●血液から古くなった赤血球を濾し取り、**マクロファージ**によって壊す。

4 ••• 人体の構造と働き　泌尿器系

■ 腎臓

●背骨の左右両側にある**1対のソラマメ状**の臓器。
●尿管、動脈、静脈、**リンパ管**等がつながっている。
●血液から**尿**を作り出す。
●血液中の老廃物の除去のほか、**水分、電解質**の排出調整が行われ、血圧を一定に保つ。
●ネフロンは、**糸球体**の外側を**ボウマン嚢**が包み込んでいる**腎小体**と尿細管で形成される。
●腎小体では、肝臓でアミノ酸が分解されて生成する**尿素**など、血液中の老廃

物が濾過され、原尿として尿細管へ入る。
- 尿細管では、原尿中のブドウ糖やアミノ酸等の栄養分および血液の維持に必要な水分や電解質が再吸収される。
- 腎臓は内分泌腺としての機能を持つ。
- ビタミンDは、腎臓で活性型ビタミンDに転換されて、骨の形成や維持の作用を発揮する。

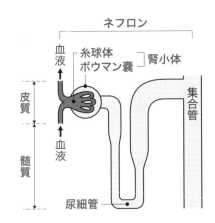
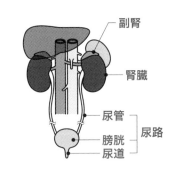

■ 副腎

- 皮質、髄質の2層構造。
- 皮質では副腎皮質ホルモンおよびアルドステロンが産生分泌される。
- 髄質ではアドレナリン（エピネフリン）、ノルアドレナリン（ノルエピネフリン）が産生分泌される。

> - アドレナリンはエピネフリン、ノルアドレナリンはノルエピネフリンともいうよ！

ここがポイント

■ 尿路

- 尿路：腎臓から膀胱を経て尿道に至る尿の通り道。
- 尿管：左右の腎臓と膀胱をつなぐ管。
- 膀胱：膀胱の出口にある膀胱括約筋がゆるむと、同時に膀胱壁の排尿筋が収縮し、尿が尿道へと押し出される。
- 尿道：膀胱にたまった尿が体外に排泄されるときに通る管。
- 女性は尿道が短いため、膀胱まで感染を生じやすい。

- 高齢者は排尿を制御する膀胱や尿道の括約筋の機能が低下し、膀胱の容量が小さくなるため、尿失禁を起こしやすい。

5 ··· 人体の構造と働き　感覚器──目、鼻、耳

■目

視覚情報の受容器官で、明暗、色および対象物の位置、時間的な変化（動き）を感じ取る眼球と、眼瞼、結膜、涙器、眼筋等からなる。

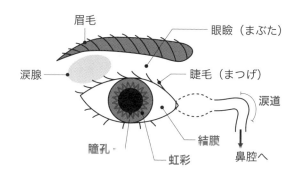

眼球	● 黒目の部分のみ透明な角膜が覆い、その他の部分は強膜（きょうまく）という乳白色の比較的丈夫な結合組織が覆う ● 角膜と水晶体の間は、組織液（房水（ぼうすい））で満たされている ● 水晶体の前には虹彩があり、瞳孔を散大・縮小させて眼球内に入る光の量を調節している ● 水晶体は、毛様体の収縮・弛緩によって、近くのものを見るときには丸く厚みが増し、遠くのものを見るときは扁平になる 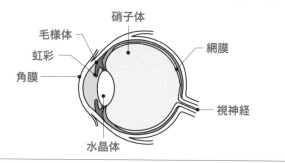

網膜	●光を受容する細胞（視細胞）が密集していて、視細胞が受容した光の情報は網膜内の神経細胞を介して神経線維に伝えられ、網膜の神経線維は眼球の後方で束になり、視神経となる ●視細胞には色を識別する細胞、光を感じる細胞の2種類がある ●光を感じる細胞の反応にはビタミンＡが不可欠 ●夜盲症：ビタミンＡ不足による夜間視力の低下
眼瞼 （まぶた）	●眼球の前面を覆う薄い皮膚のひだ（眼球を保護） ●皮下組織が少なく、内出血や裂傷を生じやすい ●全身的な体調不良の症状が現れやすい
結膜	●眼瞼の裏側と白目の部分を結ぶように覆う透明な膜 ●目が赤いときは、白目の充血によるものと内出血（結膜下出血）によるものの2種類がある
涙器・涙液	●涙液を分泌する涙腺と涙道からなる ●涙液の働きが悪くなったときには、滞留した老廃物に粘液や脂分が混じって眼脂（目やに）となる
眼筋	●6本の眼筋が強膜につながっている

■ **鼻**

　嗅覚情報の受容器官で、嗅覚による化学的刺激を感じる。また食品の風味として認識される。においに対する感覚は敏感だが順応しやすく、同じ匂いを継続して嗅ぐとそのにおいを感じなくなる。

鼻腔	●鼻腔上部に嗅細胞があり、においを感じる ●前部は毛細血管が密集し、粘膜が薄いため傷つきやすい
鼻炎	●粘膜に炎症を起こして腫れた状態 ●鼻汁過多や鼻閉などの症状
副鼻腔	●鼻腔に隣接した空洞の総称 ●目と目の間、額、頬の下、鼻腔の奥にある ●線毛を有し、粘液を分泌する粘膜で覆われている

■ 耳

聴覚情報と平衡感覚を感知する器官で、外耳（がいじ）、中耳（ちゅうじ）、内耳（ないじ）からなる。

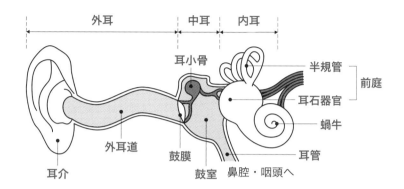

外耳	●側頭部から突出した**耳介**と、耳介で集められた音を鼓膜まで伝導する**外耳道**からなる ●耳道にある**耳垢腺**（汗腺の一種）や**皮脂腺**からの分泌物に、埃や外耳道上皮の老廃物などが混じって**耳垢（耳あか）**となる
中耳	●**外耳と内耳をつなぐ部分**で、鼓膜、鼓室、耳小骨、耳管からなる ●小さな子供では、耳管が太く短くて、走行が水平に近いため、鼻腔からウイルスや細菌が侵入し感染が起こりやすい
内耳	●聴覚器官である**蝸牛**（かぎゅう）と、平衡器官である**前庭**（ぜんてい）からなる ●前庭は、水平・垂直方向の加速度を感知する部分（耳石器官）と、体の回転や傾きを感知する部分（半規管）からなる ●蝸牛と前庭の内部は**リンパ液**で満たされている ●耳石器官は水平、垂直方向の加速度を感知する

6 ••• 人体の構造と働き　運動器官——皮膚、骨格系

■ 皮膚の構造

- ●皮膚には、**身体の維持と保護、体水分の保持、熱交換、外界情報の感知**などの機能がある。
- ●皮膚は、**表皮、真皮、皮下組織**の3層構造からなる。
- ●表皮は最も外側にある**角質層**と生きた**表皮細胞**の層に分けられる。
- ●角質層は、細胞膜が丈夫な線維性の**タンパク質（ケラチン）**でできた板状の**角質細胞**と、**セラミド（リン脂質の一種）**を主成分とする細胞間脂質で構成

されており、皮膚のバリア機能を担っている。
- 皮膚の色は、表皮や真皮に沈着した**メラニン色素**による。メラニン色素の量によって毛の色が決まる。
- 真皮は、**線維芽細胞**とその細胞で産生された線維性のタンパク質（コラーゲン、フィブリン、エラスチン等）からなる**結合組織**の層で、毛細血管や知覚神経が通る。
- **アポクリン腺**は腋窩等の毛根部に分布し、**エクリン腺**は全身に分布する。
- 体温調整のための**発汗**は全身の皮膚に生じるが、精神的緊張による発汗は、**手のひらや足底、脇の下、顔面**などの限られた皮膚に体温調節とは無関係に生じる。

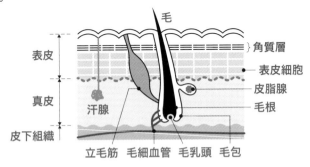

■ 骨格系

骨	● 骨質、骨質表面を覆う骨膜、骨質内部の骨髄、骨の接合部にある関節軟骨、の4組織からなる ● 身体各部の支持機能、臓器保護機能、運動機能、造血機能、貯蔵機能を持つ ● 骨は活動性の高い臓器で、成長が停止した後も、生涯を通じて**骨吸収**と**骨形成**が行われる ● **カルシウム**や**リン**の吸収と形成のバランスが取られることにより、一定の骨密度が保たれる
関節	● 関節膜の外側には靱帯がある
筋組織	● **骨格筋、平滑筋、心筋**に分類される ● 骨格筋は**随意筋**で収縮力が強いが、運動によりグリコーゲンの代謝に伴い生成する**乳酸**が蓄積すると、筋組織の収縮性が低下し、疲労する ● 平滑筋のほとんどが**不随意筋**で、収縮力は弱いが持続力がある ● 心筋は**不随意筋**であるが、骨格筋のような横縞模様があり、強い収縮力と持久力がある

7 ••• 人体の構造と働き　脳や神経系の働き

　神経細胞の細胞体から伸びる細長い突起（軸索）を神経線維という。

　人間の身体は総合的に制御されており、制御する部分を**中枢**、中枢によって制御される部分を**末梢**という。

■ **中枢神経系**

- ●中枢神経は、**脳、延髄、脊髄**からなる。
- ●脳は、頭の上部から下後方部にあり、**知覚、運動、記憶、情動、意思決定等**の働きを行っている。脳の下部には、**自律神経系、ホルモン分泌等**のさまざまな**調節機能**を担っている部位（**視床下部**など）がある。
- ●脳において、血液の循環量は心拍出量の約**15%**、酸素の消費量は全身の**20%**、ブドウ糖の消費量は全身の約**25%**と多い。
- ●脳の毛細血管が**中枢神経の間質液環境を血液内の組成変動から保護する**ように働く機能を**血液脳関門**という。
- ●脳は**脊髄**と、**延髄**でつながっている。
- ●延髄には、心拍数を調節する**心臓中枢**、呼吸を調節する**呼吸中枢**等がある。

■ **末梢神経系**

- ●末梢神経は、随意運動、知覚等を担う**体性神経系**と、消化管の運動や血液の循環等のように、生命や身体機能の維持のため無意識に働いている機能を担う**自律神経系**に分類される。
- ●自律神経系は、**交感神経系**と**副交感神経系**からなる（**自律神経系の二重支配**）。
- ●効果器に伸びる自律神経は、**節前線維**と**節後線維**からなる。
- ●交感神経系は体が闘争や恐怖等の**緊張状態**に対応した態勢をとるように働く。神経伝達物質は**ノルアドレナリン**（ただし汗腺は**アセチルコリン**）。
- ●副交感神経系は体が食事や休憩等の**安息状態**となるように働く。神経伝達物質は**アセチルコリン**。

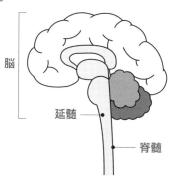

第2章　人体の働きと医薬品

● 自律神経が活発になっているときの効果器の反応

効果器	交感神経系が活発に なっているとき	副交感神経系が活発に なっているとき
目	瞳孔散大	瞳孔収縮
唾液腺	少量の粘性の高い唾液が分泌	唾液分泌促進
心臓	心拍数増加	心拍数減少
末梢血管	収縮（血圧上昇）	拡張（血圧低下）
気管、気管支	拡張	狭窄
胃	胃液分泌抑制	胃液分泌亢進
腸	運動低下	運動亢進
肝臓	グリコーゲンの分解（血糖上昇）	グリコーゲンの合成
皮膚	立毛筋収縮	―
汗腺	発汗亢進	―
膀胱	排尿筋の弛緩（排尿抑制）	排尿筋の収縮（排尿促進）

8 ・・・ 薬が働く仕組み I　体内で薬がたどる運命

■ 医薬品の人体における作用

- 医薬品の作用には、有効成分が消化管などから吸収されて循環血液中に移行し、全身を巡って薬効をもたらす**全身作用**と、特定の狭い身体部位において薬効をもたらす**局所作用**とがある。
- 内服薬は全身作用を示すものが多いが、**膨潤性下剤**や**生菌製剤**等のように、有効成分が**消化管内**で作用するものもあり、その場合に現れる作用は局所作用である。
- 局所作用を目的とする医薬品によって**全身性**の**副作用**が生じることがある。

■ 薬の生体内運命

◆ 内服薬の吸収

- 内服薬の多くは、主に胃で有効成分が溶出し、小腸で吸収され、**循環血液中**に移行する。
- **肝初回通過効果**を受ける。
- 消化管吸収の多くは、濃度の高いほうから低いほうへ**受動的**に拡散する。
- 有効成分の吸収量や吸収速度は、消化管内容物や他の医薬品の作用によって影響を受ける。

◆ 内服以外の用法における粘膜からの吸収
●局所作用、全身作用の両方がある。
●初めに肝臓で代謝を受けることなく**全身に分布**するため、**全身性の副作用**を生じることがある。

	使用法と作用	副作用等
坐剤	●肛門から医薬品を挿入し、**直腸内で溶解させ、薄い直腸内壁の粘膜から有効成分を吸収させる** ●直腸の粘膜下の**静脈から循環血液中**に入るため、内服の場合よりも全身作用が速やかに現れる	●適用部位の粘膜に刺激等の局所的な副作用を生じる ●粘膜に障害があるときは使用を避けるべき
点鼻薬	●一般用医薬品には**全身作用を目的とした点鼻薬はない**	●点鼻薬の成分は**循環血液中**に移行しやすい
点眼薬・含嗽薬（うがい薬）	●**鼻涙管を通って鼻粘膜から吸収される** ●点眼後、目頭の鼻涙管の部分を強く圧迫し、有効成分が鼻に流れるのを防ぐ	●**全身性の副作用やショック（アナフィラキシー）**等のアレルギー性の副作用を生じる
皮膚吸収	●適用部位に対する**局所的な効果**を目的とするものがほとんど ●浸透する量は**皮膚の状態、傷の有無やその程度**などによって影響を受ける	●アレルギー性の副作用は、適用部位以外にも現れることがある

■ 薬の代謝、排泄
◆ 薬の代謝と排泄

用語	意味
代謝	●物質が体内で化学的に変化すること ●作用を失ったり（**不活性化**）、作用が現れたり（**代謝的活性化**）、あるいは**体外へ排泄されやすい水溶性**の物質に変化すること
排泄	●代謝によって生じた物質（**代謝物**）が尿等により**体外へ排出**されること ●有効成分は**未変化体**のままで、あるいは代謝物として、**腎臓**から尿中に、肝臓から胆汁中に、又は肺から呼気中に排出される

●肝初回通過効果：消化管から**血液中**に移行した有効成分は、**門脈**を経由して肝臓を通過し代謝を受けるため、**全身循環**に移行する有効成分の量は少なく

なる。
- 肝機能が低下すると、全身循環に到達する有効成分の量がより**多くなる**。
- 腎機能が低下した人では、医薬品の効き目が過剰に現れたり、**副作用を生じ**やすくなる。
- 多くの有効成分は血液中で**血漿タンパク質**と結合して**複合体**を形成する。
- 複合体を形成する分子は**代謝されず**、血中濃度の低下が徐々に起こる。

9 ••• 薬が働く仕組みⅡ　薬の体内での働き

■ 薬の体内での働き

◆ 体内での働き

循環血液中に移行した有効成分は、血流によって全身の組織・器官へ運ばれて作用するが、多くの場合、標的となる細胞に存在する**受容体**、**酵素**、**トランスポーター**などの**タンパク質**と結合し、その機能を変化させることで薬効や副作用を現す。

◆ 医薬品の薬効、血中濃度

- 医薬品が効果を発揮するためには、有効成分がその作用の対象である器官や組織の細胞外液中あるいは細胞内液中に、**一定以上の濃度で分布**する必要がある。
- 医薬品が摂取された後、成分が吸収されるにつれてその血中濃度は上昇し、ある**最小有効濃度**を超えたときに生体の反応としての薬効が現れる。
- 血中濃度はある時点で最高血中濃度に達し、**代謝・排泄の速度が吸収・分布の速度**を上回ると、低下していく。
- ある血中濃度以上になると薬効は頭打ちとなりより強い薬効は得られなくなるが、一方、**有害な作用（副作用や毒性）**は現れやすくなる。
- 最小有効濃度と、毒性が現れる濃度域（危険域、中毒域）の間の範囲（有効域、治療域）に維持されるよう、**使用量および使用間隔**が定められている。

■ 剤形ごとの違い、適切な使用方法

- 医薬品の形状のことを**剤形**という。

◆ 全身循環により薬効をもたらす剤形

有効成分を**消化管から吸収**させ、**全身に分布**させることにより薬効をもたらすための剤形としては、錠剤（内服）、口腔用錠剤、**カプセル剤**、散剤・顆粒剤、経口液剤・シロップ剤等がある。

◆ 患部局所に直接適用する剤形

　有効成分を患部局所に直接適用する剤形としては、**軟膏剤**、**クリーム剤**、**外用液剤**、**貼付剤**、**スプレー剤**等がある。剤形によっては**症状を悪化させてしまう場合もある**ため、**患部の状態に応じて適切な剤形が選択されなければならない。**

■ 医薬品の剤形による一般的な特徴

剤形	特徴、服用方法、使用上の注意点など
錠剤（内服）	胃や腸で崩壊し、有効成分が**溶出**する **噛み砕いて服用しない**
口腔内崩壊錠	**水なしで服用することができる**
チュアブル錠	舐めたり噛み砕いてもよく、**水なしで服用することができる**
トローチ、ドロップ	薬効を期待する部位が**口の中や喉**であるものが多く、噛まずに**舐めて使用する**
散剤、顆粒剤	苦みや渋みを感じやすい 顆粒剤は噛み砕かずに水などで服用する
経口液剤、シロップ剤	経口液剤は、液状の剤形のうち**内服用**の剤形を指す **比較的速やかに消化管から吸収される**ため、有効成分の血中濃度が上昇しやすい 小児では**シロップ剤**とすることが多い
カプセル剤	**ゼラチン**に対してアレルギーを持つ人は注意が必要
軟膏剤	油性の基剤で皮膚への刺激が弱く、有効成分がとどまりやすい。また、適用部位を水から遮断したい場合にも用いる 患部がじゅくじゅくと湿潤していても使用できる
クリーム剤	油性基剤に水分を加えたもので、有効成分がとどまりやすい。また、患部を水で洗い流したい場合にも用いる 皮膚への刺激が強いため傷等への使用は避ける
外用液剤	患部が**乾きやすい** 適用部位に刺激を与えることがある
貼付剤	**テープ剤**および**パップ剤**がある かぶれに注意する
スプレー剤	手指等では塗りにくい部位、**広範囲**に適用する場合に適する

10 ••• 症状からみた主な副作用 全身的に現れる副作用

■ 医薬品の副作用

◆ 副作用の症状に関する知識

- 医薬品は、十分注意して適正に使用された場合でも、副作用を生じることがある。
- 医薬品の販売等に従事する専門家は、購入者等に対して、一般用医薬品による副作用と疑われる症状について医療機関への受診を勧奨する際は、一般用医薬品の添付文書等を見せて説明するなどの対応をとることが望ましい。

■ 副作用とその特徴

副作用名	特徴
ショック（アナフィラキシー）	● 即時型のアレルギー反応 ● 発症後の進行は非常に速く、死に至ることがある ● あらゆる医薬品で発症の可能性がある
皮膚粘膜眼症候群（スティーブンス・ジョンソン症候群、SJS）	● 高熱、全身の皮膚や粘膜に発疹・発赤、火傷のような水疱 ● 致命的な転帰をたどることがある ● 発生機序は不明 ● 発生頻度は100万人あたり年間1～6人 ● 原因と考えられる医薬品の使用を中止して、ただちに皮膚科の専門医を受診する
中毒性表皮壊死融解症（TEN）	● 高熱、全身の10％以上の皮膚や粘膜に発疹・発赤、火傷のような水疱 ● 致命的な転帰をたどることがある ● 発生機序は不明だが、SJSの発展型と考えられている ● 発生頻度は100万人あたり年間0.4～1.2人 ● 原因と考えられる医薬品の使用を中止して、ただちに皮膚科の専門医を受診する
肝機能障害	● 中毒性のものと、アレルギー性のものがある ● 軽度の場合、自覚症状がない ● 黄疸や皮膚の搔痒感、倦怠感が生じることもある ● 進行すると肝不全を発症し、死に至ることもある

偽アルドステロン症	●体内に**ナトリウム**と水が貯留し、体から**カリウム**が失われることによって起こる
	●**手足の脱力、血圧上昇、こむら返り、倦怠感**等が生じる
	●**低身長、低体重など体表面積が小さい者や高齢者**に起こりやすい
	●医薬品の相互作用で起こりやすい
精神神経障害	●**乗物の運転操作中**に眠気を生じると重大な事故につながる可能性が高い
	●通常の用法・用量でも発生することがある
無菌性髄膜炎	●髄膜炎のうち、髄液に細菌が検出されないものをいう
	●大部分は**ウイルス**が原因
	●発症は急性で、**首筋のつっぱり**を伴った激しい頭痛等が発症する
	●早期に原因医薬品の使用を**中止**すれば、比較的予後は良好であるが、重篤な中枢神経系の後遺症が残った例もある
	●**全身性エリテマトーデス、混合性結合組織病、関節リウマチ**等の基礎疾患がある人に発症リスクが高い
消化性潰瘍	●胃や十二指腸の粘膜組織が傷害され、粘膜筋板を超えて欠損する状態
	●**胃のもたれ、食欲低下、胸やけ、吐きけ、空腹時にみぞおちが痛くなる、消化管出血に伴って糞便が黒くなる**などの症状が現れる
	●自覚症状が乏しい場合もあり、検査や突然の吐血・下血によって発見されることもある
	●原因と考えられる医薬品の使用を中止する
イレウス様症状 （腸閉塞様症状）	●イレウスとは腸内容物の通過が阻害された状態をいう
	●**小児や高齢者、便秘傾向にある人**は発症のリスクが高い
間質性肺炎	●肺胞と毛細血管を取り囲んで支持している組織（間質）が炎症を起こしたもの
	●体内は低酸素状態となるため、**呼吸困難、空咳**（痰の出ない咳）**、発熱**等の症状を呈する
	●風邪や気管支炎との区別が難しい
	●医薬品の使用開始から**1～2週間程度**で発症することが多い
	●自然に寛解することもあるが、悪化すると**肺線維症**を引き起こすこともある

第2章　人体の働きと医薬品

喘息	●解熱鎮痛剤などの内服薬のほか、坐薬や外用薬でも誘発されることがある
	●医薬品の使用後、短時間（1時間以内）のうちに鼻水・鼻づまり、咳、呼吸困難を生じる
	●喘息発作を起こしたことがある人は重症化しやすい
うっ血性心不全	●肺に血液が貯留して、全身に必要な血液が送られない状態
	●体重増加、咳、ピンクの痰などの症状が現れる
排尿困難、尿閉	●副交感神経系の機能を抑制する成分で起こる
	●男性に限らず女性においても報告されている
眼圧上昇	●抗コリン作用がある成分によって眼圧が上昇し（急性緑内障発作）、眼痛や眼の充血に加え、急激な視力低下をきたす
	●高眼圧を長時間放置すると、視神経が損傷して不可逆的な視覚障害（視野欠損や失明）を起こすことがある
接触性皮膚炎	●化学物質や金属等に皮膚が接触して炎症を起こすこと
	●正常な皮膚との境界がはっきりしている
	●原因と考えられる医薬品の使用を中止する
光線過敏症	●太陽光線（紫外線）にさらされて起こるかぶれ症状
	●医薬品が触れた部分だけでなく、全身に広がって重篤化する場合がある
	●貼付剤の場合は剥がした後でも発症することがある
薬疹	●医薬品のアレルギーによって引き起こされる発疹・発赤
	●紅斑や丘疹、水疱を生じるものなどさまざま
	●原因と考えられる医薬品の使用を中止する
	●再度同種の医薬品を使用すると、より重篤な症状を生じる場合がある

11 ••• 副作用情報等の収集と報告

　登録販売者は、医薬品の副作用等を知った場合において、保健衛生上の危害の発生を防止するため必要があると認めるときには、その旨を**医薬品医療機器等法に基づき厚生労働大臣**に報告しなければならない（実務上は報告書を**医薬品医療機器総合機構**に提出する）。

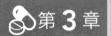

主な医薬品とその作用

1 ··· 精神神経に作用する薬

■ かぜ薬

概要	●かぜ薬は、かぜの諸症状の緩和を目的とする ●かぜの約8割は**ウイルス感染**が原因だが、かぜ薬は**ウイルスや細菌**の増殖を抑えたり、ウイルスや細菌を体内から除去したりするものではなく、症状の緩和を図る対症療法薬 ●インフルエンザは、**インフルエンザウイルス**が原因であり、感染力が強く、重症化しやすいため、かぜとは区別される
成分	●15歳未満の小児には**アスピリン、サザピリン、イブプロフェン**については、いかなる場合も使用しない ●**アスピリン**、**サザピリン**はピリン系ではない ●**サリチルアミド、エテンザミド**については、15歳未満の小児で水痘（水疱瘡）又は**インフルエンザ**にかかっているときは使用を避ける ●血栓のある人や血栓を起こすおそれのある人に使用する場合、**トラネキサム酸**を使用する前に相談する ●1日最大服用量が**グリチルリチン酸**として**40mg**以上となる製品は長期連用を避ける ●アルコールは医薬品の成分の吸収や代謝に影響し、肝機能障害等の副作用を起こしやすくするため、かぜ薬の服用期間中は、**飲酒を控える**

■ 解熱鎮痛薬

概要	●解熱鎮痛薬は、病気や外傷が原因で生じている発熱や痛みを緩和することを目的とする ●多くの薬は予防的に使用しない ●月経痛も効能効果に含まれる ●多くの解熱鎮痛薬には、体内における**プロスタグランジン**の産生を抑える成分が配合されている ●心臓、腎機能、胃腸等に障害がある場合は注意が必要である ●なるべく空腹時を避けて服用し、長期連用はしない ●アルコールは解熱鎮痛成分の吸収や代謝に影響し、肝機能障害等の副作用を起こしやすくするおそれがある

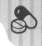

成分	サリチル酸系	●アスピリンは他の解熱鎮痛成分に比較して胃腸障害を起こしやすい ●ライ症候群の発生が報告されているので15歳未満の小児には使用しない ●アスピリンには血液を凝固しにくくさせる作用があるため、出産予定日12週以内の妊婦は使用を避ける ●アスピリンは、重篤な副作用として肝機能障害を生じることがある ●エテンザミドは痛みが神経を伝わるのを抑える働きが強い ●アセトアミノフェン、カフェイン、エテンザミドの組合せは、それぞれの頭文字から「ACE処方」と呼ばれる
	アセトアミノフェン	●中枢作用によって解熱・鎮痛をもたらすため、末梢における抗炎症作用は期待できないが、胃腸障害は少なく、空腹時に服用できる製品もあるが、食後の服用が推奨されている ●アセトアミノフェンが配合された坐薬と内服薬を併用すると影響があるため、併用は避ける
	イブプロフェン	●アスピリン等に比べて胃腸への悪影響が少なく、抗炎症作用も示す ●15歳未満の小児に対しては、いかなる場合も使用してはならない ●出産予定日12週以内の妊婦については、服用しないこと ●重篤な副作用として、肝機能障害、腎障害、無菌性髄膜炎を生じることがある ●全身性エリテマトーデスまたは混合性結合組織病のある人は使用する前に相談する
	イソプロピルアンチピリン	●ピリン系と呼ばれる解熱鎮痛成分である（唯一） ●ショック等の重篤な副作用が頻発したため用いられなくなった ●解熱および鎮痛の作用は比較的強いが、抗炎症作用は弱い

「相談する」とあるのは、使用者が、医師、薬剤師、登録販売者に必要に応じて相談するということだよ!!

ここがポイント

■ 眠気を促す薬

概要	●睡眠を促したり、精神の高ぶりを抑えることを目的とする	
成分	抗ヒスタミン成分	●脳内における**ヒスタミン**刺激が低下すると、眠気を促す ●一時的な睡眠障害（寝つきが悪い、眠りが浅い）の緩和に用いられる ●慢性的に不眠症状がある人や、医療機関において**不眠症の診断を受けている人、妊娠中の不眠**を対象とするものではない ●15歳未満の小児に対しては、**使用しない** ●服用後、**自動車の運転等、危険を伴う機械の操作**に従事させてはならない ●**ジフェンヒドラミン塩酸塩**は、特に**中枢作用が強い**
	ブロモバレリル尿素、アリルイソプロピルアセチル尿素	●脳の興奮を抑え、**痛覚を鈍くする作用**がある ●服用後、**自動車の運転等、危険を伴う機械の操作**に従事させてはならない ●反復して摂取すると**依存**を生じる ●**ブロモバレリル尿素の大量摂取**による自殺が日本で社会問題になった ●ブロモバレリル尿素は胎児に障害を引き起こす可能性があるため、**妊婦等は服用しない**

■ 眠気を防ぐ薬

概要	●眠気防止薬は、**眠気や倦怠感を除去する**ことを目的としており、主な有効成分として**カフェイン**が配合されている ●カフェインは、脳に軽い興奮状態を引き起こし、**一時的に眠気や倦怠感を抑える効果**がある。脳が過剰に興奮すると、副作用として**振戦<ruby>（震え）、めまい、不安、不眠、頭痛</ruby>**等を生じることがある ●カフェインのその他の作用として、**利尿作用、胃液分泌亢進作用、心筋興奮作用**がある。腎臓における**ナトリウムイオン**（同時に水分）の**再吸収抑制**があり、**尿量の増加（利尿）**をもたらす ●授乳中の人が大量のカフェインを摂取した場合、**頻脈や不眠**等を引き起こす可能性がある ●カフェインの1回摂取量は**200mg**、1日摂取量は**500mg**が上限とされている ●**お茶やコーヒー**などの食品にもカフェインが含まれているため、過剰摂取とならないよう併用に注意する

■ 鎮暈薬

概要		●主に乗り物酔いによるめまい、吐き気等の緩和を目的とする ●3歳未満では自律神経系が未発達であり、乗り物酔いが起こることが少ないため、3歳未満の乗り物酔い防止薬はない ●つわりには使用しない
成分	抗めまい成分	●ジフェニドール塩酸塩は、内耳にある前庭と脳を結ぶ前庭神経の調節作用、内耳への血流改善作用を示す ●抗ヒスタミン成分や抗コリン成分と同様の副作用が現れることがある ●排尿困難の症状がある人や緑内障の診断を受けた人は、使用前に相談する
	抗ヒスタミン成分	●延髄にある嘔吐中枢への刺激や、内耳の前庭における自律神経反射を抑える作用を示す ●ジメンヒドリナートは、ジフェンヒドラミンテオクル酸塩の一般名 ●メクリジン塩酸塩は、他の抗ヒスタミン成分と比べて作用が現れるのが遅く、持続時間が長い ●プロメタジン塩酸塩を含む成分は、15歳未満の小児に対しては、使用しない
	抗コリン成分	●中枢に作用して自律神経系の混乱を軽減させるとともに、末梢では消化管の緊張を低下させる作用を示す ●スコポラミン臭化水素酸塩水和物は、他の抗コリン成分と比べて脳内に移行しやすいとされるが、肝臓で速やかに代謝されてしまうため、抗ヒスタミン成分等と比べて作用の持続時間は短い
	鎮静成分	●乗物酔いの発現には不安や緊張などの心理的な要因による影響もあるため、ブロモバレリル尿素、アリルイソプロピルアセチル尿素のような鎮静成分が配合されている場合がある
	キサンチン系成分	●脳に軽い興奮を起こさせて平衡感覚の混乱によるめまいを軽減させる ●カフェインやジプロフィリンなどのキサンチン系と呼ばれる成分が配合されている場合がある
	局所麻酔成分	●胃粘膜への麻酔作用によって嘔吐刺激を和らげ、乗物酔いに伴う吐き気を抑える ●アミノ安息香酸エチルが配合されている場合には、6歳未満への使用は避ける

第3章 主な医薬品とその作用

41

■ 小児鎮静薬

概要・成分	●夜泣き、ひきつけ、疳の虫等の症状を鎮め、虚弱体質、消化不良などの改善を目的とする
	●鎮静作用のほか、血液の循環を促す作用があるとされる生薬成分を中心に配合されている
	●カンゾウについては、小児の疳を適応症とする生薬製剤では主として健胃作用を期待して用いられ、他の医薬品等から摂取されるグリチルリチン酸の総量が多くならないよう注意する
	●漢方処方製剤は、用法用量において適用年齢の下限が設けられていない場合にあっても、生後3ヶ月未満の乳児には使用しない

2 ••• 呼吸器官に作用する薬

■ 鎮咳去痰薬

概要	●咳を鎮める、痰の切れをよくする、また、喘息症状を和らげることを目的とする
	●麻薬性鎮咳成分は、長期連用や大量摂取によって倦怠感や虚脱感、多幸感等が現れることがあり、薬物依存につながるおそれがある
	●鎮咳去痰薬に解熱成分は配合されておらず、発熱を鎮める効果は期待できない
	●咳がひどく痰に線状の血が混じることがある、又は黄色や緑色の膿性の痰を伴うような場合には、早めに医療機関を受診することが望ましい
	●痰を伴わない乾いた咳が続く場合には、間質性肺炎等の初期症状である可能性があり、また、その原因が医薬品の副作用によるものであることもある
	●喫煙に伴う症状では、鎮咳去痰薬を漫然と長期間にわたって使用しない
成分	中枢神経系に作用して咳を抑える成分（鎮咳成分）コデインリン酸塩水和物、ジヒドロコデインリン酸塩	●延髄の咳嗽中枢に作用する
		●その作用本体がモルヒネと同じ基本構造を持ち、依存性がある成分で麻薬性鎮咳成分とも呼ばれる
		●血液─胎盤関門を通過して胎児に移行する
		●分娩時服用により新生児に呼吸抑制が現れる
		●胃腸の運動を低下させる作用を示し、副作用として便秘が現れる
		●米国等において12歳未満の小児等への使用を禁忌とする措置が取られたことを踏まえ、日本においても予防的な措置が取られている

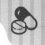

気管支を拡げる成分（気管支拡張成分）	● アドレナリン作動成分は、交感神経系を刺激して気管支を拡張させる作用を示し、呼吸を楽にして咳や喘息の症状を鎮める
	● マオウは、気管支への作用のほか、発汗促進、利尿等の作用も持つ
	● 交感神経系への刺激作用によって、心臓病、高血圧、糖尿病又は甲状腺機能亢進症の診断を受けた人では、使用する前に相談する
	● メチルエフェドリン塩酸塩、メチルエフェドリンサッカリン塩、マオウには、依存性がある
	● メチルエフェドリン塩酸塩、メチルエフェドリンサッカリン塩には、成分の一部が乳汁中に移行する
	● キサンチン系成分は自律神経系を介さずに気管支の平滑筋に直接作用して弛緩させ、気管支を拡張させる
痰の切れをよくする成分（去痰成分）	● グアイフェネシン、グアヤコールスルホン酸カリウム、クレゾールスルホン酸カリウム等 ：気道粘膜からの分泌を促進する
	● エチルシステイン塩酸塩、メチルシステイン塩酸塩、カルボシステイン等 ：痰の中の粘性タンパク質を溶解・低分子化して粘性を減少させる
	● カルボシステイン ：粘液成分の含量比を調整し、痰の切れをよくする
	● ブロムヘキシン塩酸塩 ：分泌促進作用・溶解低分子化作用・線毛運動促進作用を示す

■ 口腔咽喉薬、含嗽薬

概要		● 口腔咽喉薬は、口腔内又は咽頭部の粘膜に局所的に作用して、それらの部位の炎症による痛み、腫れ等の症状の緩和を主たる目的とする ● 含嗽薬は、口腔および咽頭の殺菌・消毒・洗浄、口臭の除去等を目的として、うがいに用いる外用液剤である ● 調製した濃度が濃すぎても薄すぎても効果が十分に得られない ● 局所作用を目的とするが、吸収されて循環血流に入ると全身的な影響を生じることもある
成分	ヨウ素	● ヨウ素系殺菌消毒成分又はクロルヘキシジングルコン酸塩が配合されたものでは、ショック（アナフィラキシー）のような重篤な副作用を生じることがある ● ヨウ素系殺菌消毒成分が口腔内に使用される場合でも、結果的にヨウ素の摂取につながるため、甲状腺疾患の治療を受けた人は相談する ● ヨウ素は血液―胎盤関門を通過して胎児に移行する ● ヨウ素は乳汁中に移行する ● ヨウ素はレモン汁やお茶などに含まれるビタミンC等の成分と反応すると脱色を生じて、殺菌作用が失われる

3 ···· 胃腸に作用する薬

■ 胃の薬（制酸薬、健胃薬、消化薬）

概要	● 制酸薬は、胃液の分泌亢進による胃酸過多や、それに伴う胸やけ、腹部の不快感、吐き気等の症状を緩和することを目的とする ● 健胃薬は、弱った胃の働きを高めること（健胃）を目的とする ● 消化薬は、炭水化物、脂質、タンパク質等の分解に働く酵素を補う等により、胃や腸の内容物の消化を助けることを目的とする

成分	制酸成分	●**炭酸水素ナトリウム（重曹）、アルミニウム**を含む成分、**マグネシウム**を含む成分、**カルシウム**を含む成分、又は**これらを組み合わせたもの** ●**酸度の高い食品**と一緒に使用すると胃酸に対する**中和作用が低下**するため、**炭酸飲料**等での服用は適当でない ●**透析療法を受けている人はアルミニウムを含む成分**を使用しない ●透析療法を受けていない人でも、**長期連用は避ける** ●**カルシウム、アルミニウム**を含む成分は**便秘**を生じやすい ●**マグネシウム**を含む成分は**下痢**を生じやすい
	健胃成分	●**生薬成分**が配合された健胃薬が多い ●散剤を**オブラート**で包む等、**味や香りを遮蔽**する方法で服用されると効果が期待できない
	消化成分	●**胆汁末や動物胆、ウルソデオキシコール酸、デヒドロコール酸**は、肝臓の働きを高める作用があるが、**肝臓病**の診断を受けた人は相談する
	その他の成分	●**透析療法を受けている人はアルミニウム**が含有されている**アルジオキサ、スクラルファート**を使用しない ●透析療法を受けていない人でも、アルジオキサ、スクラルファートの**長期連用**は避ける ●**ソファルコン、テプレノン**は、肝臓病の診断を受けた人は相談する ●アセチルコリンの働きを抑える**ロートエキス**やピ**レンゼピン塩酸塩**を含む胃腸薬では、**胃腸鎮痛鎮痙薬、乗物酔い防止薬**との併用を避ける ●ピレンゼピン塩酸塩は、消化管の運動にはほとんど影響を与えずに胃液の分泌を抑えるが、排尿困難、動悸、目のかすみ、眠気、まれに**アナフィラキシー**等の副作用がある

第3章　主な医薬品とその作用

■ 腸の薬（整腸薬、止瀉薬、瀉下薬）

概要	● 整腸薬は、腸の調子や便通を整える（整腸）、腹部膨満感、軟便、便秘に用いられることを目的とする ● 止瀉薬は、下痢、食あたり、吐き下し、水あたり、下り腹、軟便等に用いられることを目的とする ● 瀉下薬はいわゆる下剤で、便秘症状および便秘に伴う肌荒れ、頭重、のぼせ、吹き出物、食欲不振、腹部膨満、腸内異常発酵、痔の症状の緩和、又は腸内容物の排除（瀉下）に用いられることを目的とする	
成分	整腸成分	● トリメブチンマレイン酸塩は消化管（胃および腸）の平滑筋に直接作用するが、肝臓病の診断を受けた人は相談する
	止瀉成分 （収斂成分）	● 細菌性の下痢や食中毒のときに使用して腸の運動を鎮めると、かえって状態を悪化させるおそれがある ● ビスマスを含む成分は、海外において長期連用した場合に精神神経症状（不安、記憶力減退、注意力低下、頭痛等）が現れたとの報告があり、1週間以上継続して使用しないこと ● ビスマスを含む成分は、アルコールと併用しない ● ビスマスを含む成分は血液─胎盤関門を通過して胎児に移行する ● ビスマスを含む成分は胃潰瘍や十二指腸潰瘍の診断を受けた人は吸収が高まるため、相談する ● タンニン酸アルブミンに含まれるアルブミンは、牛乳に含まれるタンパク質（カゼイン）から精製された成分であるため、牛乳にアレルギーがある人は使用を避ける
	止瀉成分 （ロペラミド塩酸塩）	● 食あたりや水あたりによる下痢は適用対象でない ● 15歳未満の小児には使用しない ● 腸管の運動を低下させる作用を示し、胃腸鎮痛鎮痙薬との併用は避ける ● 重篤な副作用としてイレウス様症状、ショック（アナフィラキシー）、皮膚粘膜眼症候群、中毒性表皮壊死融解症を生じることがある ● 乳汁中に移行する ● 中枢神経系を抑制する作用もあり、乗物又は機械類の運転操作を避ける ● アルコールと併用しない

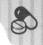

止瀉成分 （その他成分）		●タンニン酸ベルベリンは、**タンニン酸**（収斂作用）とベルベリン（抗菌作用）の化合物であり、**抗炎症作用**もある ●木クレオソートについては、**腸管の蠕動運動の正常化作用**、止瀉作用がある ●透析患者は吸着することを目的とした**アルミニウム**を含む成分は使用しない
瀉下成分 （小腸刺激性）		●ヒマシ油は、**小腸でリパーゼ**の働きによって生じる分解物が、**小腸を刺激**することで瀉下作用をもたらす ●ヒマシ油は、**強い作用を示すため、激しい腹痛又は悪心・嘔吐の症状がある人、妊婦又は妊娠していると思われる女性、3歳未満の乳幼児**は使用を避ける ●ヒマシ油は、**主に誤食・誤飲、中毒など、腸管内の物質をすみやかに体外に排除させなければならない場合**に用いられる ●ヒマシ油は、**脂溶性の物質による中毒には使用を**避ける ●ヒマシ油は、**乳汁中に移行する**
瀉下成分 （大腸刺激性）		●腸の急激な動きに刺激されて**流産・早産を誘発す**るおそれがある。特に、**センナおよびセンノシド**が配合された瀉下薬については、**妊婦又は妊娠していると思われる女性**は、使用を避ける ●センナ、センノシド、ダイオウ、カサントラノールは、**乳汁中に移行する** ●ビサコジルは、**服用前後1時間以内は制酸成分を含む胃腸薬の服用や牛乳の摂取を避ける**
瀉下成分 （その他成分）		●マグネシウムを含む成分は、**腎臓病**の診断を受けた人は相談する ●ナトリウムを含む成分は、**心臓病**の診断を受けた人は相談する ●水分不足に起因する便秘では**マツエキス**の効果は期待できない

■ 胃腸鎮痛鎮痙薬

概要		●胃痛、腹痛、さしこみを鎮める（鎮痛鎮痙）ことのほか、胃酸過多や胸やけに対する効果も期待して用いられる
成分	抗コリン成分	●副交感神経の伝達物質であるアセチルコリンと受容体の反応を妨げることで、その働きを抑える ●副交感神経系の働きを抑える作用は消化管に限定されないため、散瞳による目のかすみや異常なまぶしさ、顔のほてり、頭痛、眠気、口渇、便秘、排尿困難等の副作用が現れることがある ●乗物又は機械類の運転操作を避ける ●排尿困難の症状がある人、心臓病又は緑内障の診断を受けた人は相談する ●ブチルスコポラミン臭化物は、重篤な副作用としてショック（アナフィラキシー）を生じる ●ロートエキスは乳汁中に移行して乳児の脈が速くなり、また母乳が出にくくなる ●メチルオクタトロピン臭化物は乳汁中に移行する
	パパベリン塩酸塩	●消化管の平滑筋に直接働いて胃腸の痙攣を鎮める。胃酸を抑えない ●眼圧を上昇させるため、緑内障の診断を受けた人は相談する
	局所麻酔成分	●長期間にわたって漫然と使用することは避ける ●オキセサゼインは、局所麻酔作用、胃液分泌を抑える作用がある ●オキセサゼインは、妊婦等および15歳未満の小児には使用しない

■ その他の消化器官用薬

◆ 浣腸薬

概要	●浣腸薬は、便秘の場合に排便を促すことを目的として、直腸内に適用される ●浣腸薬は一般に、直腸の急激な動きに刺激されて流産・早産を誘発するおそれがあるため、妊婦又は妊娠していると思われる女性は使用を避ける
成分	●グリセリンが配合された浣腸薬では、高齢者又は心臓病の診断を受けた人、痔出血の症状がある人は相談する

◆ 駆虫薬

概要	●駆虫薬は、腸管内の**寄生虫（回虫と蟯虫<ruby>蟯虫<rt>ぎょうちゅう</rt></ruby>）**に対して、これを駆除するために用いられる
	●駆虫薬は腸管内に生息する虫体にのみ作用し、虫卵や腸管内以外に潜伏した幼虫（回虫の場合）には駆虫作用が及ばない
	●空腹時に服用するとされていることが多い

成分	サントニン	●回虫の駆虫
		●肝臓病の診断を受けた人は相談する
		●副作用として一時的に物が黄色く見えたり、耳鳴り、口渇が現れる
	カイニン酸	●回虫の駆虫
	リン酸ピペラジン	●**回虫**および**蟯虫**の駆虫
		●**痙攣**の症状のある人、**貧血**、著しい**栄養障害**、**肝臓病・腎臓病**の診断を受けた人は相談する
		●副作用として**痙攣**、**倦怠感**、**眠気**、**食欲不振**、**下痢**、**便秘**等が現れる
	パモ酸ピルビニウム	●**蟯虫**の駆虫
		●**赤～赤褐色**の成分で、尿や糞便が赤く着色することがある
		●**ヒマシ油**との併用は避ける

4 ••• 心臓などの器官や血液に作用する薬

■ 強心薬

| 概要・成分 | ●強心薬は、疲労やストレス等による軽度の心臓の働きの乱れについて、心臓の働きを整えて、動悸や息切れ等の症状の改善を目的とする |
| | ●1日用量中センソ5mgを超えて含有する医薬品は**劇薬**に指定されている（有効域が比較的狭い） |

■ 高コレステロール改善薬

概要	●高コレステロール改善薬は、**血中コレステロール異常の改善**、血中コレステロール異常に伴う**末梢血行障害（手足の冷え、しびれ）の緩和**等を目的とする
	●**生活習慣の改善**が図られることが重要であり、高コレステロール改善薬の使用による対処は、**食事療法、運動療法の補助的な位置づけ**である
	●コレステロールの産生および代謝は、主として**肝臓**で行われる
	●コレステロールは水に溶けにくいため、血液中では**リポタンパク質**となって存在する
	●低密度リポタンパク質（LDL）は、**コレステロールを肝臓から末梢組織へと運ぶリポタンパク質**
	●高密度リポタンパク質（HDL）は、コレステロールを**末梢組織から肝臓へと運ぶリポタンパク質**
	●血液中のLDLが多く、HDLが少ないとコレステロールが末梢組織で**蓄積され、生活習慣病の危険が高まる**

成分	大豆油不けん化物（ソイステロール）	腸管における**コレステロールの吸収を抑える働き**がある
	リノール酸、ポリエンホスファチジルコリン	コレステロールと結合して、肝臓におけるコレステロールの代謝を促す
	パンテチン	LDL等の異化排泄を促進し、**リポタンパクリパーゼ**活性を高めて、**HDL産生を高める作用**がある
	リボフラビン（ビタミンB2）	摂取によって尿が黄色くなるが、中止を要する副作用等の異常ではない

■ 貧血用薬

概要	●貧血用薬（鉄製剤）は、**鉄欠乏性貧血に対して不足している鉄分を補充**し、造血機能の回復を図ることを目的とする
	●体の成長が著しい**年長乳児や幼児、月経血損失のある女性、鉄要求量の増加する妊婦、母乳を与える女性**では、鉄欠乏状態を生じやすい
	●服用の前後30分に**タンニン酸を含む飲食物（緑茶、紅茶、コーヒー、ワイン、柿等）**を摂取すると、タンニン酸と反応して鉄の吸収が悪くなることがあるので、服用前後はそれらの摂取を控える
	●貧血の症状がみられる以前から予防的に**貧血用薬（鉄製剤）**を使用することは適当でない

成分	●鉄製剤を服用すると便が黒くなるが、中止を要する副作用等の異常で**はない** ●銅は補充した鉄分を利用して**ヘモグロビン**が産生されるのを助ける ●コバルトは**赤血球**ができる過程で必要不可欠な**ビタミンB12**の構成成分であり、**骨髄での造血機能**を高める ●マンガンは、**糖質、脂質、タンパク質**の代謝をする際に働く酵素の構成物質であり、**エネルギー合成**を促進する ●ビタミンC（アスコルビン酸等）は、消化管内で鉄が吸収されやすい状態に保つ ●ユビデカレノン（コエンザイムQ10）は肝臓や心臓などの臓器に多く存在し、**ビタミンB群**とともに働く。15歳未満の小児向けの製品はない

5 ···· 排泄に関わる部位に作用する薬

■ 痔の薬

概要	●痔疾用薬には、肛門部又は直腸内に適用する外用薬（外用痔疾用薬）と、内服して使用する内用薬（内用痔疾用薬）がある ●外用痔疾用薬は、**痔核（いぼ痔）**又は**裂肛（切れ痔）**による痛み、痒み、腫れ、出血等の緩和、患部の消毒を目的とする ●内用痔疾用薬は、比較的緩和な抗炎症作用、血行改善作用を目的とし、外用痔疾用薬と併用すると効果的である
成分	●**リドカイン、リドカイン塩酸塩、アミノ安息香酸エチル、ジブカイン塩酸塩**が配合された坐剤および注入軟膏は、**ショック（アナフィラキシー）**を生じる ●**ステロイド性抗炎症成分**が配合された坐剤および注入軟膏は、その含有量によらず**長期連用**を避ける ●**メチルエフェドリン塩酸塩**が配合された坐剤および注入軟膏は、**心臓病、高血圧、糖尿病**又は**甲状腺機能亢進症**の診断を受けた人は、相談する

6 •••• 婦人薬

概要	●婦人薬は、月経および月経周期に伴って起こる症状を中心として、女性に現れる特有な諸症状の緩和と、保健を主たる目的とする ●その効能・効果として、血の道症、更年期障害、月経異常およびそれらに随伴する冷え性、月経痛、腰痛、頭痛、のぼせ、肩こり、めまい、動悸、息切れ、手足のしびれ、こしけ（おりもの）、血色不良、便秘、むくみ等に用いられる
成分	●妊婦又は妊娠していると思われる女性は女性ホルモン成分の使用を避ける必要がある ●女性ホルモン成分は乳汁中に移行することが考えられ、母乳を与える女性は使用を避ける ●女性ホルモン成分は長期連用により血栓症、乳癌や脳卒中などの発生確率が高まる可能性もある

7 •••• 内服アレルギー用薬

概要	●内服アレルギー用薬は、蕁麻疹や湿疹、かぶれおよびそれらに伴う皮膚の痒み又は鼻炎に用いられる内服薬の総称で、ヒスタミンの働きを抑える作用を示す成分（抗ヒスタミン成分）を主体として配合されている ●アレルギー症状を軽減するには、日常生活におけるアレルゲンの除去・回避といった根源的な対応を図ることが重要 ●アレルギー症状が現れる前から予防的に一般用医薬品のアレルギー用薬を使用することは適当でない
成分	●メキタジンは、ショック（アナフィラキシー）、肝機能障害、血小板減少を生じる ●ジフェンヒドラミンを含む成分は、乳汁中に移行する ●プソイドエフェドリン塩酸塩、メチルエフェドリン塩酸塩については、依存性がある成分であり、長期間にわたって連用された場合、薬物依存につながるおそれがある

8 ···· 鼻に用いる薬

概要	●鼻炎用点鼻薬は、急性鼻炎、アレルギー性鼻炎又は副鼻腔炎による諸症状のうち、鼻づまり（鼻閉）、鼻みず（鼻汁過多）、くしゃみ、頭重（頭が重い）の緩和を目的として、鼻腔内に適用される外用液剤 ●汚染を防ぐために、他人と点鼻薬を共有しない ●一般用医薬品の鼻炎用点鼻薬は、蓄膿症など慢性のものには使用しない ●長期連用は避ける
成分	●点鼻薬であっても成分が鼻粘膜を通っている血管から吸収されて全身的な影響を生じる ●アドレナリン作動成分が配合された点鼻薬は、過度に使用されると鼻粘膜の血管が反応しなくなり、逆に血管が拡張して二次充血を招き、鼻づまりがひどくなりやすい ●医療機関においてアレルギーの治療を受けている人は、相談する

9 ···· 眼科用薬

概要	●目の疲れやかすみ、痒みなどの症状の緩和を目的として結膜嚢（結膜で覆われた眼瞼の内側と眼球の間の空間）に適用する外用薬 ●無菌的に製造されており、点眼の際に容器の先端が眼瞼（まぶた）や睫毛（まつげ）に触れないようにする ●1滴の薬液の量は約50μLであるのに対して、結膜嚢は30μL程度→1滴で十分 ●開封されてから長期間を経過した製品は、使用を避けるべきである ●コンタクトレンズをしたままでの点眼は、添付文書に「使用可能」と記載されてない限り行うべきではない ●1回使い切りタイプとして防腐剤を含まない製品では、ソフトコンタクトレンズ装着時にも使用できるものがある
成分	●アドレナリン作動成分は、緑内障と診断された人では、眼圧の上昇、緑内障を悪化させるため相談する

10 ••• 皮膚に用いる薬

概要	●外皮用薬は、皮膚表面に生じた創傷や症状、又は皮膚の下にある毛根、血管、筋組織、関節等の症状を改善・緩和するため、外用局所に直接適用される	
	●浸透しやすくなることから、入浴後に用いるのが効果的とされる	
成分	殺菌消毒成分	●細菌に有効な成分：**アクリノール、オキシドール**（過酸化水素水）
		●細菌・真菌に有効な成分：**クロルヘキシジングルコン酸塩、クロルヘキシジン塩酸塩**
		●細菌・真菌・結核菌・ウイルスに有効な成分：**ポビドンヨード、ヨードチンキ、エタノール**
		●アクリノールは衣類等に付着すると**黄色く着色し**やすい
		●オキシドールは刺激性があるため、**目の周りへの**使用は避ける
		●**ヨウ素、ベンザルコニウム塩化物**の殺菌力は**アルカリ性**になると低下するため、**石けんとの併用は**避ける
		●エタノールは粘膜や**目の周りへの**使用は避ける
	ステロイド性抗炎症成分	●**副腎皮質ホルモン**（ステロイドホルモン）の化学構造を持つ抗炎症成分
		●末梢組織の免疫機能を低下させる作用も示し、**細菌・真菌等の感染している患部**には使用を避ける
		●コルチゾンに換算して1g又は1mL中0.025mgを超えて含有する製品では、特に**長期連用を避ける**
	非ステロイド性抗炎症成分	●副腎皮質ホルモン（ステロイドホルモン）の化学構造を持たない抗炎症成分
		●**インドメタシン、ケトプロフェン、フェルビナク、ピロキシカム、ジクロフェナクナトリウム**は、**長期連用を避け、細菌・真菌等の感染している患部への使用は避ける**
		●**インドメタシン、ケトプロフェン、フェルビナク、ピロキシカム、ジクロフェナクナトリウム**は、**喘息を起こしたことがある人では、**使用を避ける

	●インドメタシンの外皮用薬では、**11歳未満の小児には使用しない**（インドメタシン含量1%の貼付剤では**15歳未満**） ●ケトプロフェンは、**アナフィラキシー、接触皮膚炎、光線過敏症**を生じる ●ケトプロフェンが配合された外皮用薬を使用している間および使用後も当分の間は、天候にかかわらず、**戸外活動を避ける**とともに、日常の外出時も塗布部を**衣服、サポーター**等で覆い、紫外線に当たるのを避ける
肌の角質化、かさつき等を改善する配合成分	●うおのめ（鶏眼）、たこ（胼胝）は、**角質層の一部が単純に肥厚**したものだが、いぼ（疣贅）は、**表皮が隆起した小型の良性の腫瘍**で、**ウイルス性**のいぼと老人性のいぼに大別される ●サリチル酸は**角質軟化作用、抗菌、抗真菌、抗炎症作用**があり、**にきび**にも使用される ●イオウは**角質軟化作用、抗菌、抗真菌作用**があり、**にきび**にも使用される
抗菌作用を有する配合成分	●**サルファ剤、バシトラシン、フラジオマイシン**などは**抗菌作用**を示す ●皮膚疾患用薬を**5〜6日間**使用して症状の改善がみられない場合には、医療機関の受診を勧める
抗真菌作用を有する配合成分	●水虫、たむし等は、**皮膚糸状菌（白癬菌）**という真菌類の一種が皮膚に寄生することによって起こる疾患（表在性真菌感染症）である ●じゅくじゅくと湿潤している患部には**軟膏**が適する ●皮膚が厚く角質化している部分には、**液剤**が適する ●**膣、陰嚢、外陰部等、湿疹、湿潤、ただれ、亀裂や外傷のひどい患部、化膿**している患部には使用を避ける ●**イミダゾール系成分**が配合された水虫薬でかぶれたことがある人は、他のイミダゾール系成分が配合された製品も避ける ●水虫・たむし用薬を**2週間**くらい使用しても症状がよくならない場合には、いったん使用を中止して、**医療機関を受診する**ことを勧める

頭皮・毛根に作用する配合成分	●壮年性脱毛症、円形脱毛症、粃糠性脱毛症、瀰漫性脱毛症等の疾患名を掲げた効能・効果は、医薬品においてのみ認められている ●カルプロニウム塩化物は、コリン作用による局所又は全身性の発汗、それに伴う寒気、震え、吐き気が現れる ●女性ホルモン成分は、妊婦等は使用しない

11 ••• 歯や口中に用いる薬

概要	●歯痛薬は、歯の齲蝕による歯痛を応急的に鎮めることを目的とするが、歯の齲蝕が修復されることはない ●歯槽膿漏薬は、歯肉炎、歯槽膿漏の諸症状（歯肉からの出血や膿、歯肉の腫れ、むずがゆさ、口臭、口腔内の粘り等）の緩和を目的とする ●口内炎用薬は、口内炎、舌炎の緩和を目的とする ●口内炎用薬は、口腔咽喉薬、含嗽薬などを使用する場合には、十分な間隔をおく

12 ••• 禁煙補助剤

概要・成分	●禁煙補助剤は、ニコチン置換療法に使用される、ニコチンを有効成分とする医薬品 ●ニコチン置換療法は、ニコチンの摂取方法を喫煙以外に換えて離脱症状の軽減を図りながら徐々に摂取量を減らし、最終的にニコチン摂取をゼロにする方法 ●脳梗塞・脳出血等の急性期脳血管障害、重い心臓病等の基礎疾患がある人、うつ病と診断されたことのある人、妊婦又は妊娠していると思われる女性、授乳中の人、非喫煙者は使用を避ける ●添付文書で定められた期間や量を超える使用は避ける ●口腔内が酸性になるとニコチンの吸収が低下するため、コーヒーや炭酸飲料など口腔内を酸性にする食品を摂取した後はしばらく使用を避ける ●ニコチンは交感神経系を興奮させる作用を示す ●心臓疾患、バージャー病（末梢血管障害）、高血圧、甲状腺機能亢進症、褐色細胞腫、糖尿病（インスリン製剤を使用している人）、咽頭炎、食道炎、胃・十二指腸潰瘍、肝臓病又は腎臓病の診断を受けた人は、相談する

13 ···· 滋養強壮保健薬

概要	●滋養強壮保健薬は、体調不良を生じやすい状態や**体質の改善**、特定の栄養素の不足による症状の改善又は予防等を目的として、**ビタミン成分、カルシウム、アミノ酸、生薬成分等**が配合された医薬品	
成分	ビタミンA （レチノール）	●**夜間視力を維持**したり、**皮膚や粘膜の機能を正常に保つ**ために重要な栄養素 ●**目の乾燥感、夜盲症（とり目）**の症状の緩和、また、妊娠・授乳期、病中病後の体力低下時、発育期等の**ビタミンAの補給**に用いられる ●一般用医薬品におけるビタミンAの1日分量は**4000国際単位**が上限 ●妊娠3ヶ月以内の妊婦、妊娠していると思われる女性および妊娠を希望する女性は、**過剰摂取**に留意する
	ビタミンD （カルシフェロール）	●腸管での**カルシウム吸収**および尿細管での**カルシウム再吸収**を促して、**骨の形成**を助ける栄養素 ●**骨歯の発育不良、くる病の予防**、また妊娠・授乳期、発育期、老年期のビタミンDの補給に用いられる ●ビタミンDの過剰症としては、**高カルシウム**血症があり、初期症状としては、**便秘、吐きけ、嘔吐、腹痛、食欲減退、多尿等**が現れる
	ビタミンE （トコフェロール）	●体内の**脂質を酸化**から守り、**細胞の活動**を助け、**血流を改善**する栄養素 ●下垂体や副腎系に作用して**ホルモン分泌の調節**に関与するため、ときに**生理が早くきたり、経血量が多くなったり**することがある
	ビタミンB1 （チアミン）	●炭水化物からの**エネルギー産生**に不可欠な栄養素で、**神経の正常な働き**を維持する作用、**腸管運動を促進**する働きがある ●**神経痛、筋肉痛・関節痛**（腰痛、肩こり、五十肩など）、**手足のしびれ、便秘、眼精疲労、脚気**、また、肉体疲労時、妊娠・授乳期、病中病後の体力低下時における**ビタミンB1の補給**に用いられる

ビタミンB2 (リボフラビン)	●脂質の代謝に関与し、皮膚や粘膜の機能を正常に保つために重要な栄養素 ●口角炎、口唇炎、口内炎、舌炎、湿疹、皮膚炎、かぶれ、ただれ、にきび、肌荒れ、赤鼻、目の充血、目の痒みの症状の緩和、また、肉体疲労時、妊娠・授乳期に用いられる ●尿が黄色くなることがある
ビタミンB6 (ピリドキシン塩酸塩)	●タンパク質の代謝に関与し、皮膚や粘膜の健康維持、神経機能の維持に重要な栄養素 ●口角炎、口唇炎、口内炎、舌炎、湿疹、皮膚炎、かぶれ、ただれ、にきび、肌荒れ、手足のしびれの症状の緩和、また、妊娠・授乳期、病中病後の体力低下時におけるビタミンB6の補給に用いられる
ビタミンB12 (コバラミン)	●赤血球の形成を助け、また、神経機能を正常に保つために重要な栄養素 ●ビタミン主薬製剤、貧血用薬等に配合されている
ビタミンC (アスコルビン酸)	●体内の脂質を酸化から守る作用（抗酸化作用）を示し、皮膚や粘膜の機能を正常に保つために重要な栄養素 ●メラニンの産生を抑える ●しみ、そばかす、日焼け・かぶれによる色素沈着の症状の緩和、歯ぐきからの出血・鼻出血の予防、また、肉体疲労時、妊娠・授乳期、病中病後の体力低下時、老年期におけるビタミンCの補給に用いられる
その他	●カルシウムは骨や歯の形成に必要な栄養素であり、虚弱体質、腺病質における骨歯の発育促進、妊娠・授乳期の骨歯の脆弱予防に用いられる ●システインは髪や爪、肌などに存在するアミノ酸の一種で、皮膚におけるメラニンの生成を抑えるとともに、皮膚の新陳代謝を活発にしてメラニンの排出を促す。肝臓においてアルコールを分解する働きがある ●アミノエチルスルホン酸（タウリン）は、細胞の機能が正常に働くために重要な物質で、肝臓機能を改善する働きがあり、滋養強壮保健薬等に配合されている場合がある

- ●アスパラギン酸ナトリウムは、生体におけるエネルギーの産生効率を高めるとされ、骨格筋に溜まった**乳酸の分解を促す**等の働きを期待して用いられる
- ●ヘスペリジンは**ビタミンC**の吸収を助ける
- ●コンドロイチン硫酸は**軟骨成分を形成および修復**する
- ●グルクロノラクトンは、**肝臓の働きを助け、肝血流を促進**する
- ●ガンマ―オリザノールは、**米油**および**米胚芽油**から見出された**抗酸化作用**を示す

14 ••• 漢方処方製剤・生薬製剤

■ 漢方処方製剤

- ●漢方処方製剤とは、**漢方医学**（古来に中国から伝わり、日本において発展してきた日本の伝統医学の考え方）に沿うように、**生薬を組み合わせて**構成された漢方処方。
- ●漢方処方は、**処方自体が一つの有効成分として独立したもの**という見方をすべき。
- ●「漢方薬は作用が穏やかで、副作用が少ない」などの誤った認識がなされていることがあるが、**間質性肺炎や肝機能障害のような重篤な副作用が起こる**ことがある。
- ●**証に適さない**（使用者の体質や状態にあわない）漢方処方製剤を使用したために、**症状の悪化や副作用**を引き起こす場合もある。
- ●**生後３ヶ月未満の乳児には使用しない**こととされている。

漢方名 主な構成生薬	何に効くか ○：適している人、×：適していない人
安中散（あんちゅうさん） カンゾウ	胃の不調 ○：体力中等度以下
葛根湯（かっこんとう） カンゾウ　マオウ	風邪の諸症状（特に初期）、肩こり ○：体力中等度以上 ×：体が虚弱、胃腸が弱い、発汗傾向が著しい 副作用：肝機能障害、偽アルドステロン症
加味帰脾湯（かみきひとう） カンゾウ	精神不安・不眠 ○：体力中等度以下、心身の疲れ、血色が悪い、熱感 注意：比較的長期間（１ヶ月程度）服用される

加味逍遥散 （かみしょうようさん） **カンゾウ**	月経・更年期に伴う女性特有の症状の改善 ○：体力中等度以下、のぼせ感、疲れやすい ×：胃腸が弱い 副作用：肝機能障害、腸間膜静脈硬化症
甘草湯 （かんぞうとう） **カンゾウ**	咳・痰 ○：体力にかかわらない 注意：短期間の服用にする、グリチルリチン酸の摂取量 特徴：カンゾウのみからなる
桂枝茯苓丸 （けいしぶくりょうがん）	女性に現れる特有な諸症状、皮膚炎、打ち身 ○：比較的体力がある ×：体が虚弱 副作用：肝機能障害 構成生薬成分なし
呉茱萸湯 （ごしゅゆとう）	鎮痛、痛みに伴う吐きけ ○：体力中等度以下 特徴：カンゾウを含まない
柴胡加竜骨牡蛎湯 （さいこかりゅうこつぼれいとう） **ダイオウ**	精神不安、不眠、小児の疳 ○：体力中等度以上 ×：体が虚弱、胃腸が弱く下痢しやすい、瀉下薬を服用中 副作用：肝機能障害、間質性肺炎
柴胡桂枝湯 （さいこけいしとう） **カンゾウ**	風邪の諸症状（特に中期から後期） ○：体力中等度、やや虚弱 副作用：肝機能障害、間質性肺炎、膀胱炎様症状
柴朴湯 （さいぼくとう） **カンゾウ**	咳、痰、虚弱体質改善 ○：体力中等度 ×：むくみのある人 副作用：肝機能障害、間質性肺炎、膀胱炎様症状
三黄瀉心湯 （さんおうしゃしんとう） **ダイオウ**	高血圧の随伴症状 ○：体力中等度以上、のぼせ気味、顔面紅潮 ×：体が虚弱、胃腸が弱く下痢しやすい、だらだら出血が長引く 注意：瀉下薬の使用を避ける
芍薬甘草湯 （しゃくやくかんぞうとう） **カンゾウ**	鎮痛、こむら返り、筋肉の痙攣 ○：体力にかかわらない 注意：連用は避ける、心臓病の診断を受けた人は避ける 副作用：肝機能障害、間質性肺炎、うっ血性心不全、心室頻拍

しょうけんちゅうとう 小建中湯 カンゾウ	小児の疳 ○：体力虚弱、疲労しやすい、血色がすぐれない、冷え 注意：比較的長期間（1ヶ月程度）服用される、グリチルリチン酸の摂取量
しょうさいことう 小柴胡湯 カンゾウ	風邪の諸症状（特に後期） ○：体力中等度 ×：体が虚弱 注意：インターフェロン製剤を使用している人は使用を避ける、肝臓病の診断を受けた人は相談する 副作用：肝機能障害、間質性肺炎
しょうせいりゅうとう 小青竜湯 カンゾウ　マオウ	風邪の諸症状、うすい水様の痰を伴う咳、鼻の症状 ○：体力中等度またはやや虚弱 ×：体が虚弱、胃腸が弱い、発汗傾向が著しい 副作用：肝機能障害、間質性肺炎、偽アルドステロン症
せいじょうぼうふうとう 清上防風湯 カンゾウ	赤ら顔でときにのぼせがある、にきび ○：体力中等度以上 ×：胃腸が弱い 副作用：肝機能障害、偽アルドステロン症
そけいかっけつとう 疎経活血湯 カンゾウ	しびれがある鎮痛 ○：体力中等度 ×：胃腸が弱く下痢しやすい
だいおうかんぞうとう 大黄甘草湯 カンゾウ ダイオウ	腸の不調 ○：体力にかかわらない ×：体が虚弱、胃腸が弱く下痢しやすい 注意：他の瀉下薬の使用を避ける
ちょうとうさん 釣藤散 カンゾウ	慢性的な鎮痛、めまい ○：体力中等度 ×：胃腸が弱い、冷え症
とうかくじょうきとう 桃核承気湯 カンゾウ ダイオウ	女性に現れる特有な諸症状、痔疾、打撲傷 ○：体力中等度以上、のぼせて便秘しがち ×：体が虚弱、胃腸が弱く下痢しやすい 副作用：下痢
とうきしゃくやくさん 当帰芍薬散	女性に現れる特有な諸症状 ○：体力虚弱、冷え症で貧血傾向、疲労しやすい ×：胃腸が弱い 構成生薬成分なし
ばくもんどうとう 麦門冬湯 カンゾウ	風邪の諸症状、強い咳、切れない痰 ○：体力中等度以下 ×：水様痰 副作用：肝機能障害、間質性肺炎

八味地黄丸 （はち み じ おうがん）	泌尿器の症状 ○：体力中等度以下、疲れやすい、四肢が冷えやすい、尿量減少・多尿、ときに口渇 ×：胃腸が弱い、下痢しやすい、のぼせが強く赤ら顔、体力充実の人
半夏厚朴湯 （はん げ こうぼくとう）	風邪の諸症状、咳、痰、のどの違和感、しわがれ声、不安神経症、神経性胃炎 ○：体力中等度 構成生薬成分なし
防已黄耆湯 （ぼう い おう ぎ とう） カンゾウ	肥満症（水ぶとり）、むくみ、関節炎 ○：体力中等度以下、疲れやすい 副作用：肝機能障害、間質性肺炎、偽アルドステロン症
防風通聖散 （ぼうふうつうしょうさん） カンゾウ ダイオウ　マオウ	肥満症（皮下脂肪が多い）、便秘 ○：体力充実 ×：体が虚弱、胃腸が弱く下痢しやすい、発汗傾向が著しい 副作用：肝機能障害、間質性肺炎、偽アルドステロン症 注意：他の瀉下薬の使用を避ける
麻黄湯 （ま おうとう） カンゾウ　マオウ	風邪の諸症状（特に初期）、インフルエンザ ○：体力充実 ×：胃腸が弱い、発汗傾向が著しい
薏苡仁湯 （よく い にんとう） カンゾウ　マオウ	鎮痛、腫れがある関節痛 ○：体力中等度 ×：体が虚弱、胃腸が弱い、発汗傾向が著しい
抑肝散 （よくかんさん） カンゾウ	精神不安、不眠、小児の疳 ○：体力中等度 注意：小児の夜泣きでは1週間程度服用しても改善がみられないときは相談する
抑肝散加陳皮半夏 （よくかんさん か ちん ぴ はん げ） カンゾウ	精神不安、不眠、小児の疳 ○：体力中等度、やや消化器が弱い 注意：小児の夜泣きでは1週間程度服用しても改善がみられないときは相談する
六君子湯 （りっくん し とう） カンゾウ	胃の不調、みぞおちのつかえ ○：体力中等度以下、胃腸が弱い、疲れやすい、手足に冷え 副作用：肝機能障害
猪苓湯 （ちょれいとう）	排尿異常 ○：体力にかかわらず 構成生薬なし

■ 生薬成分

- 生薬とは動植物の薬用とする部分や鉱物などを指し、それらを組み合わせたものが生薬製剤である。

■ 植物由来

生薬成分	説明
シャクヤク	**基原：ボタン科のシャクヤクの根** ● 鎮痛鎮痙作用、鎮静作用を示し、内臓の痛みにも用いられる
マオウ	**基原：マオウ科のマオウ、チュウマオウ又はエフェドラ・エクイセチナの地上茎** ● アドレナリン作動成分と同様の作用を示す生薬成分でエフェドリンを含む。気管支拡張、発汗促進、尿量増加（利尿）等の作用が期待される
カンゾウ	**基原：マメ科の根及びストロンで、ときには周皮を除いたもの** ● グリチルリチン酸による抗炎症作用のほか、気道粘膜からの分泌を促す等の作用が期待される ● カンゾウを大量に摂取するとグリチルリチン酸の大量摂取につながり、偽アルドステロン症を起こすおそれがある。むくみ、心臓病、腎臓病又は高血圧症の人、高齢者は相談する
セネガ、オンジ	**基原：セネガはヒメハギ科のセネガ又はヒロハセネガの根** **オンジはヒメハギ科のイトヒメハギの根および根皮** ● 去痰作用を期待して用いられる ● 糖尿病の検査値に影響を生じることがある
オウバク	**基原：ミカン科のキハダの周皮を除いた樹皮** ● 苦味による健胃作用を期待して用いられ、止瀉薬としても用いられる ● オブラート等を使用しない
センナ	**基原：マメ科の小葉** ● センノシドを含む ● 大腸を刺激して排便を促し瀉下薬としても用いられる ● 授乳中の人は服用しないか、授乳を避ける ● 妊婦又は妊娠していると思われる女性は、使用を避ける

第3章 主な医薬品とその作用

ダイオウ	**基原**：タデ科の根茎
	●センノシドを含む
	●大腸を刺激して排便を促し瀉下薬としても用いられる
	●授乳中の人は服用しないか、授乳を避ける
	●妊婦又は妊娠していると思われる女性は、使用を避ける
ウワウルシ	**基原**：ツツジ科のクマコケモモの葉
	●利尿作用、経口的に摂取した後、尿中に排出される分解代謝物が**抗菌作用**を示し、**尿路の殺菌消毒効果**を期待して用いられる
ブシ	**基原**：キンポウゲ科のハナトリカブト又はオクトリカブトの塊根を減毒加工して製したもの
	●心筋の収縮力を高めて血液循環を改善する作用を持つ
	●血液循環が高まることによる**利尿作用**
	●鎮痛作用はアスピリン等と異なり、プロスタグランジンを抑えないことから、胃腸障害等の副作用は示さない
	●生のままでは**毒性**が高いため、その毒性を減らし有用な作用を保持する処理を施す

■ 動物由来

生薬成分	説明
ジリュウ	**基原**：フトミミズ科のPheretima aspergillum Perrier又はその近縁動物の内部を除いたもの
	●古くから熱さましとして用いられてきた
	●ジリュウのエキスを製剤化した製品は、感冒時の解熱が効能・効果となっている
センソ	**基原**：ヒキガエル科のアジアヒキガエル等の耳腺の分泌物を集めたもの
	●微量で強い強心作用を示す
	●皮膚や粘膜に触れると局所麻酔作用を示し、センソが配合された製剤は、口中で噛み砕くと舌等が**麻痺**することがあるため、噛まずに服用する
	●1日用量中センソ5mgを超えて含有する医薬品は劇薬に指定されている。一般用医薬品では、1日量が5mg以下である
	●通常用量においても、悪心（吐きけ）、嘔吐の副作用が現れることがある

15 ··· 公衆衛生用薬

■ 消毒薬

概要		●殺菌・消毒は生存する微生物の数を減らすために行われる処置
		●消毒薬の溶液中で生存・増殖する微生物もいる
		●誤飲した場合、一般的な家庭における応急処置として、通常は多量の牛乳や水を飲ませる
		●誤って目に入ったり、皮膚に付着した場合、流水で十分に（15分間以上）洗い流す
		●誤って吸入し、意識がない場合は新鮮な空気のところへ運び出し、人工呼吸などをする
成分	クレゾール石ケン液	●手指・皮膚の消毒のほか、器具等の殺菌・消毒にも用いる
		●結核菌を含む一般細菌類、真菌類に対して比較的広い殺菌消毒作用を示すが、ウイルスに対する殺菌消毒作用はない
		●原液は刺激性が強いため、直接皮膚に付着しないようにする
	エタノール、イソプロパノール	●手指・皮膚の消毒のほか、器具等の殺菌・消毒にも用いる
		●結核菌を含む一般細菌類、真菌類、ウイルスに対する殺菌消毒作用を示す
		●イソプロパノールでは、ウイルスに対する不活性効果はエタノールよりも低い
		●肌荒れを起こしやすく、皮膚へ繰り返して使用する場合には適さない
		●刺激性があり、粘膜面や目の周り、傷がある部分への使用は避ける
		●揮発性で引火しやすく、蒸気の吸引にも留意する
	クロルヘキシジングルコン酸塩	●手指・皮膚の消毒のほか、器具等の殺菌・消毒にも用いる
	塩素系殺菌消毒成分	●専ら器具、設備等の殺菌・消毒に用いる
		●強い酸化力により一般細菌類、真菌類、ウイルス全般に対する殺菌消毒作用を示すが、皮膚刺激性が強いため、通常人体の消毒には用いない
	有機塩素系殺菌消毒成分	●専ら器具、設備等の殺菌・消毒に用いる
		●プール等の大型設備の殺菌・消毒に用いることが多い

■ 殺虫剤・忌避剤(きひざい)

概要	●忌避剤は人体に直接使用され、蚊、ツツガムシ、トコジラミ（ナンキンムシ）、ノミ等が人体に取りついて吸血したり、病原細菌等を媒介するのを防止するもの ●殺虫剤は、殺虫作用に対する抵抗性が生じるのを避けるため、同じ殺虫成分を長期間連用せず、いくつかの殺虫成分を順番に使用していくことが望ましい	
衛生害虫の種類と成分	ハエ	●赤痢菌、チフス菌、コレラ菌、O-157大腸菌等の病原菌や皮膚疾患、赤痢アメーバ、寄生虫卵、ポリオウイルスの伝播などさまざまな病原体を媒介する ●ハエの防除の基本は、ウジの防除 ●ウジの防除法としては、有機リン系殺虫成分を用いる
	蚊	●吸血によって皮膚に発疹や痒みを引き起こすほか、日本脳炎、マラリア、黄熱、デング熱等の重篤な病気を媒介する ●種類による生息・発生場所に合わせた防除が必要 ●幼虫であるボウフラの防除では水系に殺虫剤を投入する
	ゴキブリ	●サルモネラ菌、ブドウ球菌、腸炎ビブリオ菌、ボツリヌス菌、O-157大腸菌等を媒介する ●アメーバ赤痢等の中間宿主になる ●燻蒸(くんじょう)処理を行う場合、ゴキブリの卵は医薬品の成分が浸透しないため、3週間後くらいにもう一度燻蒸処理を行い、孵化した幼虫を駆除する
	シラミ	●ヒト以外の動物に寄生するシラミがヒトに寄生して直接的な害を及ぼすことはない ●日本紅斑熱や発疹チフス等の病原細菌であるリケッチアを媒介する ●殺虫成分としてフェノトリンが配合されたシャンプーやてんか粉が用いられる ●物理的方法としては、散髪や洗髪、入浴による除去、衣服の熱湯処理などがある
	トコジラミ	●トコジラミは、カメムシ目に属する昆虫で、ナンキンムシとも呼ばれる ●トコジラミに刺されると激しい痒痛を生じ、アレルギー反応による全身の発熱、睡眠不足、神経性の消化不良を起こす

	● ペスト、再帰熱、発疹チフスを媒介する
	● 防除法としては、電気掃除機で隅々まで丁寧に吸引することによる駆除、殺虫剤の使用
ノミ	● 吸血されたときの痒み、ペスト等の病原細菌を媒介する
	● ノミはシラミと異なり宿主を厳密に選択しないため、ペット等に寄生しているノミによる被害が発生する
	● イヌやネコなどに寄生しているノミに対して、ノミ取りシャンプーや忌避剤などが用いられる
	● 電気掃除機による吸引や殺虫剤の散布などによる駆除を行う
イエダニ	● ねずみを宿主として移動し生息場所を広げる
	● 吸血による刺咬のため激しい痒みを生じる
	● リケッチア、ペストなどを媒介する
	● ねずみの駆除と併せて殺虫剤による燻蒸処理等によりイエダニの防除も行う
ツツガムシ	● ツツガムシ病リケッチアを媒介する
	● 忌避剤を使用する
屋内塵性ダニ	● 刺されるとその部位が赤く腫れて痒みを生じる
	● ヒョウヒダニ類やケナガコナダニは、ダニの糞や死骸がアレルゲンとなって、気管支喘息やアトピー性皮膚炎などを引き起こす
有機リン系殺虫成分	● アセチルコリンを分解する酵素（アセチルコリンエステラーゼ）と不可逆的に結合して、その働きを阻害する
	● 高濃度又は多量に曝露した場合には、神経の異常な興奮が起こり、縮瞳、呼吸困難、筋肉麻痺等の症状が現れる
ピレスロイド系殺虫成分	● 除虫菊の成分から開発された成分
	● 神経細胞に直接作用して神経伝達を阻害する
	● フェノトリンは、殺虫成分で唯一、人体に直接適用される
カーバメイト系殺虫成分、オキサジアゾール系殺虫成分	● アセチルコリンエステラーゼの可逆的阻害によって殺虫作用を示す
	● ピレスロイド系殺虫成分に抵抗性を示す害虫の駆除に用いられる

有機塩素系殺虫成分	●残留性や体内蓄積性の問題から、現在では**オルトジクロロベンゼン**がウジ、ボウフラの防除の目的で使用されるのみ
昆虫成長阻害成分	●昆虫の脱皮や変態を阻害する作用を有する ●有機リン系殺虫成分やピレスロイド系殺虫成分に対して抵抗性を示す場合に効果がある ●蛹（さなぎ）にならずに成虫になる不完全変態の昆虫やダニには無効 ●**ジフルベンズロン**は、脱皮時の新しい外殻の形成を阻害する
忌避成分	●粘膜刺激性があるため、**創傷面、目の周囲、粘膜**等に薬剤が触れないようにする ●皮膚にひどい湿疹やただれを起こしている人は、使用を避ける ●薬剤により**合成繊維やプラスチック製品の腐食**を生じる ●**ディート**が最も効果的で、効果の持続性も高い ●ディートを含有する忌避剤は、**生後6ヶ月未満の乳児**への使用を避ける。生後6ヶ月〜12歳未満の小児については顔面への使用を避け、1日の使用限度（6ヶ月以上2歳未満：1日1回、2歳以上12歳未満：1日1〜3回）を守って使用する

16 ··· 一般用検査薬

概要		●診断に使用される医薬品のうち、人体に直接使用されることのないものを**体外診断用医薬品**といい、その一部が**一般用検査薬**である ●一般用検査薬は、一般の生活者が正しく用いて健康状態を把握し、速やかな受診につなげることで疾病を**早期発見**するためのもの ●**専門的診断におきかわるものでない** ●いかなる検査薬においても**偽陰性**（誤って陰性と出ること）・**偽陽性**（誤って陽性と出ること）を完全に排除することは困難である
種類	尿糖・尿タンパク検査薬	●尿糖検査の場合、**食後1～2時間**に、検査薬の使用方法に従って採尿を行う ●尿タンパクの場合、原則として**早朝尿（起床直後の尿）**を検体とし、激しい運動の直後は避ける ●尿糖・尿タンパク同時検査の場合、**早朝尿（起床直後の尿）**を検体とするが、尿糖が検出された場合には、**食後の尿**について改めて再検査して判断する必要がある ●尿は**弱酸性**であるが、**食事**等の影響で**中性～弱アルカリ性**に傾くと、正確な結果が得られない
	妊娠検査薬	●妊娠が成立してから**4週目前後**の尿中hCG（ヒト絨毛性性腺刺激ホルモン）濃度を検出感度とする ●月経予定日が過ぎて概ね**1週目以降**の検査が推奨される ●**早朝尿（起床直後の尿）**が向いている ●検査操作を行う場所の室温が極端に高かったり低かったりした場合、正確な検査結果が得られない ●**ホルモン剤**を使用している人では、妊娠していなくても尿中hCGが検出されることがある

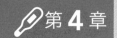

第4章

薬事関係法規・制度

1 ···· 医薬品医療機器等法

- 最上位の法律であり、正式名称は「医薬品、医療機器等の品質、有効性及び安全性の確保等に関する法律」という。
- 医薬品医療機器等法の目的（第1条）
  「この法律は、医薬品、医薬部外品、化粧品、医療機器及び再生医療等製品の品質、有効性及び安全性の確保並びにこれらの使用による保健衛生上の危害の発生及び拡大の防止のために必要な規制を行うとともに、指定薬物の規制に関する措置を講ずるほか、医療上特にその必要性が高い医薬品、医療機器及び再生医療等製品の研究開発の促進のために必要な措置を講ずることにより、保健衛生の向上を図ることを目的とする。」
- 登録販売者は、購入者に対して正確かつ適切な情報提供が行えるよう、日々最新の情報の入手、自らの研鑽に努める必要がある。
- 薬局開設者等はその薬局や店舗で従事する登録販売者に対し、**厚生労働大臣に届出を行った研修実施機関が行う研修を毎年度受講させなければならない。**
- 登録販売者は、**都道府県知事が行う試験に合格し、都道府県知事の登録を受けたもの**でなければならない。

登録販売者の登録事項	登録番号および登録年月日
	本籍地都道府県名（日本国籍を有していない者についてはその国籍）、氏名、生年月日、性別
	登録販売者試験合格の年月および試験施行地都道府県名
	都道府県知事が必要と認める事項

2 ···· 医薬品の分類・取扱い等

■ 医薬品の定義と範囲

◆ 医薬品の定義（第2条第1項）

第1章 **1···医薬品とは ■医薬品医療機器等法第2条第1項による医薬品の定義**参照。

◆ 日本薬局方（日局）とは

- 医薬品の性状および品質の適正を図るため、**厚生労働大臣が薬事・食品衛生**

審議会の意見を聴いて定めた医薬品の規格基準書。
●日局に収載されている医薬品の中には、**一般用医薬品として販売されている**ものや、**一般用医薬品の中に配合されているもの**も多くある。

◆ 医薬品等の範囲

一般用医薬品	●人体に対する作用が著しくないもの ●薬剤師その他の医薬関係者から提供された情報に基づく需要者の選択により使用される
要指導医薬品	※上記一般用医薬品の2項目は同じ ●その適正な使用のために薬剤師の対面による情報の提供および薬学的知見に基づく指導が行われることが必要なものとして、厚生労働大臣が薬事・食品衛生審議会の意見を聴いて指定するもの ●承認を受けてから厚生労働省令で定める期間を経過しないもの ●毒薬、劇薬に該当する医薬品
医療用医薬品	●医師もしくは歯科医師による使用、又はこれらの者の処方箋もしくは指示によって使用されるもの
第一類医薬品	●その副作用等により日常生活に支障をきたす程度の健康被害が生ずるおそれがある医薬品のうちその使用に関し特に注意が必要なものとして厚生労働大臣が指定する一般用医薬品 ●承認を受けてから厚生労働省令で定める期間を経過しない新しい一般用医薬品 ① **ダイレクトOTC**：医薬品として初めての有効成分を配合したもの ② **スイッチOTC**：医療用医薬品で使用されていたが一般用医薬品において初めて有効成分を配合したもの
第二類医薬品	●その副作用等により日常生活に支障をきたす程度の健康被害が生ずるおそれがある医薬品のうちその使用に関し特に注意が必要なものとして厚生労働大臣が指定する第一類医薬品以外の一般用医薬品
指定第二類医薬品	●第二類医薬品のうち、「特別の注意を要するもの」として厚生労働大臣が指定したもの ●依存性・習慣性があるもの ●注意事項に該当する使用がなされた場合に危険性が高まる成分が配合されたもの
第三類医薬品	第一類および第二類医薬品以外の一般用医薬品

医薬部外品	●効能効果が定められた範囲内であって、人体に対する作用が緩和である機械器具等ではないもの。効能効果を表示することが認められている ① 吐きけ、口臭、体臭、あせも、ただれ、脱毛の防止 ② 育毛又は除毛 ③ ねずみ、ハエ、蚊、ノミその他これらに類する生物防除
化粧品	●人の身体を清潔にし、美化し、魅力を増し、容貌を変え、又は皮膚もしくは毛髪を健やかに保つ範囲内で、人体に対する作用が緩和であるもの ●身体に塗擦、散布その他これらに類似する方法で使用されることが目的とされるもの ●診断、治療、予防のためのものや、身体の構造等に影響を及ぼすものは含まない

◆ 毒薬、劇薬

毒薬 （毒）	⇒厚生労働大臣が薬事・食品衛生審議会の意見を聴いて指定する毒性の強い医薬品 ●直接の容器又は被包に、黒地に白枠、白字でその品名と「毒」の文字 ●保管は他のものと区別して貯蔵・陳列する。施錠が必要
劇薬 （劇）	●厚生労働大臣が薬事・食品衛生審議会の意見を聴いて指定する劇性の強い医薬品 ●直接の容器又は被包に、白地に赤枠、赤字でその品名と「劇」の文字 ●保管は他のものと区別して貯蔵・陳列する。施錠は不要
毒薬・劇薬の共通事項	●14歳未満の者、その他安全な取扱いに不安のある者に交付することは禁止されている ●販売時には、品名、数量、使用目的、譲渡年月日、譲受人の氏名・住所・職業の記入、署名又は記名押印が必要 ●開封販売できるのは、店舗管理者が薬剤師である店舗販売業者、営業所管理者が薬剤師である卸売販売業者の医薬品の販売業者、薬局

毒薬は施錠が必要だけど、劇薬は施錠が必要ではないよ！

ここがポイント

- 毒薬又は劇薬は、**要指導医薬品に該当するものはあるが、一般用医薬品に該当するものはない**。

■ 容器への記載事項、添付文書への記載事項

法定表示事項：直接、容器等に記載すべき事項	(a) **製造販売業者等の氏名又は名称及び住所**
	(b) **名称**
	(c) **製造番号又は製造記号**
	(d) **重量、容量又は個数等の内容量**
	(e) 日局に収載されている医薬品：「**日本薬局方**」の文字等
	(f) 要指導医薬品：「**要指導医薬品**」の文字
	(g) 一般用医薬品の**リスク区分を示す字句**
	(h) 日局に収載されている医薬品以外の医薬品：**有効成分の名称およびその分量**
	(i) 誤って人体に散布、噴霧等された場合に健康被害を生じるおそれがあるものとして厚生労働大臣が指定する医薬品（殺虫剤等）：「**注意－人体に使用しないこと**」の文字
	(j) **3年を超えて性状及び品質が安定でない医薬品等：使用の期限**
	(k) 配置販売品目以外の一般用医薬品：「**店舗専用**」の文字
	(l) 指定第二類医薬品：**枠の中に「2」の数字**
法定記載事項	● 要指導医薬品・一般用医薬品は、これに添付する文書又は、容器等若しくは外箱等に、**用法用量その他使用および取扱い上必要な注意**等が記載されていなければならない
記載禁止事項	● 当該医薬品に関し**虚偽又は誤解を招くおそれのある事項** ● **承認を受けていない効能効果**等 ● 保健衛生上危険がある**用法用量、使用期間**

■ 食品等

第1章 **3⋯食品・健康食品**参照。

3 ••• 医薬品の販売業の許可

■ 許可の種類と範囲

- 法第24条第1項において、「薬局開設者又は医薬品の販売業の許可を受けた

者でなければ、業として、医薬品を販売し、授与し、又は販売若しくは授与の目的で貯蔵し、若しくは陳列（配置することを含む。）してはならない。」とされている。
- 医薬品販売および薬局の業許可は、6年ごとに更新を受けなければ失効する。
- 許可を得た場合、医薬品販売、授与、又、貯蔵、陳列を行うことができる。

■ 薬局

- 薬局は、「薬剤師が販売又は授与の目的で調剤の業務並びに薬剤及び医薬品の適正な使用に必要な情報の提供及び薬学的知見に基づく指導の業務を行う場所（その開設者が併せ行う医薬品の販売業に必要な場所を含む）」（法第2条第12項）と定義されている。
- 許可権者はその所在地の都道府県知事等で、許可単位は薬局ごと。
- 許可の際には、構造設備および業務を行う体制が整っているかどうかが確認される。
- 申請者が薬事に関する法令等に違反し一定期間を経過していないときなどには許可を与えないことがある。
- 医療用医薬品、要指導医薬品、一般用医薬品を取り扱うことができる。
- 薬局以外は薬局の名称を使用できない（病院又は診療所の調剤所を除く）。
- 薬局の開設者が薬剤師でない場合は、薬剤師の管理者を指定して実地に管理させる。その場合、薬局の管理者は必要な意見を書面により述べなければならず、開設者はその管理者の意見を尊重しなければならない。開設者はそれらを記録し、適切に保存しなければならない。

◆ 薬局の新しい分類

- 地域連携薬局：他の医療提供施設と連携し、地域における薬剤及び医薬品の適正な使用の推進及び効率的な提供に必要な情報の提供及び薬学的知見に基づく指導を実施するために一定の機能を有する薬局。都道府県知事の認定を受ける必要がある。
- 専門医療機関連携薬局：他の医療提供施設と連携し、薬剤の適正な使用の確保のために専門的な薬学的知見に基づく指導を実施するために必要な機能を有する薬局。傷病の区分ごとに、都道府県知事の認定を受ける必要がある。
- 健康サポート薬局：患者が継続して利用するために必要な機能及び個人の主体的な健康の保持増進への取組を積極的に支援する機能を有する薬局。厚生労働大臣が定める基準に適合する必要がある。

◆ 薬剤師不在時間の対応
- 不在時間とは、**やむを得ず**、かつ、**一時的**にその薬局において薬剤師が不在になる時間をいう。
- 薬剤師不在時間は、**調剤室を閉鎖する**。
- 調剤することができない旨を**薬局の内側と外側**の見やすいところに掲示する。
- 薬剤師不在時間であっても登録販売者は**第二類**および**第三類医薬品を販売**できるが、**管理者と連絡ができる体制**等を備えること。

■ **店舗販売業**
- 要指導医薬品又は**一般用医薬品**を、**店舗**において**販売**し、又は授与することができる。
- 許可権者はその所在地の**都道府県知事**等で、許可単位は**店舗ごと**。
- 許可には、**構造設備および業務を行う体制**が整っていることが確認される。
- 申請者が**薬事に関する法令**等に違反し**一定期間**を経過していないときなどには許可を与えないことがある。
- 要指導医薬品、一般用医薬品を取り扱うことができる。
- **薬剤師が従事していても調剤はできない**。
- 要指導医薬品および**第一類医薬品は薬剤師**に、**第二類・第三類医薬品は薬剤師又は登録販売者**に販売・授与をさせなければならない。
- **薬剤師がいない店舗**では、**要指導医薬品および第一類医薬品**を扱うことができない。

◆ 店舗管理者
- 店舗販売業者は、薬剤師や登録販売者である必要はないが、**店舗管理者は薬剤師か登録販売者**でなければならない。

店舗の種類	店舗管理者
要指導医薬品を販売する店舗	薬剤師
第一類医薬品を販売する店舗	薬剤師、又は業務経験3年以上の登録販売者（補佐する薬剤師が必要）
第二類・第三類医薬品を販売する店舗	薬剤師、又は過去5年間のうち経験が2年以上もしくは1年以上（研修条件あり）ある登録販売者

- 店舗管理者は必要な業務を遂行し、必要な事項を遵守する能力及び経験を有する者でなければならない。
- 店舗管理者は必要な意見を店舗販売業者に書面により述べなければならず、

店舗販売業者はその管理者の意見を尊重しなければならない。店舗販売業者はそれらを記録し適切に保存しなければならない。
- 店舗管理者はその店舗以外の場所で薬事に関する業を行ってはならない（特例あり）。

■ 配置販売業
- 一般用医薬品を配置により販売又は授与する業務。
- 許可は、配置しようとする区域をその区域に含む都道府県ごとに、その都道府県知事が与える。
- 許可には、業務を行う体制が整っていることが確認される（構造設備なし）。
- 申請者が薬事に関する法令等に違反し一定期間を経過していないときなどには許可を与えないことがある。
- 購入者の居宅であらかじめ保管される形態であることから、一般用医薬品のうち経年変化が起こりにくいこと等の基準に適合するもの以外の医薬品を販売等してはならない。
- 販売方法は配置のみで、店舗販売はできない。
- 配置販売業者又はその配置員は、医薬品の配置販売に従事しようとするときは、配置販売業者の氏名および住所、配置販売に従事する者の氏名および住所並びに区域およびその期間を、あらかじめ、配置販売に従事しようとする区域の都道府県知事に届け出なければならない。
- 配置販売業者又はその配置員は、その住所地の都道府県知事が発行する身分証明書の交付を受け、かつ、これを携帯しなければ、医薬品の配置販売に従事してはならない。
- 薬局や店舗販売業が配置による販売を行いたい場合は、別途、配置販売業の許可を受ける必要がある。
- 医薬品を開封して分割販売することは禁止されている。
- 特定販売（インターネット販売）などはできない。

◆ 区域管理者
- 配置販売業者は、薬剤師や登録販売者である必要はないが、区域管理者は薬剤師か登録販売者でなければならない。

第一類医薬品を販売する区域	薬剤師、又は業務経験3年以上の登録販売者（補佐する薬剤師が必要）
第二類・第三類医薬品を販売する区域	薬剤師、又は過去5年間のうち経験が2年以上もしくは1年以上（研修条件あり）ある登録販売者

- 区域管理者は**必要な業務を遂行し、必要な事項を遵守する**能力及び経験を有する者でなければならない。
- 区域管理者は必要な意見を配置販売業者に**書面により述べ**なければならず、配置販売業者はその管理者の意見を**尊重**しなければならない。配置販売業者はそれらを**記録し適切に保存**しなければならない。

■ 卸売販売業

一般の生活者に対して医薬品を販売**できない**。

それぞれの管理者は、**必要な業務を遂行し、必要な事項を遵守する**ために必要な能力及び経験を有するものでなければならない、とされているよ。

ここがポイント

■ リスク区分に応じた販売方法

要指導医薬品	販売できる者	**薬剤師**
	販売相手	**使用する者以外には販売できない**
	販売方法	● **使用する者本人であること**を確認、それ以外の場合は**正当な理由**が必要 ● **他店での購入状況**を確認し、**必要数量**を販売する ● **情報を提供し、内容を理解したことを確認**した後に販売する ● **相談**があった場合には、**情報提供**を行った後に販売する ● 販売した**薬剤師の氏名、店舗の名称、電話番号**を購入者に伝える
第一類医薬品	販売できる者	**薬剤師**
	販売方法	● **情報を提供し、内容を理解したことを確認**した後に販売する ● **相談**があった場合には、**情報提供**を行った後に販売する ● 販売した**薬剤師の氏名、店舗の名称、電話番号**を購入者に伝える
第二類・第三類医薬品	販売できる者	**薬剤師又は登録販売者**
	販売方法	● **相談**があった場合には、**情報提供**を行った後に販売する ● 販売した**薬剤師または登録販売者の氏名、店舗の名称、電話番号**を購入者に伝える

■ 文書の保管

薬局開設者、店舗販売業者等は、薬局医薬品、要指導医薬品又は第一類医薬品を販売したときは、以下の項目を書面に記載し、**2年間保存**しなければならない。第二類・第三類医薬品は**努力義務**。

- (a) **品名**
- (b) **数量**
- (c) **販売・授与・配置した日時**
- (d) **販売・授与・配置した薬剤師の氏名、情報提供を行った薬剤師の氏名**
- (e) **医薬品の購入者等が情報提供の内容を理解したことの確認の結果**
- (f) **購入者情報←努力義務**

■ リスクに応じた情報提供

◆ 要指導医薬品

薬剤師に、**対面**により、**書面**を用いて**必要な情報を提供**させ、**必要な薬学的知見に基づく指導**を行わせなければならない。情報提供ができないとき、適正な使用を確保できないときは販売してはならない。

書面の記載事項	● 医薬品の名称、有効成分の名称・分量、用法および用量、効能又は効果 ● 使用上の注意のうち、危害の発生を防止するために必要な事項 ● 適正使用のために、その他薬剤師が必要と判断する事項
情報提供を行う前の確認事項	● 年齢 ● 他の薬剤又は医薬品の使用の状況 ● 性別 ● 症状、病名（医師、歯科医師の診断を受けている場合は、その内容） ● 妊娠の有無（妊娠している場合は妊娠週数） ● 授乳の有無 ● 当該医薬品の使用経験の有無 ● 副作用の有無（有の場合は、その症状、時期、医薬品の名称や使用量） ● その他必要な事項
情報提供の方法	● 店内の情報提供や指導を行う場所で行う ● 必要な情報（用法用量、使用上の注意など）を個別に提供する ● お薬手帳を活用した情報提供や指導を行う（お薬手帳を所持していない場合には所持を勧める）。要指導医薬品・一般用医薬品についてもお薬手帳に記載し、活用する

	●副作用が発生した場合の対応を伝える ●情報提供による**理解度、質問の有無**を確認する ●必要に応じて、当該医薬品に代えて他の医薬品の使用を勧める（**要指導医薬品のみ**） ●必要に応じて、診断を受けることを勧める ●**情報提供等を行った薬剤師の氏名**を伝える
相談応需	●購入者から相談があった場合は、薬剤師が必要な情報を提供する

◆ 第一類医薬品

薬剤師に、**書面を用いて必要な情報を提供させなければならない**。ただし、購入者から説明を要しない旨の表明があり、**薬剤師が適正に使用されると判断した場合**を除く。

書面の記載事項	要指導医薬品と同じ
情報提供を行う前の確認事項	要指導医薬品と同じ
情報提供の方法	要指導医薬品と同じ。ただし、以下は除外 ●必要に応じて、当該医薬品に代えて他の医薬品の使用を勧める（**これは要指導医薬品のみ**）
相談応需	要指導医薬品と同じ

◆ 第二類医薬品

薬剤師又は登録販売者が、必要な情報を提供するよう**努めなければならない**。

情報提供を行う前の確認事項	要指導医薬品と同じだが、**努力義務**
情報提供の方法	第一類医薬品と同じだが、**努力義務**
相談応需	要指導医薬品と同じ（**義務**）

◆ 第三類医薬品

法的な規定はないが、**薬剤師又は登録販売者**が、必要な情報を提供することが望ましい。

相談応需	要指導医薬品と同じ（**義務**）

■ お薬手帳の活用

医療用医薬品だけでなく、**要指導医薬品・一般用医薬品**についてもお薬手帳に記載し、**お薬手帳**を活用した情報提供や指導を行う。お薬手帳を所持していない場合には**所持を勧める**。

■ リスクに応じた医薬品の陳列

医薬品は、他の物と区別して貯蔵、陳列しなければならない。

◆ 要指導医薬品
- **一般用医薬品**と区別する。
- **要指導医薬品陳列区画の内部**の陳列設備に陳列する。ただし、鍵をかけた陳列設備に陳列する場合、購入者等が直接手を触れられない場合を除く。
- 販売しない時間は、要指導医薬品を陳列し交付する場所を、**閉鎖**する。

◆ 一般用医薬品
- **要指導医薬品**と区別する。
- **第一類、第二類、第三類医薬品**を区別する。
- 第一類医薬品は**第一類医薬品陳列区画の内部**の陳列設備に陳列する。ただし、鍵をかけた陳列設備に陳列する場合、購入者が直接手を触れられない場合を除く。
- 指定第二医薬品は、**情報提供を行うための設備から7メートル以内**に陳列する。ただし、鍵をかけた陳列設備に陳列する場合、陳列設備から**1.2メートル**の範囲に購入者が侵入できない措置が取られている場合を除く。
- 第一類医薬品を販売しない時間は、第一類医薬品を陳列し交付する場所を、**閉鎖**する。

■ 薬局又は店舗における掲示
- 店舗の見やすい位置に以下の情報を掲示板で**掲示**しなければならない。
- 配置販売業者はこれらを記載した**書面**を添えて配置しなければならない。

| 薬局又は店舗の管理および運営に関する事項 | ● 許可の区分
● 開設者（業者）等の氏名、名称、許可証
● 管理者の氏名
● 勤務する薬剤師、登録販売者の資格と氏名、その担当業務
● 取り扱う医薬品の区分
● 名札の区別の説明
● 営業時間、営業時間外で医薬品の購入等を受理する時間 |

	● 相談時の電話番号、連絡先
薬局製造販売医薬品、要指導医薬品および一般用医薬品の販売制度に関する事項	● 医薬品の区分の定義およびそれらの説明 ● 医薬品の区分の表示、情報提供に関する説明 ● 薬局製造販売医薬品を調剤室以外の場所に陳列する場合にあっては、薬局製造販売医薬品の定義と説明及び表示、情報の提供及び陳列に関する説明 ● 要指導医薬品および指定第二類医薬品、一般用医薬品の陳列に関する説明 ● 指定第二類医薬品の禁忌を確認すること。使用するにあたって薬剤師や登録販売者に相談することを勧める旨 ● 医薬品による健康被害の救済制度に関する説明 ● 個人情報の取扱い ● その他必要な事項

■ 特定販売

　特定販売とは、その薬局又は店舗におけるその薬局又は店舗以外の場所にいる者に対する一般用医薬品又は薬局製造販売医薬品（毒薬および劇薬を除く）の販売又は授与のことをいう。配置販売業者は特定販売ができない。

● 店舗に貯蔵、陳列している医薬品のみ販売できる。
● 特定販売の広告を行うときは以下をホームページ等に掲示する。

薬局又は店舗の管理および運営に関する事項	薬局又は店舗における掲示と同じ
薬局製造販売医薬品、要指導医薬品および一般用医薬品の販売制度に関する事項	薬局又は店舗における掲示と同じ
特定販売に伴う事項	● 薬局又は店舗の主要な外観の写真 ● 一般用医薬品等の陳列の状況を示す写真 ● 勤務する薬剤師、登録販売者の資格と氏名 ● 開店時間と特定販売を行う時間 ● 特定販売を行う薬局製造医薬品又は一般用医薬品の使用期限

● 特定販売の広告を行うときはその医薬品の区分を表示する。
● 特定販売の広告についてインターネットを利用するときは、都道府県知事および厚生労働大臣が容易に閲覧することができるホームページで行う。

- 購入者から相談等があった場合は、薬剤師又は登録販売者が対面又は電話により情報提供を行う。

■ 医薬品の購入等に関する記録等
◆ 医薬品の譲受時、譲渡時
- 以下の事項を書面に記載し、3年間保存する。
  ① 品名、数量、販売年月日
  ② 販売した者の氏名、住所、電話番号等、それらを確認するために提示された資料
  ③ 購入者（法人の代表者、管理者等）と医薬品の取引の任にあたる自然人が別の人物の場合、その自然人が購入者と雇用関係にあり、取引の指示を受けているという資料
  ④ ロット番号と使用期限（医療用医薬品では義務だが、それ以外は努力義務）
- 購入者等から業許可証の写しの提示を受け、購入者等の住所、電話番号、連絡先を確認する（常時取引関係の購入者は除く）。

◆ 複数の事業所について許可を受けている場合
- 事業所間の移動であっても、以下の事項を書面に記載し、3年間保存する。
  ① 品名、数量
  ② 移転先、移転元の場所並びに移転年月日
  ③ ロット番号と使用期限（医療用医薬品では義務だが、それ以外は努力義務）

■ その他の遵守事項
◆ 名札
- 薬剤師、登録販売者又は一般従事者であることが容易に判別できるよう名札をつける。
- 過去5年間のうち従事した期間が2年もしくは1年（研修条件あり）に満たない登録販売者の名札は「登録販売者（研修中）」などとし、薬剤師又は従事した期間が2年以上もしくは1年（研修条件あり）の登録販売者の管理・指導の下に実務に従事させる。（※特例あり）

◆ 濫用等のおそれのある医薬品の対応
- 厚生労働大臣が指定する濫用等のおそれのある医薬品：エフェドリン、コデイン、ジヒドロコデイン、ブロモバレリル尿素、プソイドエフェドリン、メチルエフェドリン。

- 薬剤師又は登録販売者は次に掲げる事項を確認・考慮し、**必要と認められる数量を販売すること。**
  ① **若年者**である場合は、**氏名と年齢**
  ② **他店での購入状況**
  ③ **必要と認められる数量を超えて購入**しようとする場合にはその理由
  ④ その他必要な事項

◆ その他
- **使用期限を超過した**医薬品を販売、陳列、広告等をしてはならない。
- 医薬品を**競売**に付してはならない。
- **購入者**による医薬品に関する意見を表示、**広告**してはならない。

4 ・・・ 医薬品販売に関する法令遵守

■ 広告の規制
- 医薬品の広告は、**誇大広告、承認前の医薬品の広告**が禁止されている。
- 効能効果の一部のみを抜粋した広告は**不適正な広告ではない**（66条、68条）。
- 66条、68条については、**広告に関与するすべての人**が対象となり、広告の**依頼主**やテレビ、ラジオなどの**マスメディア**だけでなく、薬局や店舗販売業などの**POP**やダイレクトメールなども対象となる。
- **厚生労働大臣又は都道府県知事等**は、広告の規制に違反した者に対し、その**行為の中止、再発防止等の措置命令**を行うことができる。
- **厚生労働大臣**が医薬品等の虚偽・誇大広告を行ったものに対して、**課徴金を納付させる命令**を行う課徴金制度がある。

■ 医薬品の広告と判断される条件
　以下は広告の3要件と呼ばれ、これら全てを満たすと、広告と判断される。
① **顧客を誘引する意図**が明確であること。
② **特定の医薬品の商品名（販売名）**が明らかにされていること。
③ **一般人が認知できる状態**であること。

■ 不正な広告

事実に反する認識を得るおそれのある広告	● 医薬品の承認の範囲を超えているもの
	● 承認されている内容と異なる表現がされているもの
	● 漢方製剤で、しばり表現を省いて広告するもの
	● 漢方製剤で、配合されている個々の生薬成分の作用を個別に挙げて説明するもの
	● 医師による診断や治療が必要な疾患について、自己治療が可能である表現をするもの
	● 医薬品の有効性や安全性について確実であることを保証するような表現をするもの
	● 図表や写真を掲げ、効能効果を保証するような表現をするもの
	● 効能効果や安全性について最大限の表現をするもの
過度の消費や乱用を助長するおそれのある広告	● 商品名の連呼、生活者の不安をあおる内容、不必要な人にまで使用を促す表現
	● 「副作用がない」などの事実に反する広告表現
	● 医薬関係者、公的機関が推奨している旨の表現

■ 不適正な販売方法

● 医薬品を懸賞や景品として授与すること（キャラクターグッズ等の景品類を提供して販売することは、不当景品類及び不当表示防止法の限度内であれば認められる）。

● 効能効果が重複する組み合わせ、相互作用等により保健衛生上の危害を生じるおそれのある組み合わせを販売すること。

● 許可された業ごとに決められた販売方法による販売ではない。

● 購入者が業として他者に提供されることが推定される場合などは、無許可販売のおそれがあるため慎重に対処する。

■ 行政庁の監視指導

◆ 薬事監視員

厚生労働大臣、都道府県知事、保健所を設置する市の長は、その職員から薬事監視員を命じ、監視指導を行わせる。

◆ 立入検査・罰則

● 都道府県知事は必要があると認めたときは、薬局開設者や医薬品販売業者に必要な報告をさせたり、薬事監視員の立入検査をすることができる。違反の疑いのある物を、試験のために必要な最小分量に限り、収去（持ち出すこと）ができる。

● これらを拒んだとき、薬剤師や登録販売者が**虚偽の答弁を行ったとき**は「50万円以下の罰金に処する」こととされている。

◆ 改善命令・業務停止命令

● 構造設備が基準に適合しないとき、**改善がされるまでの間、その使用を禁止**することができる。

● 一般用医薬品の販売等を行うための業務体制が基準に適合しなくなった場合、改善を命じることができる。その改善が不十分である場合は、**その改善に必要な措置を命じる**ことができる。

● 薬局開設者や販売業者にその業務に関し、法若しくはこれに基づく命令又はこれらに基づく処分に違反等があったとき、改善を命じることができる→禁固以上の刑に処せられるなどの場合は、**都道府県知事等はその許可の取り消し、業務の停止を命じる**ことができる。

● 管理者に薬事に関する法令違反があったとき、**その変更を命じる**ことができる。

◆ 廃棄・回収命令

● 厚生労働大臣や都道府県知事等は、薬局開設者や販売業者に**不正表示医薬品等の廃棄・回収を命ずる**ことができる。その命令に従わないとき、又は緊急時は、薬事監視員に**廃棄・回収など必要な処分を行わせる**ことができる。

● これらの命令がなくても、**製造販売業者等**がその医薬品に保健衛生上の危害が発生・拡大するおそれがあると知ったときは、**廃棄、回収、販売停止、情報提供等の必要な措置を講ずる。**

収去とは、医薬品の試験などを行うために、その製造所や流通品から医薬品を持ち去ること。収去の対象は書類ではなく医薬品で、収去の量は試験のために必要な最小分量であることがポイント！

ここが ポイント

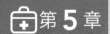

医薬品の適正使用・安全対策

1 ••• 医薬品の適正使用情報

- 医薬品は、その適正な使用のために**必要な情報（適正使用情報）**を伴って初めて機能を発揮する。
- 一般の生活者が購入し、**自己の判断**で使用するものであるので、**添付文書**や**製品表示**に記載されている**適正使用情報**は、特に重要である。しかし、その記載は一般の生活者には難しいため、**専門家から積極的な説明がなされる**ことが重要である。

■ 添付文書の読み方

　医薬品医療機器等法第52条の規定により、要指導医薬品・一般用医薬品・薬局製造販売医薬品には、それに添付する文書（添付文書）又はその容器もしくは被包に、「用法、用量その他使用及び取扱い上の必要な注意」等の記載が義務づけられている。

改訂年月	● 新たな知見、使用に係る情報に基づき、**必要に応じて随時改訂**がなされている ● 重要な改訂の場合は、**改訂年月**および**改訂された箇所**を明示することとされている
必読・保管に関する事項	● 使用にあたって、この説明文書を必ず読むこと。また、**必要なときに読めるよう大切に保存すること**
販売名・薬効名・リスク区分	● 通常の医薬品では、**承認を受けた販売名**が記載されている ● 販売名に薬効名が含まれているような場合（例：○○胃腸薬）には、**薬効名の記載は省略される**ことがある ● 各製品の**リスク区分**（第一類医薬品、指定第二医薬品など）が記載されている
製品の特徴	● 製品の概要を知るために必要な内容を簡潔に記載する

一般用医薬品は一般の生活者が自己の判断で使用するから、添付文書や表示は一般の生活者にも理解しやすい平易な表現で書かれるよ！

ここがポイント

◆ 使用上の注意

「してはいけないこと」「相談すること（使用前、使用後）」「その他の注意」から構成される。各項目の見出しには、それぞれ例示された標識的マークが付されていることが多い。

してはいけないこと	
	守らないと症状が悪化する事項、副作用又は事故等が起こりやすくなる事項について記載されている。一般用検査薬では、その検査結果のみで確定診断はできないので、判定が陽性であれば速やかに医師の診断を受ける旨が記載されている。
「次の人は使用（服用）しないこと」	使用を避けるべき人について生活者が自らの判断で認識できるように記載されている ● アレルギーの既往歴、症状や状態、基礎疾患、年齢、妊娠の可能性の有無、授乳の有無等からみて重篤な副作用を生じる危険性が特に高い ● 重篤な副作用（ショックやアレルギーを含む）の既往歴がある ● 小児への使用制限
「次の部位には使用しないこと」	局所に適用する医薬品は、患部の状態によっては症状を悪化させたり、誤った部位に使用すると副作用を生じたりする
「本剤を使用（服用）している間は、次の医薬品を使用（服用）しないこと」	● 併用すると作用の増強、副作用等のリスクの増大が予測されるものについて注意を喚起する ● 医療用医薬品との併用については、医薬品の使用を自己判断することは適当でないため、「相談すること」の項において、「医師（又は歯科医師）の治療を受けている人」等として記載される
その他	「服用後、乗物又は機械類の運転操作をしないこと」	眠気や異常なまぶしさ等が引き起こされる場合
	「授乳中の人は本剤を服用しないか、本剤を服用する場合は授乳を避けること」	乳汁中に移行して乳児に悪影響を及ぼす可能性がある場合

「服用前後は飲酒しないこと」	アルコール摂取によって作用の増強や副作用を生じる危険性がある場合
「長期連用しないこと」「○日以上（継続して）使用（服用）しないこと」「症状があるときのみの使用にとどめ、連用しないこと」等	漫然と使用し続けることは避ける必要がある

使用前に相談すること

 医薬品の使用の適否について**専門家に相談**した上で適切な判断がなされるべきである場合に記載される。

「医師（又は歯科医師）の治療を受けている人」	**医療用医薬品**を使用している場合には、その薬剤を処方した**医師又は歯科医師**、もしくは調剤を行った**薬剤師に相談**するよう記載されている
「妊婦又は妊娠していると思われる人」	必ずしもヒトにおける具体的な悪影響が判明しているものでないが、**妊婦における使用経験に関する科学的データが限られており、安全性の評価が困難**とされている場合も多いため、一般の生活者の自己判断による医薬品の使用は、**最低限にとどめること**
「授乳中の人」	「してはいけないこと」の項に記載するほどではない場合
「高齢者」	高齢者：**65歳以上**個々の状態に応じて、慎重な判断をする
「薬などによりアレルギー症状を起こしたことがある人」	その医薬品ではなくても、**他の医薬品でアレルギーの既往歴がある**人や、**アレルギー体質**の人は、一般にアレルギー性の副作用を生じるリスクが高く、その医薬品の使用の適否について慎重な判断がなされるべきである
「次の症状がある人」	**軽率な使用による状態の悪化**や副作用等を招きやすい症状、**医療機関を受診**することが適当と考えられる場合

「次の診断を受けた人」	● 現に医師の治療を受けているか否かによらず、その医薬品が使用されると状態の悪化や副作用等を招きやすい基礎疾患など ● 医師の治療を受けている場合には、治療を行っている医師に相談するよう説明する
使用後に相談すること	医薬品の**使用後**に、副作用と考えられる症状を生じた場合、**発現が予測される軽微な症状**が見られた場合や、症状の改善がみられない場合には、**いったん使用を中止**した上で適切な対応が円滑に図られるよう記載される。
副作用と考えられる症状を生じた場合に関する記載	● まず**一般的な副作用**について関係部位別に症状が記載され、そのあとに続けて、**まれに発生する重篤な副作用**について**副作用名**ごとに症状が記載される ● 重篤ではない一般的な副作用については、そのまま使用を継続すると状態の悪化を招いたり、回復が遅れるおそれがある ● 重篤な副作用については、入院相当以上の健康被害につながるおそれがあるものであり、初期段階において速やかに医師の診療を受ける必要がある
発現が予測される軽微な症状がみられた場合に関する記載	各医薬品の薬理作用等から発現が予測され、容認される軽微な症状（例：抗ヒスタミン薬の眠気等）であるが、症状の持続又は増強がみられた場合には、いったん使用を中止した上で**専門家に相談**する旨が記載される
一定期間又は一定回数使用した後に症状の改善が見られない場合に関する記載	● その医薬品の適用範囲でない疾患による症状や、合併症が生じている可能性、また一般用医薬品で対処できる範囲を超えている場合 ● 漢方処方製剤を長期連用している場合 ● 一般用検査薬で検査結果が陰性であっても症状がある場合は、再検査か医師に相談する旨が記載される
その他の注意 ：容認される軽微なものについては、「**次の症状が現れることがある**」として記載される。	

効能又は効果	●一般の生活者が自ら判断できる症状、用途等が示されている ●「適応症」として記載されている場合もある ●一般用検査薬では「使用目的」
用法および用量	●年齢区分、1回用量、1日の使用回数等について一般の生活者に分かりやすく、表形式で示されるなど工夫して記載されている ●小児への使用制限がある場合は、その記載がある ●一般用検査薬では「使用方法」
成分および分量	●有効成分の名称および分量が記載される ●添加物の成分が記載されるが、アレルギーの原因となる場合があるため既往歴がある人は使用を避ける ●これと区別して、尿や便が着色する、検査値に影響を与える場合の注意等が続けて記載される ●一般用検査薬では「キットの内容および成分・分量」
病気の予防・症状の改善につながる事項	●医薬品の適用となる症状等に関連して、日常生活上どのようなことに心がけるべきかなどについて一般の生活者に分かりやすく記載されていることがある（必須記載ではない） ●いわゆる「養生訓」

保管および取扱い上の注意	保管条件に関する注意	●シロップ剤は、開封後に冷蔵庫で保管されるのが望ましい ●錠剤、カプセル剤、散剤等では冷蔵庫での保管は不適当（急な温度差で湿気を帯びる可能性があるため）
	「小児の手の届かないところに保管すること」	小児の誤飲事故を防ぐために、容易に手が届くところ、目に見えるところに置かない
	「他の容器に入れ替えないこと」	誤用の原因になったり、品質が変わったりすることがある
	「他の人と共用しないこと」	点眼薬は複数の使用者で使いまわすと感染することがある
	その他	エアゾール製品や消毒用アルコール等、危険物に該当するものは注意事項を記載する

消費者相談窓口	製造販売元の製薬企業の窓口担当の名称、電話番号、受付時間等
製造販売業者の名称および所在地	製造販売元および販売する企業の名称・所在地

■ 製品表示（外箱）の記載事項

　医薬品の適切な選択に必要な事項として、添付文書の内容のうち、効能・効果、用法・用量、添加物として配合されている成分等のほか、使用上の注意の記載から以下の事項については、**外箱**等にも記載されている。

「**してはいけないこと**」の項における事項	● 危険性を回避するため、「次の部位には使用しないこと」「授乳中は本剤を服用しないか、本剤を服用する場合は授乳を避けること」「服用後、乗物又は機械類の運転操作をしないこと」等 ● 1回服用量中0.1mLを超えるアルコールを含有する内服液剤（滋養強壮を目的とするもの）については、例えば「アルコール含有○○mL以下」のように注意喚起する（アルコールは成分の抽出や溶解のためであり、除去が困難）
添付文書の必読に関する事項	添付文書が**読まれない**ことのないように記載される
専門家への相談勧奨に関する事項	● 治療を受けている人で、**一般使用者の判断で使用する**ことが不適当な場合 ● スペースが狭い場合には、「使用が適さない場合があるので、使用前には必ず医師、歯科医師、薬剤師又は登録販売者に相談してください」等と記載される
保管に関する事項	● 持ち歩き等を考慮して、**容器や包装**にも記載される ● 表示された「**使用期限**」は未開封状態で保管された場合に品質が保持される期限 使用期限の表示は、適切な保存条件の下で製造後**3年**を超えて性状および品質が安定であることが確認されている医薬品において法的な**表示義務はない**が、便宜上記載される（配置販売される医薬品では、「**配置期限**」として記載） ● 法令に基づく製品表示（エアゾール製品、消毒用アルコール、容器包装の識別表示など）

■ 安全性情報

　医薬品の製造販売業者等（いわゆる製薬企業）は、医薬品の有効性および安

全性に関する事項、その他医薬品の適正な使用のために必要な情報を収集、検討し、薬剤師や登録販売者に情報を提供する義務がある。

緊急安全性情報（イエローレター）	●A4サイズの黄色用紙の印刷物 ●緊急かつ重大な注意喚起や使用制限にかかる対策が必要な場合に出る安全性情報 ●対象は医薬品、医療機器、再生医療等製品（一般用医薬品を含む） ●一般用医薬品も関連する例：小柴胡湯による間質性肺炎 ●厚生労働省からの命令・指示、製造販売業者の自主決定等について基づいて作成される ●製造販売業者からの直接配布のほか、報道発表や医薬品医療機器情報配信サービス、ダイレクトメール、FAX、電子メールなどにより、1ヶ月以内に情報伝達される
安全性速報（ブルーレター）	●A4サイズの青色用紙の印刷物 ●緊急安全性情報ほどの緊急性はないが、重要かつ迅速な注意喚起や使用制限にかかる対策が必要な場合に出る安全性情報 ●対象は医薬品、医療機器、再生医療等製品（一般用医薬品を含む） ●厚生労働省からの命令・指示、製造販売業者の自主決定等について基づいて作成される ●製造販売業者からの直接配布のほか、報道発表や医薬品医療機器情報配信サービス、ダイレクトメール、FAX、電子メールなどにより、1ヶ月以内に情報伝達される
医薬品・医療機器等安全性情報	厚生労働省が一般用医薬品を含む医薬品等の重大な副作用や不具合をとりまとめ、症例や参考文献を含めて医療関係者向けに冊子の配布をするほか、行政ホームページ等に掲載される
医薬品医療機器総合機構（PMDA）ホームページ	医薬品等に関する以下のような情報が掲載されている ●厚生労働省が製造販売業者等に指示した緊急安全性情報、「使用上の注意」の改訂情報 ●製造販売業者等や医療機関等から報告された医薬品による副作用が疑われる症例情報 ●医薬品の承認情報 ●医薬品等の製品回収に関する情報 ●一般用医薬品・要指導医薬品の添付文書情報 ●患者向け医薬品ガイド ●その他、厚生労働省が医薬品等の安全性について発表した資料

> PMDAメディナビ：だれでも利用できる、電子メールによりタイムリーに安全性情報を配信するサービス

■ 購入者等に対する情報提供への活用

　薬局開設者、店舗販売業者、配置販売業者および医薬品の販売に従事する薬剤師や登録販売者においては、医薬品の適正な使用を確保するため、製造販売業者等から提供される情報の活用その他必要な情報の**収集**、**検討**および利用を行うことに**努めなければならない**とされている（法第68の2の5第3項）。

添付文書情報の活用	●最新の添付文書情報は、総合機構のホームページに掲載しており、**一般の購入者も閲覧できる** ●令和3年8月より**医療用医薬品への紙の添付文書の同梱は廃止**されたが、**一般用医薬品には引き続き紙の添付文書が同梱されている**
製品表示情報の活用	**リスク分類**や**使用上の注意**の表示により、注意を喚起する
その他の適正使用情報の活用	添付文書が改訂され、その改訂された添付文書が封入された製品が流通して一般に購入されるまでには一定の期間を要するため、専門家が最新情報にアクセスできるようにすることは重要である

2 ・・・ 医薬品の安全対策

　医薬品の副作用情報等の収集、評価および措置。

■ 副作用情報等の収集

　1961年の**サリドマイド薬害事件**を契機として、医薬品の副作用情報を収集、評価する体制確立につながった。

◆ 医薬品・医療機器等安全性情報報告制度（医薬従事者等からの報告）

　医療機関の開設者および医薬関係者（登録販売者も含む）は、医薬品の副作用等によるものと疑われる健康被害の発生を知った場合において、保健衛生上の危害の発生・拡大を防止する必要があると認めるときは、その旨を**厚生労働大臣**に報告しなければならない。実務上においては、報告書を**総合機構（PMDA）**に提出する。

◆ 企業からの副作用等の報告制度（製薬企業から厚生労働大臣へ報告）

		重篤性	報告期限	
			国内	外国
副作用	使用上の注意から予測できない	死亡	15日以内	
		重篤（死亡を除く）	15日以内	
		非重篤	定期報告	
	使用上の注意から予測できる	死亡	15日以内	
		重篤：新有効成分含有医薬品として承認後2年以内	15日以内	
		市販直後調査などで得られたもの	15日以内	
		重篤：上記以外	30日以内	
		非重篤		
	発生傾向が使用上の注意等から予測できない	重篤（死亡含む）	15日以内	
	発生傾向の変化が保健衛生上の危害の発生または拡大のおそれがある	重篤（死亡含む）	15日以内	
感染症	使用上の注意から予測できない	重篤（死亡含む）	15日以内	
		非重篤	15日以内	
	使用上の注意から予測できる	重篤（死亡含む）	15日以内	
		非重篤		
外国での製造・輸入・販売の中止、回収、廃棄その他の保健衛生上の危害の発生または拡大を防止するための措置の実施				15日以内
副作用・感染症により、がんその他の重大な疾病、障害、死亡が発生するおそれがあることを示す研究報告			30日以内	
副作用症例、感染症の発生傾向が著しく変化したことを示す研究報告			30日以内	
承認を受けた効能や効果を有しないことを示す研究報告			30日以内	

■ 副作用情報等の評価及び措置

　収集された副作用等の情報は、企業において評価・検討される。また、必要に応じて企業から総合機構に報告され、**厚生労働大臣は薬事・食品衛生審議会**

の意見を聴いて、添付文書改訂や調査の指示など安全対策の措置を講じる。

◆ 副作用等の報告の仕方

　保健衛生上の危害の発生または拡大を防止するために、**医薬品等によるもの**と疑われる、身体の変調・不調、日常生活に支障をきたす程度の健康被害についての報告が求められる。

● 医薬品との**因果関係が明確ではない場合**であっても報告する。
● 過剰服用、誤使用によるものも報告する（安全対策上必要があると認めるとき）。
● **使用上の注意に記載されている副作用ではなくても報告する**。
● **登録販売者も本制度に基づく報告を行う医薬関係者**として位置づけられている。
● 複数の専門家がかかわっている場合、**1名から報告されればよい**。
● 報告様式は、**総合機構ホームページ**から入手できる。
● 郵送、FAX、電子メール等により報告書を**総合機構**に送付するが、**電子的な報告も可能**。
● 報告様式はすべての欄に記入する必要はない（**わかる範囲で記入する**）。
● 期限は**決められていない**が、**適宜速やかに報告**する。
● 報告者に対しては**安全性情報受領確認書**が交付される。

3 ••• 医薬品の副作用等による健康被害の救済

　サリドマイド事件、スモン事件などの薬害事件を踏まえ、**1979年**の薬事法改正により**総合機構**に新設された。

■ 医薬品副作用被害救済制度

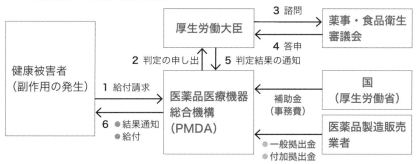

制度概要	●医薬品は予見し得ない副作用が発生することがある。医薬品を適正に使用したにもかかわらず、副作用による一定の健康被害が生じた場合に、被害者の救済を行うというもの ●製薬企業の社会的責任に基づく公的制度という位置づけ ●救済給付金の拠出金は製造販売業者から年度ごとに納付され、事務費はその2分の1は国庫補助により賄われる ●生物由来製品を介して生じた感染等による疾病、傷害、死亡について同様に救済を図る「生物由来製品感染等被害救済制度」もある
申請、給付の手順	●健康被害を受けた本人又はその家族が総合機構に給付請求を行う ●医薬品が適正に使用されたかなど、薬事・食品衛生審議会の諮問・答申を経て、厚生労働大臣が判定し、各種給付が行われる

■ 医薬品副作用被害救済制度等への案内、窓口紹介
◆ 給付の種類

給付の種類		請求期限
医療費	●医薬品の副作用による疾病の治療に要した費用を実費で補償 ●健康保険等による給付の額を差し引いた自己負担分 ※入院治療を必要とする程度の疾病	医療費の支給の対象となる費用の支払い時から5年以内
医療手当	●医薬品の副作用による疾病の治療に伴う医療費以外の費用の負担に着目して給付されるもの（定額） ※入院治療を必要とする程度の疾病	請求に係る医療が行われた日の属する月の翌月の初日から5年以内
障害年金	●医薬品の副作用により、一定程度の障害の状態にある18歳以上の人の生活補償等を目的として給付されるもの（定額）	請求期限なし
障害児養育年金	●医薬品の副作用により、一定程度の障害の状態にある18歳未満の人を養育する人に給付されるもの（定額）	請求期限なし

遺族年金	●生計維持者が医薬品の副作用により死亡した場合に、その遺族の生活の立て直し等を目的として給付されるもの（定額） ●10年間を限度とする	死亡時から5年以内 遺族年金を受け取る先順位者が死亡したときは、死亡時から2年以内
遺族一時金	●生計維持者以外の人が医薬品の副作用により死亡した場合に、その遺族に対する見舞等を目的として給付されるもの（定額）	遺族年金と同じ
葬祭料	●医薬品の副作用により死亡した人の葬祭に伴う出費に着目して給付されるもの（定額）	遺族年金と同じ

◆ 救済給付の支給対象にならないケース

●医薬品の**不適正な使用**による健康被害（救済給付の対象となるには、添付文書や外箱等に記載されている用法・用量、使用上の注意に従って使用されていることが基本となる）。

●軽度の健康被害（入院や重い後遺障害が残った場合が対象）。

●殺虫剤・殺鼠剤、殺菌消毒剤（人体に直接使用するものを除く）、**一般用検査薬**、一部の**日局収載医薬品**（精製水、ワセリン等）によるもの。

●製薬企業に損害賠償責任がある場合（製品不良など）。

●無承認無許可医薬品（いわゆる健康食品、個人輸入品など）。

◆ 救済給付の請求にあたって必要な書類

　医師の診断書、要した医療費を証明する書類（受診証明書）、その医薬品を販売等した薬局開設者・医薬品の販売業者が作成した**販売証明書**など。

■ **医薬品PLセンター**

●消費者が、**医薬品又は医薬部外品**に関する苦情（健康被害以外の損害も含まれる）について製造販売元の企業と交渉するにあたって、**公平・中立な立場**で申立ての相談を受けつけ、交渉の仲介や調整・あっせんを行い、**裁判によらずに迅速な解決に導く**ことを目的として、**日本製薬団体連合会**によって開設された。

●医薬品副作用被害救済制度の対象とならないケースのうち、**製品不良**など、**製薬企業に損害賠償責任がある**場合には、医薬品PLセンターへの相談が推奨される。

4 ・・・ 一般用医薬品に関する主な安全対策

事例	詳細	対策
アンプル入りかぜ薬	●解熱鎮痛成分として**アミノピリン**、**スルピリン**が配合されたアンプル入りかぜ薬の使用による重篤な副作用（ショック）で、計38名の死亡例が発生した ●アンプル剤は他の剤形（錠剤、散剤等）に比べて吸収が速く、血中濃度が急速に高値に達するため、通常用量でも副作用を生じやすいことが確認された	アンプル入りかぜ薬が回収された アンプル以外のかぜ薬に関しても、**成分、分量、効能・効果等**が見直された
小柴胡湯による間質性肺炎	●小柴胡湯による間質性肺炎は使用上の注意に記載されていたが、**インターフェロン製剤との併用による間質性肺炎**が報告された ●**インターフェロン製剤との併用を禁忌とする使用上の注意の改訂が行われた** ●それ以降も**慢性肝炎**患者が小柴胡湯を使用して間質性肺炎を発症した。死亡例もあった	**緊急安全性情報（イエローレター）**の配布が指示された
一般用かぜ薬による間質性肺炎	●一般用かぜ薬の使用によると疑われる間質性肺炎の発生事例が計26例報告された ●厚生労働省は、**一般用かぜ薬全般**につき**使用上の注意の改訂**を指示した	それ以前も「5〜6回服用しても症状がよくならない場合には服用を中止して、専門家に相談する」等の注意がなされていたが、それに加えて「まれに**間質性肺炎の重篤な症状**が起こることがあり、その症状は、かぜの諸症状と区別が難しいため、症状が悪化した場合には服用を中止して医師の診療を受ける」旨の注意喚起を行った

| 塩酸フェニルプロパノールアミン（PPA）含有医薬品 | ●PPAは**鼻充血**や**結膜充血の除去、鼻づまり**等の症状の緩和を目的として、**鼻炎用内服薬、鎮咳去痰薬、かぜ薬**等に配合されていた
●米国において女性が**食欲抑制剤**（日本より**高用量**）として使用した場合に**出血性脳卒中**の発生リスクとの関連性が高いとの報告がなされ、**米国食品医薬品庁（FDA）**から、米国内におけるPPA含有医薬品の自主的な販売中止が要請された
●日本では**販売中止はしなかった**が、心臓病や脳出血の既往歴がある人等は使用しないよう注意喚起を行った。しかし、鼻炎用内服薬等で使用した人に脳出血の副作用が複数報告された（その多くは**用法用量を超えた使用、禁忌**とされている**高血圧患者**の使用） | 使用上の注意の改訂、情報提供の徹底を行うとともに、代替成分として**プソイドエフェドリン塩酸塩（PSE）**等への速やかな切替えにつき指示がなされた |

5 ⋯ 医薬品の適正使用のための啓発活動

●**登録販売者**は、専門家として、**生活者への適切なセルフメディケーション**の普及定着、医薬品の適正使用の推進のため、**啓発活動に積極的に参加、協力**することが期待される。

●毎年**10月17日〜23日**の1週間を「**薬と健康の週間**」として、イベントが開催されている。

●「**6・26 国際麻薬乱用撲滅デー**」を広く**生活者**に普及し、薬物乱用防止を一層推進するため、毎年**6月20日〜7月17日**までの1ヶ月間「**ダメ。ゼッタイ。**」普及運動が実施されている。

●乱用者自身の健康を害するだけでなく、**社会的な弊害**も問題になる。

●薬物乱用や薬物依存は**一般用医薬品**によっても生じ得るため、医薬品の適正使用の重要性等に関して、**小中学生**のうちからの啓発が重要である。

薬物乱用は医療用医薬品だけでなく、**一般用医薬品でも生じることがある**という点がポイント！

ここがポイント

第5章 医薬品の適正使用・安全対策